バイオセーフティの原理と実際

バイオメディカルサイエンス研究会
編集

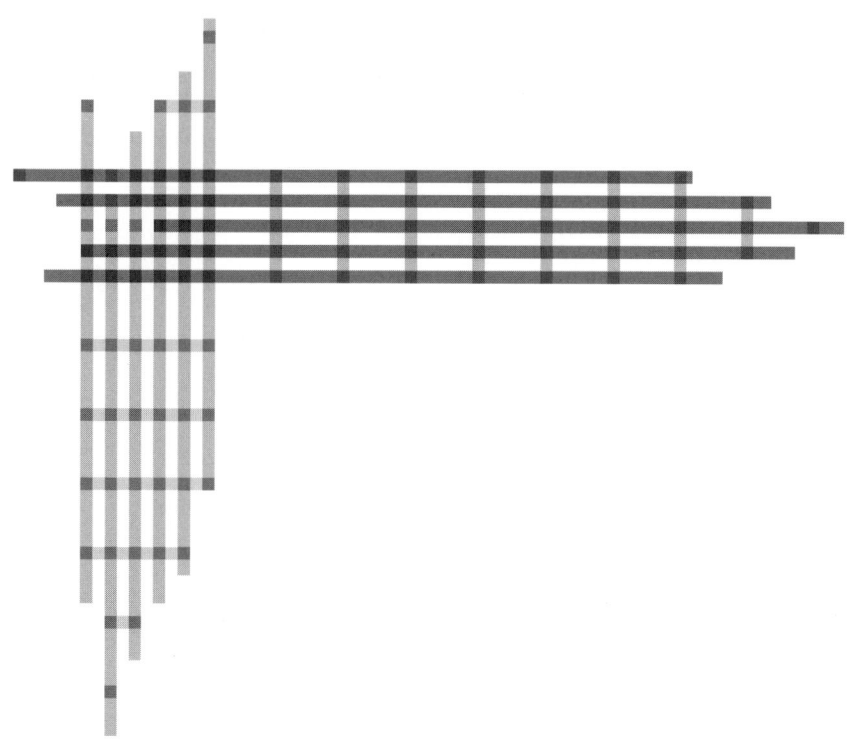

みみずく舎

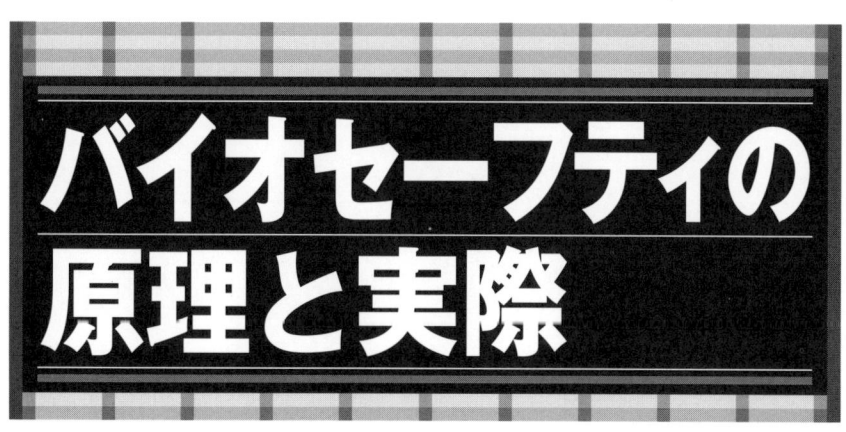

序　文

近年，バイオセーフティすなわちバイオハザード対策は，新しい病原微生物の出現による国際的感染症の登場や，先端医科学，遺伝子工学，医薬品の開発などに係る研究・開発において強く求められている．また，この対策は，最近とみに注目されているバイオテロリズムの防止に係るもので，感染症法を基に国家的政策にも取り入れられており，その重要性は言うまでもない．対策を講ずる場合は，過度に厳しい規則を制定して研究を阻害したり，物理的安全設備に過度に依存して，安全性の本質を忘れることのないようにしなければならない．バイオセーフティで最も大切なことは，正しい微生物学的操作法を実験従事者のみならず補助者に対しても十分に啓発することである．

上述の情況を踏まえ，バイオメディカルサイエンス研究会では，長年にわたり毎年継続して開催してきた，バイオセーフティ技術講習会の教材を基本に，講義に携わった専門家講師を中心に実務書を作成することとなった．

本書は大要として，次の4つから構成されており，その内容は実験施設の管理者，実験室安全管理者，実験従事者などを対象として編纂されている．

1. 微生物の基礎
2. バイオセーフティの概要
3. 実験室におけるバイオセーフティ
4. バイオセーフティの関係分野

本書がバイオハザード対策に直面している実験施設従事者にとって標準的教材として活用され，この分野に関係を有する方々に良き参考書となることを願う次第である．

なお，本書は，当研究会の既刊の「バイオセーフティの事典」(みみずく舎刊)と併せ活用されることをお薦めしたい．

おわりに，本書の編集に協力していただいた，バイオメディカルサイエンス研究会の白井正孝氏と三好哲夫氏に謝意を表する．

2011年5月

編集委員長　小松　俊彦

編集者・執筆者一覧

編集委員長：

小松　俊彦	NPO 法人 バイオメディカルサイエンス研究会　理事長

編集委員：

木ノ本雅通	NPO 法人 バイオメディカルサイエンス研究会　副理事長
杉山　和良	国立感染症研究所　バイオセーフティ管理室長
菅又　昌実	首都大学東京　大学院人間健康科学研究科　教授
堀田　国元*	財団法人 機能水研究振興財団　常務理事
本間　玲子*	NPO 法人 バイオメディカルサイエンス研究会　参与
増田　剛太	NPO 法人 バイオメディカルサイエンス研究会　常任理事

執筆者：

浅野　敏彦	独立行政法人 医薬品医療機器総合機構
安藤　秀二	国立感染症研究所　ウイルス第一部
伊木　繁雄	国立感染症研究所　バイオセーフティ管理室
井上　忠雄	NPO 法人 NBCR 対策推進機構
浦島　充佳	東京慈恵会医科大学
遠藤美代子	NPO 法人 バイオメディカルサイエンス研究会
大西　　真	国立感染症研究所　細菌第一部
小野　恵一	株式会社 日立産機システム
神田　忠仁	独立行政法人 理化学研究所　新興・再興感染症研究ネットワーク推進センター
北里　英郎	北里大学　医療衛生学部
木ノ本雅通	NPO 法人 バイオメディカルサイエンス研究会
黒田　和道	日本大学　医学部
腰原　公人	医療法人社団一恵会 介護老人保健施設 はーとぴあ
小松　俊彦	NPO 法人 バイオメディカルサイエンス研究会
佐々木次雄	独立行政法人 医薬品医療機器総合機構
篠原　克明	国立感染症研究所　バイオセーフティ管理室

菅又	昌実	首都大学東京　大学院人間健康科学研究科
杉山	和良	国立感染症研究所　バイオセーフティ管理室
堀田	国元	財団法人 機能水研究振興財団
本間	玲子	NPO 法人 バイオメディカルサイエンス研究会
三瀬	勝利	独立行政法人 医薬品医療機器総合機構
宮腰	隆志	NPO 法人 バイオメディカルサイエンス研究会
矢野	一好	財団法人 北里環境科学センター
山崎	利雄	国立感染症研究所　バイオセーフティ管理室
山田	靖子	国立感染症研究所　動物管理室
山本	茂貴	国立医薬品食品衛生研究所　食品衛生管理部
吉川	泰弘	北里大学　獣医学部

（五十音順，*は編集実務委員を兼任，平成 23 年 5 月現在）

目　　次

1. バイオセーフティと微生物学の基礎

1.1 細菌学の基礎

1.1.1 細菌感染症の歴史

肉眼で観察することのできない微小な生物を微生物という．つまり，17 世紀に von Leeuwenhoek により顕微鏡がつくられ，初めて観察され記載された（図 1.1）．微生物が様々な疾患の原因になることが示されたのは，19 世紀後半になってからのことである．その存在と疾病との関連が示されたことで，微生物の性状を理解することに基づいた感染症制御への道筋が開けた．

19 世紀中頃，多くの人々に信じられていた無生物から生物が発生するという自然発生説が Pasteur により否定され，また 19 世紀後半に Koch により細菌の分離法や純粋培養の概念が確立された．これらの功績が，19 世紀末から 20 世紀前半にかけての多様な病原細菌の発見につながった（図 1.1）．この時代，ドイツの医学者である Henle 及び Koch によって，ある微生物が特定の病気の原因であるとするための原則がまとめられ，感染症の病原体を特定する際の重要な指

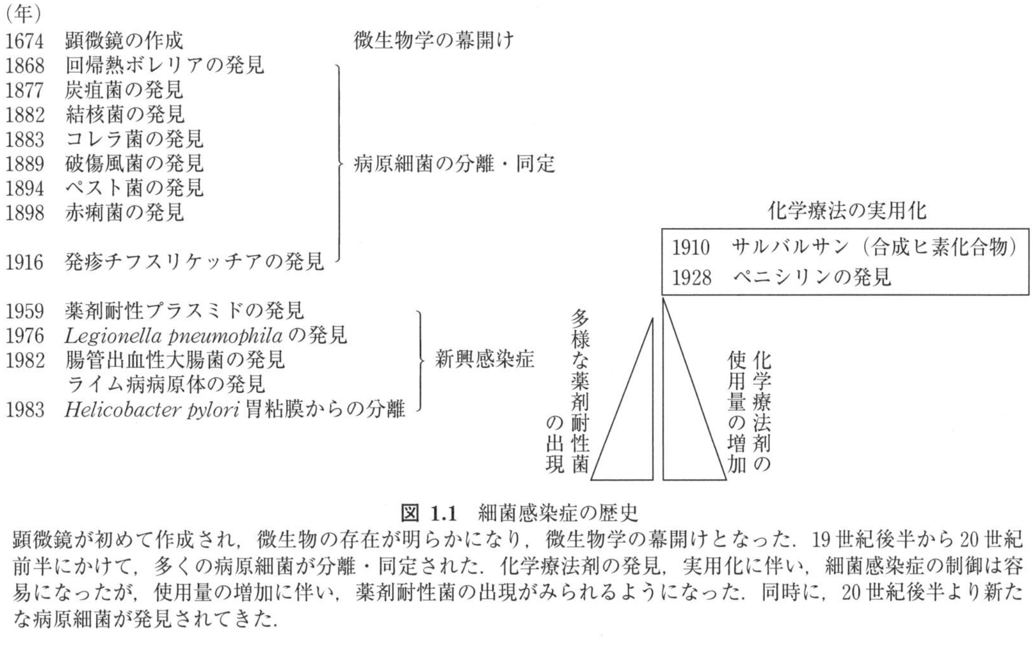

図 1.1 細菌感染症の歴史
顕微鏡が初めて作成され，微生物の存在が明らかになり，微生物学の幕開けとなった．19 世紀後半から 20 世紀前半にかけて，多くの病原細菌が分離・同定された．化学療法剤の発見，実用化に伴い，細菌感染症の制御は容易になったが，使用量の増加に伴い，薬剤耐性菌の出現がみられるようになった．同時に，20 世紀後半より新たな病原細菌が発見されてきた．

表 1.1 Henle・Kochの原則*

1.	ある特定の病気には特定の微生物が見出されること，そしてそれは健康な者からは見出されないこと
2.	その病変部位から微生物を分離できること
3.	分離した微生物を感受性のある動物に感染させて同じ病気を起こせること
4.	そしてその病巣部から同じ微生物が分離されること

* 必ずしもすべての感染症において成立する原則ではないことにも注意が必要である．例えば不顕性感染がみられる感染症，分離培養が行えない微生物による感染症，動物モデルが存在しない感染症においては成立しない．

針となった（表1.1）．

20世紀に入り，Ehrlichと秦により梅毒トレポネーマに対する治療薬サルバルサンが合成された．さらに，Flemingによるアオカビの産生する抗生物質（ペニシリン）の発見を契機に，細菌の増殖を抑制あるいは阻害する化学療法剤（抗生物質）の利用が可能となった．その結果，多様な抗生物質と，その広範な使用により感染症制御が達成するかにみえた．しかしながら，20世紀後半より薬剤耐性菌が出現することで，細菌感染症対策は複雑さを増すことになった．近年，薬剤耐性菌は多様化を増しながらさらに複雑化しており，感染症制御の困難さが新たな局面を迎えつつある．細菌感染症対策の一環として，ワクチン開発も精力的に行われてきており，ワクチンにより予防可能な細菌感染症も広がりつつある．一方で，20世紀後半より新規の病原細菌の同定がなされており，細菌感染症は公衆衛生学上，重要な問題であることに変化はない．

1.1.2 細菌の生物学的位置づけ

地球上に存在する多様な生物は，真正細菌（bacteria，またはeubacteria），古細菌（archaea），真核生物（eukaryotes）の三つのドメインに分けられる（表1.2）．これは，リボソームRNA遺伝子の塩基配列に基づいた生物の進化系統の解析結果から提唱された概念である．生物進化の歴史の中で，これらの三つの生物群は共通の祖先から分かれた後に，それぞれのドメインの中で独自に進化してきた．

真正細菌，古細菌，真核生物は共通に，その遺伝情報をDNAの塩基配列の中にコードしている．また，遺伝情報をmRNAに写し取り，その塩基配列にコードされたアミノ酸配列情報に基づいて，リボソームの機能によりタンパク質を形成する能力をもつ．しかしながら，真正細菌及び古細菌の細胞はいずれも原核生

表 1.2 真核生物及び原核生物細胞の比較

	原核生物		真核生物
	真正細菌	古細菌	
核膜の有無	なし（核という構造物は存在しない）		あり
細胞壁構成	ペプチドグリカン	シュードムレイン（糖タンパク質）	セルロース（植物） なし（動物）
リボソームの構成	30 S＋50 S		40 S＋60 S
ミトコンドリア・葉緑体	なし		あり

物であり，核膜で仕切られた核をもたないことなど，真核生物と全く異なる性質をもっている（表1.2）.

また，真正細菌と古細菌では細胞壁構成成分が異なるなど，様々な相違点がある．病原細菌はすべて真正細菌である．そのため，病原細菌学で細菌と記載する場合は，真正細菌を指す．

地球上に存在する莫大な種類の細菌の中で，ヒトに病原性をもつ細菌はきわめて限られている．ヒトの皮膚表面，腸管内等に多様な細菌が生存しているが，さらに細菌が感染症を起こすためには，宿主であるヒトへの付着に始まる複数のプロセスを経る必要がある．それぞれのプロセスを成立させるために必要な因子をもつものだけが，病原細菌として存在可能となる．各病原細菌が保有する病原因子は，菌種ごとに異なっており，それらは感染経路や惹起する症状が規定される．したがって，それぞれの菌種のもつ病原機構の理解を深めることが，その細菌による感染症の成り立ちを理解するために必要であり，効果的な防御につながると考えられる．

1.1.3 細菌の構造と形態

a. 細胞の大きさ，形態，配置

細菌細胞の大きさは，約1ミクロン（μm）程度である．ヒトの細胞（最も小さな細胞でも8μm前後）よりもはるかに小さい．

細胞の形態は菌種によって様々であり，球菌（coccus），桿菌（rod, bacillus），らせん菌（spiral form）に大別される．野兎病菌のように培養条件によって形態が変化するもの，ジフテリア菌のように分岐を示すものも存在する．

細胞が特有の配置をとることも，それぞれの菌種の特徴として重要である．淋菌や肺炎球菌のように，二つの細胞が近接して存在する双球菌，連鎖状の配置を示す連鎖球菌，ランダムに集合した配置をとりブドウの房状の細胞配置を示すブドウ球菌等がある．

b. 細菌細胞の特徴

（i） 細胞質膜：細胞を形づくる細胞質膜は，真核生物と同様に脂質二重層からなるが，その組成は若干異なる．真核細胞質膜に存在するコレステロールは存在しない．細菌の細胞質膜には，エネルギー産生のために必要なタンパク質群や，種々の物質の取込みや排出等の膜透過輸送に関わるタンパク質群が局在し，細胞機能の維持に必須となる．真核細胞では，ミトコンドリア膜に存在するタンパク質群が細菌細胞膜に局在していることから，ミトコンドリアの起源は真核細胞に共生した細菌であると考えられている．

（ii） 細胞質：細菌の細胞質には，真核細胞に存在する小胞体，ゴルジ体，ミトコンドリア，葉緑体等の膜系細胞小器官は存在しない．また，真核細胞のアクチンフィラメント，微小管のような明確な細胞骨格は存在せず，貪食作用等も行わない．細胞質にはタンパク質合成装置であるリボソームが存在する．真核細胞のリボソームとは，その大きさに違いが存在する．細菌のリボソームは，沈降係

数 50 S と 30 S のサブユニットからなる 70 S を示すのに対し，真核細胞は 60 S，40 S のサブユニットからなる 80 S のリボソームを形成している（表 1.2）．

（iii） 染色体：細菌の染色体は通常，1 本の環状二重鎖 DNA である．その大きさは菌種によって異なるが，500 kb～10 Mb である．細菌細胞には核膜が存在しないため，ヒストン様タンパク質が結合した核様体として細胞質に存在する．

（iv） 細胞壁：マイコプラズマ属を除いて，細胞質膜の外側は細胞壁に覆われている（図 1.2，表 1.3）．細胞壁は，細菌細胞に特有のペプチドグリカンからなる．ペプチドグリカンは，*N*-アセチルグルコサミンと *N*-アセチルムラミン酸の 2 種類の糖が交互に結合した直鎖状の多糖が，特殊なペプチドで架橋された網目状の高分子物質である．強固な網目状構造のため，細胞内部の浸透圧から細胞を保護する機能をもつ．

細菌は細胞壁の構造の違いで二つに大別される（図 1.3）．細胞壁の構造の違いを利用した染色法（グラム染色）の染色性に由来して，グラム陰性菌及びグラム陽性菌と呼ばれる．

グラム陰性菌の細胞壁のペプチドグリカン層は比較的薄く，ペプチドの架橋も疎である，しかし，ペプチドグリカン層のさらに外側に，外膜と呼ばれる脂質二重膜が存在する．したがって，グラム陰性菌では，細胞質膜と外膜の 2 枚の脂質膜で覆われ，それらの間隙をペリプラズムと呼ぶ．

グラム陰性菌の外膜は脂質二重膜が基本構造であるが，そこに糖脂質であるリ

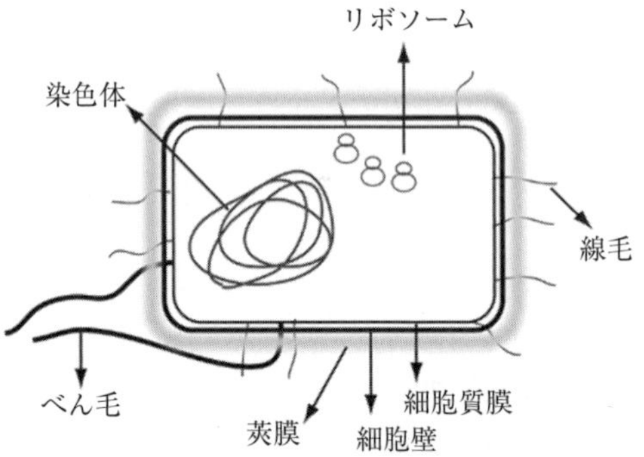

図 1.2　細菌細胞の基本的構造
グラム陰性桿菌（本文参照）の細胞を模式的に示した．べん毛，線毛，莢膜は細菌種によって，また同一種でも菌株によってその存在様式は異なる．

表 1.3　様々な微生物の性状の比較

	細菌				真菌	ウイルス
	一般細菌	マイコプラズマ	リケッチア	クラミジア		
DNA と RNA	両方	両方	両方	両方	両方	片方
タンパク質合成系	あり	あり	あり	あり	あり	なし
エネルギー産生系	あり	あり	あり	なし	あり	なし
細胞壁	あり	なし	あり	あり	あり	なし
2 分裂増殖	+	+	+	+	多様	—
抗生物質感受性	+	+	+	+	—	—

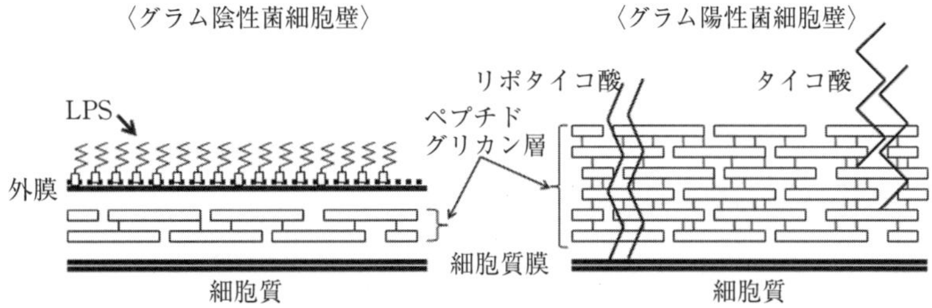

図 1.3 グラム陰性菌とグラム陽性菌の細胞壁の構造の比較
ペプチドグリカン層：二糖体のユニットが直鎖上に連結し（図中ではボックスで図示），それらが二糖体のユニットから伸びたペプチドによって架橋されることによって形成される，シート状の構造物．外膜：脂質膜．陽性菌には存在しない．物質の透過性に大きく影響を与える．また，リポ多糖のリピドA部分が埋め込まれている．外側に向けて多糖部分が存在する．

ポ多糖（LPS）が存在する．リポ多糖の脂質部分であるリピドAが外膜の外葉を構成し，コア多糖と，さらに細胞外側に向けて数種類の糖からなる基本単位が繰り返し重合したO多糖が結合した構造をとる．O多糖は抗原性を示す．かつ，その構造は多様性が高く，同一の菌種であっても菌株によって多様性がみられるために，血清型別として利用される．また，リピドAは多様な生物活性を示し，内毒素とも呼ばれる．グラム陰性菌が血中に散布された際のエンドトキシンショックの成立に主要な役割を果たす．

グラム陽性菌の細胞壁では外膜は存在せず，厚いペプチドグリカン層で構成されている（図1.3）．糖鎖間のペプチド架橋も密に形成されている．タイコ酸やリポタイコ酸等の様々な多糖体やタンパク質が存在し，それぞれ多様な生物活性を示す．タイコ酸はリピドールあるいはグリセロールの重合体で，ペプチドグリカン層と共有結合している．リポタイコ酸は，末端に存在する脂肪酸によって細胞質膜に共有結合している．また，表層タンパク質の多くはペプチドグリカン層に共有結合している．

結核菌などのマイコバクテリウム属菌はグラム陽性菌に属するが，アラビノガラクタンが結合した特殊なペプチドグリカン層をもち，その外側にミコール酸という特殊な脂肪酸を多量に含んだ脂質層がある．脂質層とその成分は抗貪食作用等の機能をもち，病原性と密接に関係する．また，各種消毒薬に対する耐性とも深く関係している．

（v） その他の表層構造

1） 莢膜；細菌の中には，細胞壁のさらに外層がゲル状の物質によって覆われているものがある（図1.2）．その組成は，多糖体で構成されているものと，ポリアミノ酸からなるものがある．同一の菌種であっても，菌株によってその有無が異なり，その構成成分が異なることがある．ヒト血液中の補体成分や，貪食作用に対する抵抗因子になることがあり，重要な病原因子の一つとなる．

2） べん毛；長いひも状の構造物をもつ細菌種がある（図1.2）．これは，細菌の運動装置である．細胞質膜に存在する基部がモーターとして機能し，長いべん毛フィラメントがスクリューのように回転し菌体を移動させる．細胞質膜に存在する環境中の様々な物質の濃度を感知する機構と連動し，栄養素や忌避物質の濃度をモニターすることで，正または負の走化性を示す．

べん毛フィラメントタンパク質は強い抗原性を示し，アミノ酸配列の多様性も高い．そのために，血清型別に用いられる場合がある．

3) 線毛；べん毛よりも細い線状の構造物である（図1.2）．細菌どうし，あるいは宿主細胞に接着する機能をもつ．病原細菌に広く存在する病原因子として働く．

(vi) 芽 胞：バシラス属やクロストリジウム属等のグラム陽性細菌の中には，芽胞という特殊な耐久型細胞に分化することがある．飢餓状態や，厳しい生存環境におかれたときに休眠状態に移行する．その際，細胞の中に新しくペプチドグリカン層，タンパク質層に包まれた芽胞殻が形成され，もとの細胞の溶解に伴い芽胞として残存する．芽胞の中には染色体が収納されており，環境が改善すれば発芽し，もとの栄養型細胞として増殖を再開する．

芽胞は，熱，放射線，乾燥，消毒薬等の化学物質に対して非常に高い抵抗性を示し，地球上に存在する最も頑丈な細胞である．100℃の煮沸では死滅せず，120℃, 15分間の高圧蒸気滅菌処理等が必要である．

1.1.4 細 菌 の 増 殖

増殖のための至適条件は，菌種ごとに多様である．水，炭素源，窒素源ならびに微量元素等の無機イオンを必要とする．細菌の代謝経路は菌種によって大きく異なる．炭素源に無機イオンを加えた単純な組成の培地で増殖できるものから，肉エキスなど複雑な成分からなる培地を必要とするものまで様々である．

増殖に適した温度も菌によって異なる．一般的に，病原細菌は37℃付近を至適温度にする細菌が多い．低温で増殖可能なリステリア属菌も存在する．

酸素要求性あるいは酸素耐性も多様である．酸素の存在によって増殖が抑制され，嫌気的な条件のみで発育可能な偏性嫌気性菌，増殖に酸素を必要とする偏性好気性菌，さらに酸素存在下でより良好に増殖するが，非存在下でも増殖可能な通性嫌気性菌に大別される．

通常，少量の炭酸ガスを増殖に要求するが，高い炭酸ガス濃度を要求する細菌も存在する．

通常の培地は，0.9% NaClを加えることが多く，塩濃度は（0～5%）に対応する．なかには10%を超えるNaClの存在にも耐える耐塩性菌や，高い塩濃度環境でのみ増殖する好塩性菌が存在する．

宿主となる真核細胞の細胞内でのみ増殖が可能な偏性細胞内寄生菌が存在する．リケッチア，クラミジアがその代表的な例である（表1.3）．実験室内で増殖させるためには，培養細胞を用いることが必要である．宿主細胞依存性をもつことはウイルスと類似するが，リケッチア，クラミジアは原核細胞である．つまり，DNA及びRNAの両者をもつ．

1.1.5　細菌の病原性

細菌が感染を成立させるために必要な要因を病原因子という．それら因子は宿主細胞に対する付着・侵入因子，宿主防御機構に対する抵抗因子，宿主細胞・組織破壊因子，免疫攪乱因子に大別される．病原細菌は菌種ごとに，これらの病原因子を単独あるいは組み合わせて保持している．これらの細菌側の因子と，宿主側の免疫状態のバランスで感染が成立する．

感染経路も，それぞれの病原細菌が保持するこれら病原因子の特性に依存して決定される．その経路は，①空気感染，②水系，食物感染（経口感染），③接触感染，④昆虫媒介感染に大別される．それぞれの病原細菌の感染経路を知ることは，実験室感染を防止するためにも重要である．

1.2　ウイルス学の基礎

ウイルスは，偏性細胞寄生性で，細胞や個体の中でしか増殖できないが，その核酸の大きさは，1.7～190 kb であり遺伝子情報をフルに使用するとともに，宿主の因子を活用し，自己の大きさを必要最小限にとどめている．また，潜伏感染や癌を引き起こすウイルスは，宿主免疫機構から逃れる術を，多くのウイルスが所有していると考えられている．

本節では，バイオセーフティに関するウイルスの基礎について述べたい．

1.2.1　ウイルスの歴史

ウイルスは，「ろ過性病原体」として 1892 年にロシアの Ivanovski により報告されたタバコモザイクウイルスが最初とされ，1939 年に初めて電子顕微鏡によりその姿を人類の前に現した．動物ウイルスに関しては，ウシの口蹄疫が Löffler と Frosh により 1898 年に発見され，ヒトに対する病原性ウイルスとしては，1901 年に Walter Reed により黄熱ウイルスが発見されたのが最初である．以降，1907 年にパピローマウイルス，1909 年にポリオウイルス，1919 年にヘルペスウイルス，1931 年にインフルエンザウイルスが発見された．近年の新興・再興感染症としては，1969 年のロタウイルス，1976 年のエボラウイルス，1980 年の成人 T 細胞白血病ウイルス（HTLV-1），1983 年のヒト免疫不全ウイルス（HIV），1988 年の C 型肝炎ウイルス，1997 年の鳥インフルエンザウイルス，2003 年の SARS ウイルス等が知られている（表 1.4）．

1.2.2　ウイルスの形と構造

ウイルスは，核酸として DNA か RNA のいずれか一方しかもたないため，DNA ウイルスと RNA ウイルスに大別されている（表 1.5）．ウイルス粒子全体はビリオンと呼ばれているが，カプシドと呼ばれる外殻がウイルスの中心部の DNA あるいは RNA の核酸を包み込んでいる．カプシドの形状は正二十面体対

表 1.4　主なウイルスと新興感染症に関するウイルス

年	病原微生物	疾　病
1892	タバコモザイクウイルス	タバコモザイクウイルス病
1898	口蹄疫ウイルス	口蹄疫
1901	黄熱ウイルス	黄熱
1909	ポリオウイルス	急性灰白髄炎
1931	インフルエンザウイルス	インフルエンザ
1953	アデノウイルス	急性気道炎，角結膜炎，膀胱炎等
1964	エプシュタイン・バーウイルス	バーキットリンパ腫
1964	B型肝炎ウイルス	血液感染性肝炎（B型）
1967	マールブルグウイルス	マールブルグ病
1969	ロタウイルス	小児の下痢
1973	A型肝炎ウイルス	経口感染性肝炎（A型）
1976	エボラウイルス	エボラ出血熱
1978	ハンタウイルス	腎症候性出血熱
1980	ヒトT細胞白血病ウイルス	成人T細胞白血病
1983	ヒトパピローマウイルス	子宮頸癌等
1983	ヒト免疫不全ウイルス	後天性免疫不全症候群（AIDS）
1988	C型肝炎ウイルス	C型肝炎
1997	鳥インフルエンザウイルス	インフルエンザ
2003	SARSウイルス	SARS

高田賢藏編，医科ウイルス学 改訂3版，p. 2,3，南江堂（2009）；竹田美文，他編，エマージングディジーズ，表1，近代出版（1999）；山本直樹編，ウイルスを知る，p. 48，羊土社（1999）.

表 1.5　主なウイルスの構造と分類

ウイルス遺伝子	エンベロープ	グループ	ウイルス科名	形	大きさ（nm）	ヌクレオカプシド	ウイルス名	疾患名
(+)一本鎖RNA	○	G2	レトロウイルス	球形	80〜120	様々	HTLV-1	成人T細胞白血病
							HIV	AIDS
	×	G3	ピコルナウイルス	正二十面体	22〜30	正二十面体	ポリオウイルス	ポリオ
	○		フラビウイルス	球形	40〜55	正二十面体	C型肝炎ウイルス	C型肝炎
							ウエストナイルウイルス	ウエストナイル熱
	○		コロナウイルス	球形	120〜160	らせん	SARSウイルス	重症急性呼吸器症候群
(−)一本鎖RNA	○	G4	フィロウイルス	ひも状	80〜800	らせん	エボラウイルス	エボラ出血熱
	○		オルソミクソウイルス	球形	80〜120	らせん	インフルエンザウイルス	インフルエンザ
不完全二本鎖DNA	×	G1	ヘパドナウイルス	球形	42		B型肝炎ウイルス	肝炎 肝硬変
完全二本鎖DNA	○		ヘルペスウイルス	正二十面体	100〜200		EBウイルス	バーキットリンパ腫 伝染性単核症
	×		パポバウイルス	正二十面体	40〜50		ヒトパピローマウイルス	乳頭腫 子宮頸癌

山本直樹編，イラスト医学&サイエンスシリーズ ウイルスを知る，p. 16，羊土社（1999）.

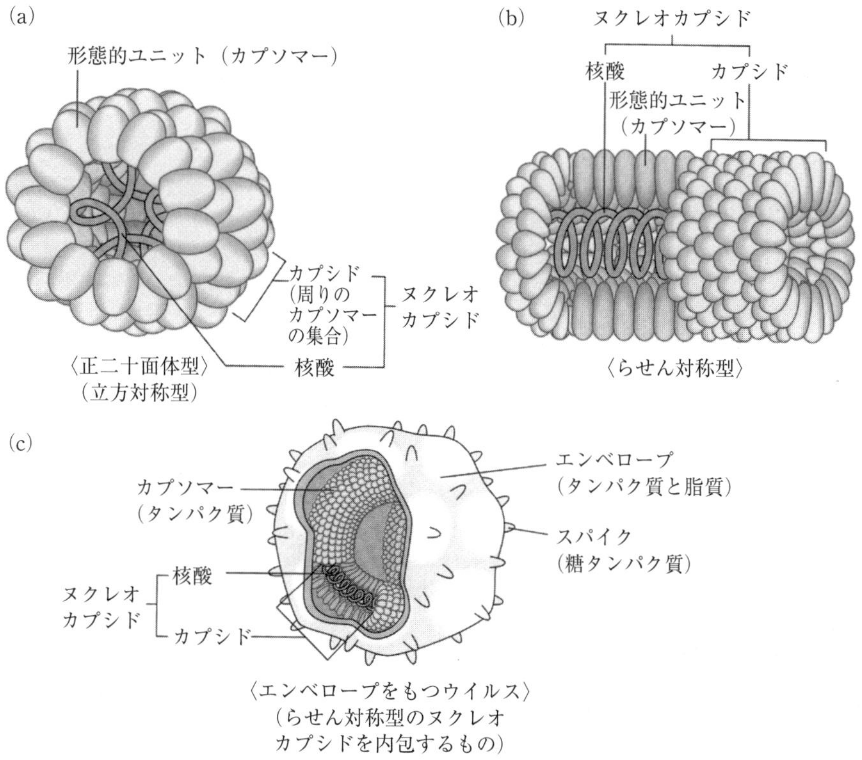

図 1.4　ウイルスの粒子構成
山本直樹編，イラスト医学＆サイエンスシリーズ ウイルスを知る，p. 23，羊土社（1999）．

称型（図 1.4(a)）あるいはらせん対称型（図 1.4(b)）である．また核酸とカプシドは，ヌクレオカプシドと呼ばれ，ヌクレオカプシドが正二十面体対称型を有するウイルスは球状を呈し，らせん対称型を有するウイルスは棒状あるいは線状を呈している．ウイルスによっては，その外側にエンベロープと呼ばれる糖タンパク質と脂質からなる膜をまとっているものがあり（表 1.5，図 1.4(c)），一般に有機溶媒に感受性である．また，ポックスウイルス等の大型ウイルスやレトロウイルス等は，中央部にコア（Gag）と呼ばれるタンパク質を有する．

1.2.3　ウイルスと宿主の関係

a.　ウイルスの生活環

（i）　吸着・侵入・脱殻：ウイルスは，宿主の特定の受容体（図 1.5(1)）と結合し，吸着（adsorption，図 1.5 ①）する．ウイルスの宿主受容体は，インフルエンザウイルスのシアル酸やヒト免疫不全ウイルスの CD 4 等が知られているが，ウイルス-宿主受容体による吸着は，ウイルスの種・臓器特異性を決定していると考えられる．ウイルスは吸着後，以下のような機構を用いて細胞内に侵入（penetration，図 1.5 ②）後，脱殻（uncoating，図 1.5 ③）し，核酸を細胞質に放出する．エンベロープをもつウイルスでは，pH 依存的あるいは非依存的に膜融合を行うことが知られている．前者の例としてはインフルエンザウイルスが

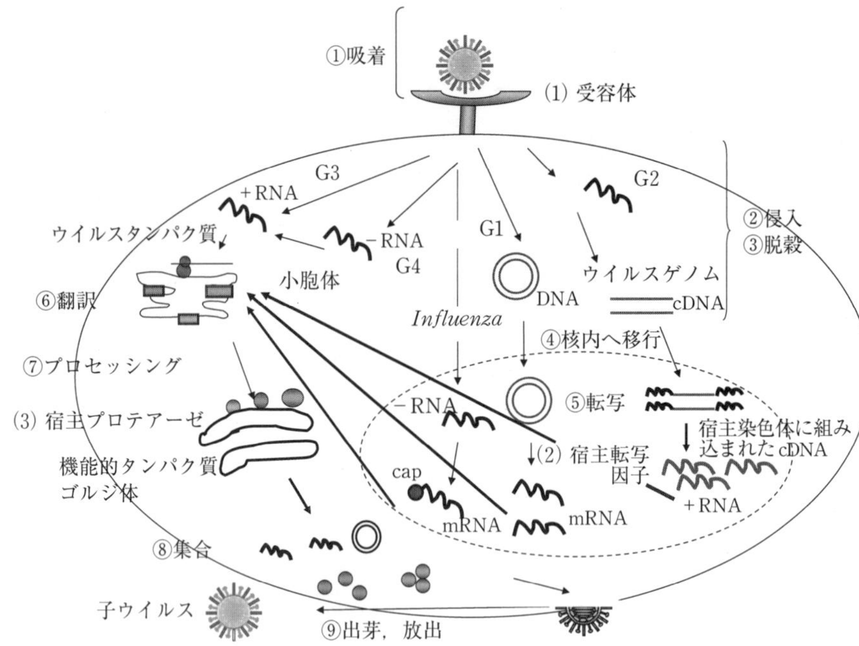

図 1.5　ウイルスの生活環

知られ，エンドサイトーシスにより侵入後に，エンドゾームにてエンベロープとの膜融合がpHの低下とともに起こり脱殻し，核酸が細胞質に入る．後者の例としては，麻疹ウイルスが知られ，細胞表面でのエンベロープと細胞膜の融合後に，侵入・脱殻が起こる．エンベロープをもたないウイルスの中でポリオウイルスは，細胞膜に核酸が通れる穴を開け細胞質に侵入する．またアデノウイルスは，エンドサイトーシスにより，細胞内に取り込まれ侵入した後にpHの低下によりエンドゾームを融解し，脱殻後，核酸を移入すると考えられている．

（ii）　ウイルスゲノムの発現：脱殻された核酸は，G 2に属するレトロウイルスは，RNAを自らの逆転写酵素によりcDNAに逆転写された後に，二本鎖cDNAとなりG 1に属するDNAウイルスと同様に核内に移行する（図1.5④）．核内では，宿主転写因子（図1.5(2)）を用いてmRNAに転写される（図1.5⑤）．G 3である+RNAをもつRNAウイルスは，mRNAとして機能するが，G 4である−RNAウイルスは，自身がもつRNAポリメラーゼにより+RNAを合成し，mRNAとして機能させると同時に複製の鋳型として使用する．一般的に，RNAウイルスの遺伝子発現の場は細胞質であり核内には移行しないが，例外としてインフルエンザウイルスは，G 4に属しながら核酸を核内に移行し，宿主のmRNAからcapとpoly Aを獲得し，mRNA型として機能することが知られている．

このように転写されたmRNAは，小胞体のリボソーム上で翻訳されタンパク質合成が行われる（図1.5⑥）．翻訳されたタンパク質は，宿主プロテアーゼ（図1.5(3)）により機能的タンパク質に切断され，プロセッシングされる（図

1.5⑦)．高病原性鳥インフルエンザウイルスでは，この宿主プロテアーゼがすべての細胞に存在していることが，全身感染を引き起こす大きな原因であると考えられている．プロセッシングされたウイルスタンパク質は，後述する複製されたウイルス遺伝子と集合し（図1.5⑧)，子ウイルスを形成して細胞から放出される(図1.5⑨)．エンベロープをもたないウイルスでは，一般に細胞を破壊して放出されるが，エンベロープをもつウイルスでは，一般に出芽と呼ばれるエンベロープと細胞膜が融合する機構により放出されるために，緩やかな細胞破壊により放出されると考えられる．宿主受容体（図1.5(1))，宿主転写因子（同図(2))，宿主プロテアーゼ（同図(3)）をウイルスの増殖に必要なトロピズムという．

（iii）　ウイルスゲノムの複製（図1.6)：G2のレトロウイルスは，RNAから二本鎖環状DNAを核内に移行し，宿主染色体に組み込まれ宿主のRNAポリメラーゼにより転写され，一部が複製遺伝子となる．G1のDNAウイルスは，自己のDNAポリメラーゼと宿主因子を用いて核内でDNAの複製を行う．G4の－RNAウイルス，G3の＋RNAウイルスは，細胞質で自己のRNAポリメラーゼにより鋳型のRNAをつくり，自己のRNAを複製すると考えられている．インフルエンザウイルスは例外であり，核内で自己のRNAポリメラーゼにより複製すると考えられている．

b.　ウイルスの感染様式

ウイルスは多くの場合，急性感染を引き起こすが，体内から排除されずに持続感染を引き起こす場合がある．持続感染には，慢性感染と潜伏感染とが知られている．

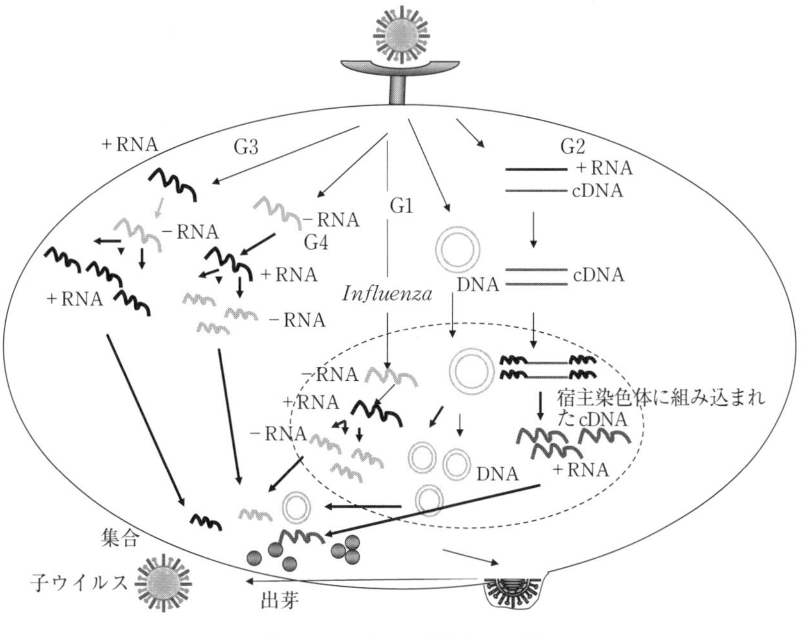

図 1.6　ウイルス遺伝子の複製

（i） 慢性感染：持続感染の中で，ウイルスが体内で増殖し，完全なウイルス粒子が産生されている状態をいう．通常宿主の免疫機構から回避しながら増殖している．例としては，ヒト免疫不全ウイルス（HIV）が知られ，標的細胞であるヘルパーT細胞を破壊することにより慢性感染が成立していると考えられる．また，B型肝炎ウイルス（HBV）が免疫機構の未発達な新生児に感染した場合，本来の急性感染ではなく慢性感染に移行すると考えられている．

（ii） 潜伏感染：持続感染の中で，ウイルスゲノムが感染細胞内に存在するが，感染のあるウイルスが産生されない状態を潜伏感染という．宿主が強いストレスを受けたり免疫機能が低下した場合に再活性化が起こり，感染性のあるウイルス粒子が産生される．代表的な例としては，単純ヘルペスウイルス（HSV）が三叉神経節に，水痘・帯状疱疹ウイルス（VZV）が知覚神経に，サイトメガロウイルス（CMV）がT細胞や唾液腺細胞に，EBウイルス（EBV）がB細胞に潜伏感染するとされている．

c. ウイルスの細胞性免疫機構からの回避

ウイルス感染細胞では，主要組織適合性抗原（MHC）クラスIとキラーT細胞を主体とする細胞性免疫が働くが，前述のウイルスでは，いくつかの回避機構が知られている．細胞内では，図1.7に示すようにウイルスタンパク質はプロテアソーム上でペプチドに分解され，粗面小胞体（ER）上の入口TAPを通過してMHCクラスIと結合し，ゴルジ体を通過して細胞表面上に抗原提示を行い，CD8陽性のキラーT細胞（CTL）により認識される．EBVのEBNA1タンパク質は，ウイルスタンパク質のプロテアソーム上での分解を抑制し（図1.7，表1.6①），抗炎症性サイトカイン類似タンパク質vIL-10タンパク質を産生して

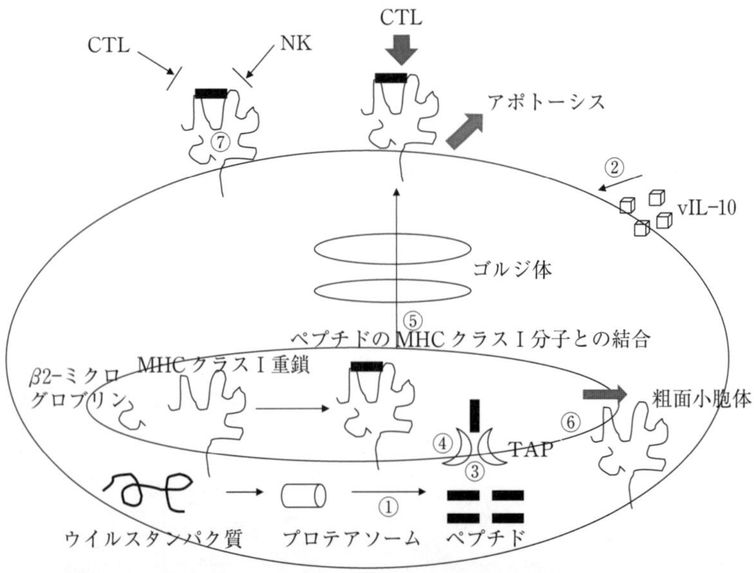

図 1.7 ウイルスによる細胞性免疫からの回避
山本直樹編，イラスト医学&サイエンスシリーズ ウイルスを知る，p. 59，羊土社（1999）．

表 1.6　細胞性免疫機構回避に働くウイルスタンパク質（MHC I）

ウイルス	ウイルスタンパク質	機　　構
ヘルペスウイルス	ICP-47	TAP と結合し，ペプチドの粗面小胞体（ER）への輸送を阻害 ③
	UL-18	MHC クラス I のデコイとして働き，NK 細胞を抑制 ⑦
	US 2，US 11	MHC クラス I 分子の粗面小胞体から細胞質への転移 ⑥
	US 6	TAP の粗面小胞体側に局在し TAP の機能阻害 ④
	US 3	MHC クラス I と結合し粗面小胞体へ停滞させる ⑤
EB ウイルス	EBNA 1	プロテアソームでのタンパク質分解の阻害 ①
	vIL-10	抗炎症性サイトカイン IL-10 類似タンパク質を発現し TAP の発現を抑制 ②

TAP の発現を抑制するとされている（図 1.7，表 1.6 ②）．また HSV では，図 1.7，表 1.6 に示すように TAP の機能阻害（③，④），MHC I の機能阻害（⑤，⑥）が知られている．しかしながら，MHC I が発現しない細胞は NK 細胞により攻撃を受けるため，HSV はデコイ（偽物）の細胞表面に発現（⑦）させ CTL，NK 細胞からの攻撃を回避し，細胞性免疫を阻害するとされている．

d.　ウイルスの液性免疫機構からの回避

ウイルスが液性免疫から逃れる詳細な機序はわかっていないが，ヒトパピローマウイルスは，次に述べるように子宮頸癌において，粒子を形成する遺伝子が除去された形で組み込まれるために，粒子を産生せず，結果的に細胞性・液性免疫から逃れ，癌化に至ると考えられる（図 1.8）．また，ヒト免疫不全ウイルス（HIV）の Rev（図 1.9）や成人 T 細胞白血病ウイルス（HTLV-1）の Rex は，ウイルス RNA のスプライシングを徐々に抑制し，構成タンパク質である Env や Gag を発現する．この結果，ウイルス粒子の発現が遅延することも，細胞性・液性免疫からの回避につながると考えられる．

e.　ウイルスによる癌化

ウイルスによる癌化機構は，最終的に免疫機構を逃れ宿主と共存する究極の形である．ヒトに癌を引き起こすウイルスとしては，ヒトパピローマウイルス

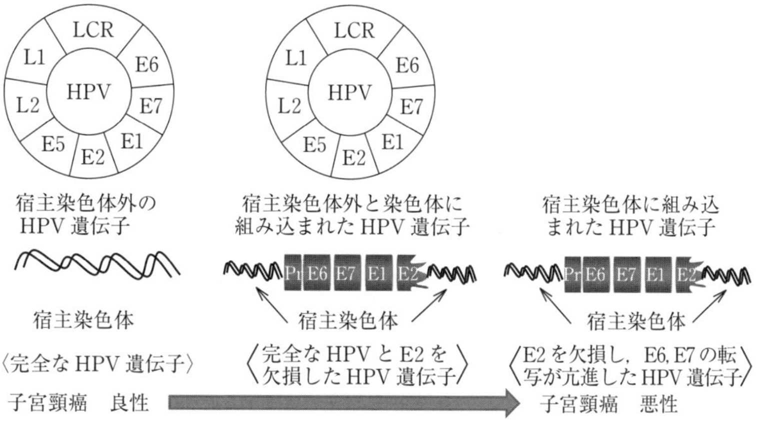

図 1.8　HPV 遺伝子の子宮頸癌悪性度による状態変化

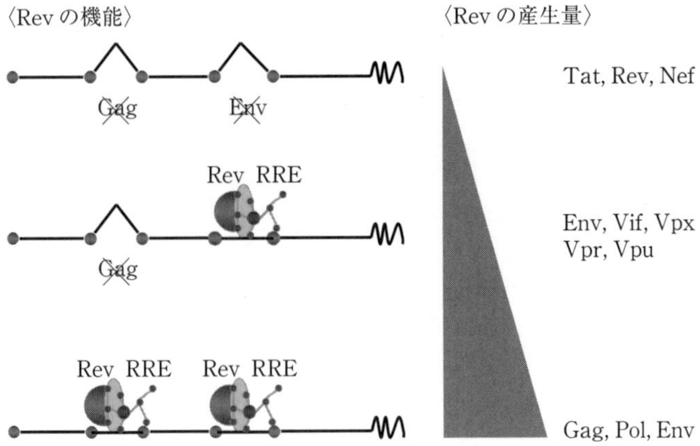

図 1.9　HIVのRevの機能
山本直樹編，ヒトレトロウイルス研究の最前線，p. 20，シュプリンガー・フェアラーク東京（2002）．

(HPV)，エプシュタイン・バーウイルス（EBV），B型肝炎ウイルス（HBV），C型肝炎ウイルス（HCV），成人T細胞白血病ウイルス（HTLV-1），ヒトヘルペスウイルス8型（HHV-8）等が知られている．いずれも癌抑制遺伝子産物であるp53とRb経路の阻害により癌が引き起こされると考えられている（表1.7）．

ここでは，子宮頸癌に関与しているHPVについて述べる．HPVは，8,000塩基対の環状二本鎖のDNAを遺伝子として有し，現在までに100種類近くが単離されている．このうち，子宮頸癌においては，HPV 16，18型DNAが高頻度で，ほかに31，33型，また日本では52，58型が検出されている．発癌遺伝子はE6，E7遺伝子と考えられ，病態の進行とともに宿主染色体にE2遺伝子を壊すような形で組み込まれるといわれている（図1.8）．良性の場合，HPVはプラスミド状で存在し，E2タンパク質は，発癌遺伝子であるE6，E7の転写調節部位に結合し転写量を調節するが，病態が悪性化するに従って宿主染色体DNA

表 1.7　癌ウイルスタンパク質によるp53経路とRb経路の阻害

ウイルス	p53経路の阻害	Rb経路の阻害
SV 40	LT	LT
Adeno	E1B	E1A
HPV	E6, E7 (p21)	E7
HBV	X	?
HCV	Core (p21), NS3	?
EBV	EBNA-LP	EBNA-LP LMP1
HTLV-1	Tax (p53の転写抑制)	Tax (p15, p16)
HHV-8	LANA	?

田矢洋一編，イラスト医学&サイエンスシリーズ　わかる細胞周期と癌，p. 100，羊土社（2000）．

にE 2 遺伝子を分断する形で組み込まれ，E 2 遺伝子は機能を失い，結果としてE 6，E 7 の転写が亢進し，大量のE 6，E 7 タンパク質がつくられる．E 6 タンパク質は，E 6 AP とともにp 53 と三量体を形成し，p 53 をユビキチン化し速やかに分解する．これにより，アポトーシスの抑制が起こる．一方，E 7 タンパク質は，Rb と結合し，細胞周期のS 期の転写因子であるE 2 F を遊離させ，細胞周期を亢進させる．またE 6 タンパク質は，テロメアーゼを活性化しテロメアを伸長し，細胞の不死化に関与していると考えられている．表1.7に示したように，多くの発癌ウイルスは，p 53 経路とRb 経路を阻害し，アポトーシスの抑制と細胞周期の亢進を行うことが，癌化につながると考えられる．

文　献

1) Klingelhutz, A. J., Foster, S. A., McDoudall, J. K., *Nature*, **380**, 79-82 (1996).
2) Werness, B. A., Levine, A. J., Howly, P. M., *Science*, **248**(4951), 76-79 (1990).
3) Münger, K., Werness, B. A., Dyson, N., *et al*., *EMBO J*., **8**(13), 4099-4105 (1989).
4) Wagatsuma, M., Hashimoto, K., Matsukura, T., *J. Virol*., **64**(2), 813-821 (1990).
5) 山本直樹編，イラスト医学&サイエンスシリーズ，ウイルスを知る，p. 18，23，58，59，羊土社 (1999).
6) 山本直樹編，ヒトレトロウイルス研究の最前線，シュプリンガー・フェアラーク東京 (2002).

1.3 人獣共通感染症

はじめに：人獣共通感染症をめぐる新しい世界戦略

人獣共通感染症対策には，獣医学と医学の連携が必須である．細胞病理学の父といわれるドイツのRudolf Virchowにより，このことが指摘された．彼はズーノーシス（zoo：動物，nosos：病気，直訳すれば動物由来感染症）という言葉を生み出し，獣医学と医学の連携に努力した．1960年代には，獣医疫学の創設者といわれるカリフォルニア大学獣医学部のCalvin Schwabe教授が，人獣共通感染症に対して獣医学と医学が一緒になって対応する必要性を指摘し，One Medicineという概念を提唱した．ヒトも動物の一種であり，医学は一つという概念である．

2004年のマンハッタン原則では，野生動物保護協会から“One World, One Health”というキーワードに基づく行動計画が提言された．これは，WHO（世界保健機関），FAO（食料農業機関），OIE（国際獣疫事務局），WB（世界銀行），ユニセフ等の国際機関が協力して人獣共通感染症の制圧に取り組む活動方針を示したものである．「ヒト，動物，環境を含めた健康の維持が必要であること（One Health）と，もはや世界が切り離すことのできない緊密さでつながっており，感染症は生物全体の危機となる（One World）」というメッセージである．One Medicineの概念は，最近の鳥インフルエンザウイルスによるパンデミックの危険性の高まりとともに，One World, One Health, One Medicine というキャッチフレーズのもと，獣医学と医学が連携して人獣共通感染症対策をはかる国際的ネットワークの活動につながった．2007 年には米国獣医師会と米国医師会が One Health イニシアティブの発足を決定し，活動を開始した．

1.3.1 新興・再興感染症と人獣共通感染症

a. 人獣共通感染症とは

人獣共通感染症は「ヒトと動物の共通感染症」,「動物由来感染症」,「人獣共通感染症・人畜共通感染症」,「ズーノーシス（zoonosis）」などいろいろな名称で呼ばれる．ヒトと動物が同じ病原体によってかかる病気であるが，自然宿主では病原体を保有していても病気にならない場合が多い．1959 年の WHO と FAO の合同専門家会議で「脊椎動物からヒトに感染する病気，あるいはヒトと脊椎動物に共通する感染症」と定義された．人獣共通感染症には動物からヒトにくるものが多いが，ヒトから動物に感染するものもある．ヒト由来感染症（anthropo-zoonosis）と呼ばれている．サル類の麻疹，赤痢，結核，ウイルス性肝炎などがある．チンパンジーのポリオもこの例に含まれる．

1997 年，WHO は「新しく認識された感染症で，局地的にあるいは国際的に公衆衛生上問題となる感染症」を新興感染症（emerging disease）と定義した．この定義により，過去 20 年間に 30 種類以上の新興感染症が出現したと報告した．さらに，「以前から存在していたものが，急激にその発生が増加して，再出現した感染症」を再興感染症（re-emerging diseases）と定義した．

人獣共通感染症は，前述の WHO と FAO の合同専門家会議で確認されたものだけで 130 種類以上，現在は重要なもので 500～700 種類以上あると考えられている．Taylor ら[1)] によれば，ヒトの感染病原体 1,415 種のうち，人獣共通感染症の病原体は 868 種で全体の 61% を占める（図 1.10）．近年，世界を震撼させた感染症にはエボラ出血熱（コウモリ—サル），ニパウイルス感染症（コウモリ—ブタ），SARS コロナウイルス（コウモリ—ハクビシン）による重症急性呼吸器症候群，ウエストナイル熱（野鳥—蚊）のように野生動物に由来するもの，あるいは，O 157 腸管出血性大腸菌感染症，BSE（ウシ海綿状脳症），高病原性鳥インフルエンザ，2009 年の豚インフルエンザ（A/H 1 N 1 pandemic）のように家畜に由来するもの，デング熱やデング出血熱，黄熱，マラリアのように節足動物を媒介するものがある．20 世紀後半に出現したウイルス感染症の約 3 分の 2 は人獣共通感染症である．さらに，家畜に由来する感染症（サルモネラ中毒，バンコマイシン耐性腸球菌感染症，E 型肝炎，O 157，BSE 等）は，食品を介してヒトに感染する可能性があることから，食の安全性の点でも不断の監視が重要である．

b. 感染症対応の変遷

歴史を振り返ると 1980 年 5 月 8 日，WHO から天然痘撲滅宣言が出された．1 種類ではあるが，歴史上，初めて人類はウイルスに打ち勝つことができた（2010

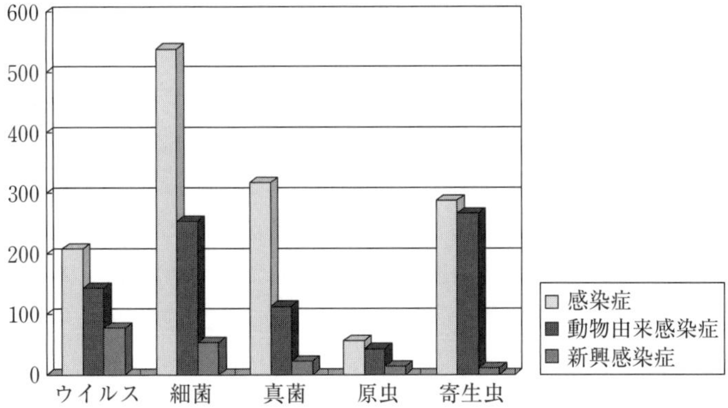

図 1.10　ヒトに対する病原体[1)]
感染病原体総数1,415，動物由来感染症868（61%），新興感染症175（12%）．感染症病原体としては細菌感染が多いが，動物由来感染症としては寄生虫感染が多い．しかし，新興感染症としてはウイルス感染症が増加している．

年10月には家畜の世界で4,000年以上の流行の歴史をもつといわれる，最も重要なウイルス病である牛疫の撲滅宣言が国連食糧農業機関（FAO）から出された）．しかし，天然痘ウイルスは皮肉なことに，最近はバイオテロの病原体として別の意味で撲滅されなかった可能性が心配されている．また，1980年代には先進諸国では，抗生物質による細菌感染症の制圧が現実的になり，人類は感染症を制圧できるのではないかという楽観論が広がった．

わが国でも長く死亡原因の第1位を占めてきた感染症が戦後著しく減少し，1951年に癌が死亡原因の第1位を占めるようになった．次いで循環器疾患が第2位を占め，厚生行政は感染症対策より癌，生活習慣病，福祉対策が中心になっていった．各地の保健所は福祉センターに名を改め，感染症対策はしだいに縮小される傾向がみられた．しかし，新興感染症であるエイズや種々のウイルス性出血熱が世界各地で流行し，デング熱や結核，多剤耐性結核など再興感染症が再び人類の大きな脅威となった．抗生物質の多用によりMRSA（メチシリン耐性ブドウ球菌），VRE（バンコマイシン耐性腸球菌），VRSA（バンコマイシン耐性ブドウ球菌）等の耐性菌が院内感染問題を引き起こしている．このような事態に直面し，1993年にはWHOは感染症に対する楽観論を撤回した．「いずれの国も感染症の危機に見舞われている」という，危機宣言を出すこととなった．その後，先進国サミットでは国際的な感染症の制御が繰り返しテーマとして取り上げられている．2009年，米国の豚インフルエンザウイルスと欧亜の豚インフルエンザウイルスが組換えを起こし世界的に流行したインフルエンザでは，WHOがフェーズ6という最高度の危機管理を宣言した．

1.3.2　人獣共通感染症はなぜ増加・拡大するのか

a.　開発途上国に由来するもの

新興感染症の多くは，開発途上国に由来している．その原因としては，①熱帯雨林開発など，人の生産活動範囲の拡大により，未知の野生動物がもっている新しい病原体と接触する機会が増加したことがあげられる．このような感染症としてはエボラ出血熱，マールブルグ病，サル痘などがある．これらの病原体は野生のコウモリやげっ歯類が病原体を保有しており，サル類を介して，あるいは直接ヒトに感染を起こす．②熱帯雨林開発後，畑作等が盛んになり穀物の生産量が増加すると，げっ歯類などの繁殖が盛んになる．バランスのとれた生態系が攪乱されることにより，異常に増加したげっ歯類がヒトの住居に侵入し，げっ歯類からヒトに病原体の感染，流行が起こる．南米のボリビア出血熱，アルゼンチン出血熱，ベネズエラ出血熱，ブラジル出血熱，西アフリカのラッサ熱等がこの例である．③途上国における急速な都市化・人口集中と貧弱なインフラストラクチュアのために，森林でサル類と蚊の間で循環していた感染症が都市に定着することにより，ヒト―蚊―ヒトと循環・拡大し，爆発的なアウトブレイクを起こした例として黄熱，デング熱，デング出血熱等がある．さらに，④航空機輸送によるヒトと動物の短時間の移動により，短期間に途上国から先進国へと感染症が拡大するケースがある．このような輸入感染症としてはラッサ熱，マールブルグ病，SARS 等があげられる．また，⑤世界規模での物品の移動や，家畜・野生動物やその肉類の移動により，感染が拡大している．クリミアコンゴ出血熱，リフトバレー熱等がこの例である．

b. 先進国に由来するもの

先進国では，①エキゾチックアニマルやエキゾチックペットといわれる野生動物のペット化が進み，新しい感染症のリスクが高くなっている．米国ではプレーリードックによる野兎病，ペスト，サル痘などが発生した．サル痘の場合はアフリカから輸入した野生のげっ歯類（ガンビアラットなど）が感染しており，同居したプレーリードックに感染し，ペットとしてプレーリードックを購入したヒトの間にサル痘が流行したのである．また，②キャンプや森林浴などアウトドア生活をエンジョイする際の野生動物との接触，あるいはダニなどの節足動物に刺されることも，人獣共通感染症に罹患する原因となっている．キタキツネ由来のエキノコックス症，日本紅斑熱，つつが虫病，ハンタウイルス肺症候群，ライム病等があげられる．③家畜の経済効率を求める大量飼育方式や，タンパク質源の再利用（レンダリングによる肉骨粉使用）等による新しい感染症が生まれている．これらにはサルモネラ症，BSE，O 157，カンピロバクター症，高病原性鳥インフルエンザ，E 型肝炎などがある．④ヘンドラウイルスやニパウイルス感染症のように，これまで病原体保有動物として知られていなかった熱帯のオオコウモリから家畜を介して，間接的にヒトに伝播する感染症が出現し，感染様式の複雑さが増している．コウモリは狂犬病のほかに，ヒトに致命的な感染症を起こすコウモリリッサウイルスを保有していることが知られている．

c. 家畜と野生動物にみられる新しいリスク因子

ブタ由来のニパウイルス感染症，E 型肝炎，豚インフルエンザ（A/H 1 N 1 pandemic），ウマ由来のヘンドラウイルス感染症，ウシの BSE 由来と考えられる変異型クロイツフェルトヤコブ病（vCJD），ウシ型結核，ニワトリ由来の高病原性鳥インフルエンザ，カンピロバクター症のように，家畜を介する感染症は，野生動物由来感染症に比べ，ヒトとの接触頻度が高く，また食用に利用されること，大規模な工場型飼育が盛んになるにつれ一度病原体が群飼育の家畜に侵入すると爆発的流行になること，高頻度で新しい宿主の中で伝播する間に比較的高頻度に病原体の遺伝子が変異する可能性があることなどから，以前とは異なり，高い危険性を帯びるようになってきている．

さらに野生動物の生息域でも，環境汚染が進んでいる．環境汚染化学物質の多くは変異原性があり，また免疫抑制作用をもっている．汚染された宿主の免疫機能が低下したため，本来であれば自然宿主と共存していたと考えられるウイルスが爆発的流行を起こす場合が明らかにされた．北海のアザラシなどに流行したモルビリウイルスがこの例である．世界的規模で進行する環境汚染物質により，ウイルスの変異頻度が上昇する可能性や共生していたウイルスとのバランスの崩壊などの，新しい危険性が考えられる．こうしたことは，人獣共通感染症の制圧・リスク回避に従来の対策とは違った，新しい発想と対応が必要になっていることを示唆している．特に従来から行われていた人や家畜を対象とする下流からの感染症制御ではなく，野生動物や環境からといった上流からの研究や対応措置をとることが求められている．“One World, One Health”といった考え方は，このような発想法に基づく人獣共通感染症の新しい統御法といえる．

1.3.3 人獣共通感染症に対するわが国の対応

a. 感染症法の成立

高度経済成長後，社会体制や価値観の急激な変化により核家族化，少子化が進み，ペット動物が伴侶動物として人間の代替の役割を果たすようになった．さらにバブル経済期を経て，従来のペット動物種とは異なる野生動物・エキゾチックアニマルの輸入が非常に盛んになった．こうした事態にリスク管理の担い手である行政が対応しきれず，危険性は指摘されているが法整備が伴わない状況が比較的長く続いてきた．

感染症法の改正（1998（平成10）年改正，1999（平成11）年4月施行）に伴い，「伝染病はヒトからヒトへの感染症をいう」という考え方から，人獣共通感染症を感染症法の対象に加えることになった．それまで，ヒトの感染症は医師が，家畜の感染症は獣医師が対応していたが，人獣共通感染症はどちらの分野からもアプローチされていなかったのである．法改正により，リスク管理対応が大きく変わった．サル類のエボラ出血熱，マールブルグ病が検疫対象となり，わが国で初めて感染症法による動物の法定検疫が実施されるようになった．しかし，このときには，これ以外の感染症，動物種に関しては規制対象とされなかった．人獣共通感染症の対策強化は5年後の法律見直しまでの懸案となった．実際，わが国への動物の輸入は厚生省研究班の調査では年間，約400万頭が輸入されていた．また，1999年度の厚労省研究班が行った輸入動物の使用目的個体数調査では，全体の88％がペットとして販売することを目的としたものであることが明らかにされた.

b. 人獣共通感染症のリスク評価と管理

人獣共通感染症対策として，近年，国際機関の専門家委員会で用いられる分析手法に，リスク分析法がある．科学的・定量的なリスク評価に基づき，行政が費用対効果，リスクのトレードオフ等を検討し，基準や措置・対策を作成し，説明責任に基づき人々への説明と同意を求め，より効率のよい防御システムを確立する方法である.

感染症のリスクはダイナミックに変動し，感染症ごとにリスクの高さにも差がある．こうしたリスクに応じた管理を行うためには，統一的なリスク評価法，感染症の重要度順位づけ（プライオリタイゼーション）が必要であり，リスク管理もオール・オア・ナッシングといった単純な対応でなく，レベルに応じたきめ細かい管理方法をとる必要がある．法改正から5年後の人獣共通感染症対策の強化・見直しにあたっては，輸入動物のリスク評価を行った．人獣共通感染症に関する地域別発生情報，国別輸入動物数の実態調査，疾病の重要度評価等のデータを入手し，分析した．リスク評価に基づく感染症法の見直しにより，人獣共通感染症に関しては大幅に法改正がなされた．①獣医師（動物取扱業者を含む）等の責務明示，②感染症の類型見直し（動物由来感染症等の追加），③指定された動物・感染症の獣医師による届出義務の追加，④動物由来感染症積極疫学調査，⑤都道府県の迅速措置，⑥輸入動物届出義務等である.

見直しにより翼手目とヤワゲネズミ科の動物（マストミス等），プレーリードッグ，ハクビシン等は全面輸入禁止となった．また輸入動物（及び，げっ歯類の死体輸入）について届出，げっ歯類繁殖施設の証明書，輸出国政府発行の健康証明書の添付等が義務づけられた．さらに獣医師の責務の拡大とともに，政・省令により届出（イヌのエキノコックス，サル類の赤痢・後にサル類の結核が追加，ウエストナイル熱の鳥類，高病原性鳥インフルエンザＨ５Ｎ１で，家禽以外のトリの感染が届出義務となった）の義務，感染症情報提供（ウエストナイル熱の蚊，展示施設でのオウム病等）が追加された．また，人獣共通感染症のほとんどが含まれる四類感染症の積極疫学，必要に応じて動物の調査，対物措置もとることができるようになった（図1.11）.

従来のように単純に動物検疫を増加させるものではなく，輸入禁止動物種の追加，係留措置，国内の野生動物，飼育動物の対策を強化し，人獣共通感染症発生時の動物調査，措置の強化を盛り込んだ．特に輸入動物の届出制度と健康証明書の添付，特定の病原体に関するフリーの証明書添付の要求は，これまで野放しであった輸入野生動物を事実上禁止するものであり，検疫に代わってリスクを回避する有効な措置となっている.

c. リスク管理の有効性の検証

リスク評価者は「危害の存在あるいは危害の程度に関して不確実性がある場合，それらの危害が現実に甚大であることが明らかになるまで待つのではなく，

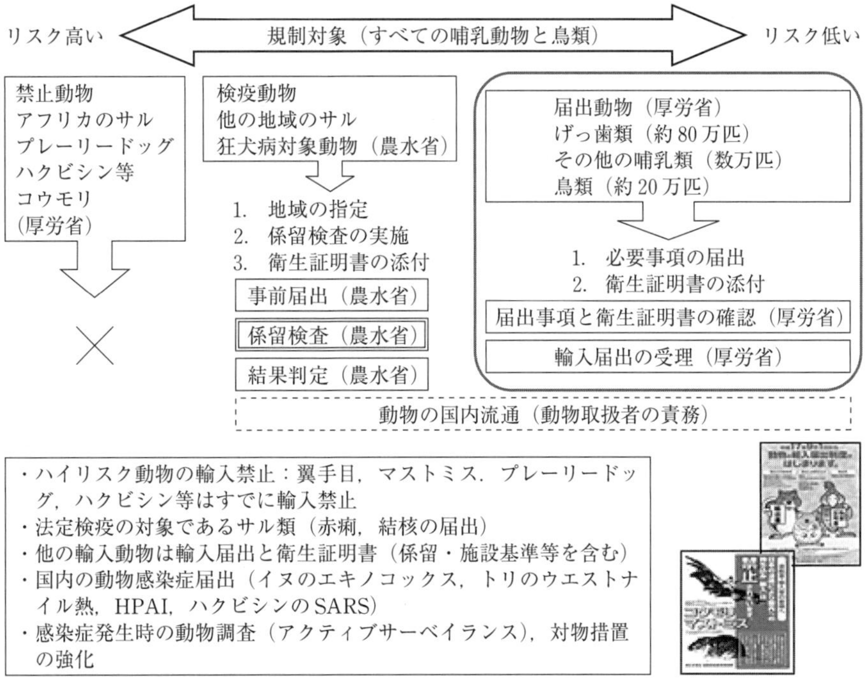

図 1.11　輸入動物への共通感染症対策

予防措置をとることをリスク管理機関に勧告する」ことがある．しかし，予防原則を適用するには，とられる措置が保護すべき水準に応じた措置であること（相応性），原則の適用に区別をつけないこと（非差別性），同類の評価手法と一貫性を保つこと，潜在的な費用対便益の検討を基礎にすること，新しい科学的データによる定期的検証と科学的証拠をつくり出す責任をもつことが求められている．

感染症法の見直しにより導入された輸入動物の届出制度は，輸入動物業者，ペット業者のみならず，動物愛好家や研究者に種々の迷惑をかけることになった．しかし，約 400 万頭輸入していた 2000 年の輸入実績に比較すると，哺乳類はほぼ 40% に，鳥類は約 17% まで輸入動物数が減少している．さらに，最も心配された野生動物の輸入はほぼ完全にとまった（哺乳動物は 99% 以上，鳥類は 90% 以上が繁殖された動物になった）．このことは，輸出国の順位にも反映されており，中近東，アフリカ，東南アジアなどからの野生動物の輸入がとまったことが明らかになった．法的措置の導入にあたり心配された混乱も最小限度であり，世界に先がけて人獣共通感染症侵入リスクを回避する実効性のある対応がとれたと評価している．

お わ り に

人獣共通感染症は，人類の生産活動の拡大や経済効率の追求，ライフスタイルの変化等に関連して，その発生・拡大の様式を進化させてきている．その点では PCB，ダイオキシン，POPs（残留性有機汚染化学物質）等のような環境汚染物質と共通点が多い．便利で快適な生活を追及することは決して悪いことではないが，科学技術の開発や人間中心主義に立脚して，バランスを無視した環境破壊や生態系の破壊を続けていくと，その結果は必ず人類に戻ってくる．特に先進国の矛盾を途上国に押しつけることによる問題解決の仕方や，一国安全主義はすでに破綻しつつある．また，自国の経済活動保護や民意の安定化政策のために，しばしば感染症を隠蔽し，安全宣言を出したり，感染症の発生報告を怠る行為は，結果的に国際的な感染症のリスクを増大させることになる．

マンハッタン原則は，「今日のグローバル化した世界では，どの学問分野・社会分野も単独で新興・再興感染症の出現を防止するための十分な知識と資源をもっていないことは明らかである．また，どの国もヒトと動物の健康をむしばむおそれのある自然生息域の消失と種の絶滅を促進するというパターンを断つことは困難である．これらのことを理解した上で，われわれがヒト・家畜・野生動物の健康と生態系の統合という多くの難しい問題に取り組むために必要な，技術革新と専門的知識を得ることは，政府機関・個人・専門家・各部門の壁を乗り越えることでのみ可能となる．私たちは，「一つの世界，一つの健康（One World, One Health）」という時代に生きている．今日の脅威と明日の問題の解決は，昨日までのアプローチでは実現できない．疑いもなく前に横たわる深刻な課題に挑戦するために，われわれは適応性のある，前を見据えた，学際的な解決法を考案する必要がある」という言葉で結ばれている．何度読み直しても，含蓄の深い提言である．

文　献

1） Taylor, L. H., Lathan, S. M., Woolhouse, M. E. J., *Phil. Trans. R. Soc. Lond. B*, **356**, 983-989 (2001).

1.4　感染と生体制御

はじめに

われわれは様々な微生物に囲まれて生きている．空気中，水中や土中のような環境中だけでなく，われわれの身体の内外にも多くの微生物が存在している．体表，口腔，気管支，腸管，それぞれの場所に固有の細菌が常に存在し，常在細菌叢と呼ばれる．これら環境中，身体中の微生物の中で，病気を引き起こす微生物すなわち病原微生物と呼ばれるものは多くない．大半の微生物は，ヒトに病気を引き起こすことはない．しかしながら，日和見感染症の例にみられるように，通常は病気を引き起こすことがない微生物が，ヒトの状態によっては（例えば，医療器具の留置や免疫抑制剤投与による免疫不全状態），病気を引き起こす．ヒトは，微生物に囲まれた環境を生き抜くために，様々の機構を進化の過程で獲得してきた．これらの機構が正常である限りは，大半の微生物は病原性を示さない．

感染成立の 3 要因（感染源，感染経路，感受性）にあるように，ヒトが微生物の感染を受け発病するにはいくつかの要件を満たす必要がある．逆に，微生物による病気を防ぐ，感染制御のためには，これらの要因のどれかを断てばよい．例えば，感染者を隔離することで，新たな感染を防ぐという手法（2009 年のいわゆる新型インフルエンザの流行の初期において日本でも試みられた）が考えられる．ここではこのような衛生学的な手段については述べず，微生物の感染を防ぐためにヒトが備える機構，免疫系について概説する．

伝染病の存在は古代エジプト，ギリシャの時代にすでに知られており，また，伝染病から回復した者たちが，同じ伝染病にかからない「二度なし現象」があることに人々は気づいていた．今日この現象は，immunity と呼ばれる．これは，ラテン語の immunitas から由来し，課役（munitas）から免除されるという意味である．日本語では，病気を免れるという意味の「免疫」と訳されている．二度目は発病しないということは，決して一度目の感染に免疫が働かなかったことを意味するのでない．一度目の感染では発病を抑えられなかったものの，病気からの回復には働き，さらには，二度目の感染に対する準備を整えたことになる．最初の感染のことを記憶するのである．これを免疫学的記憶と呼ぶ．微生物の感染に対し，ヒトの免疫系がいかに対処するかをみていく．

1.4.1　免疫を担う組織と細胞

免疫系は，様々な細胞により担われている．注目すべきことに，これらの細胞は，すべてただ 1 種の細胞，造血幹細胞（hematopoietic stem cells）に由来する．図 1.12 に示すように，免疫系を担う細胞は，大きくリンパ系統（lymphoid lineage）の細胞と骨髄系統（myeloid lineage）の細胞に分けられる．T，B 細

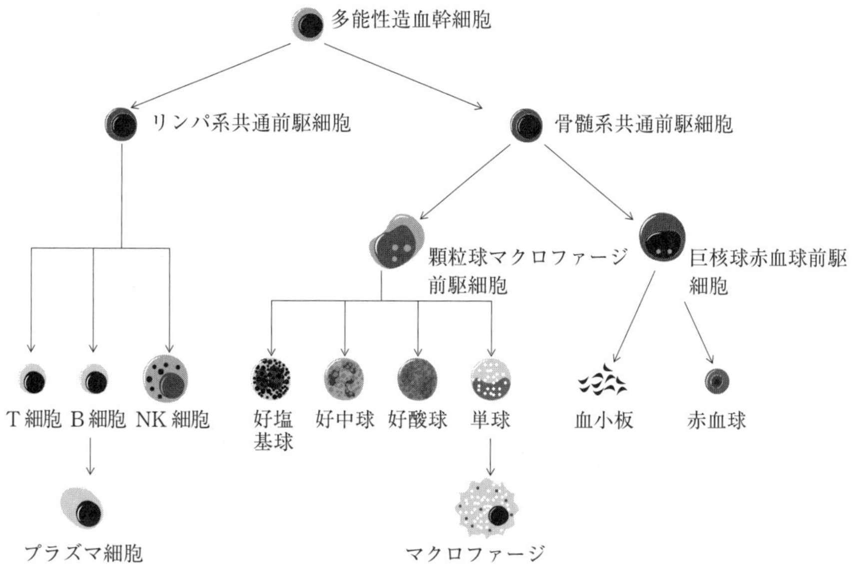

図 1.12　免疫を担う細胞の由来

胞及びNK細胞は前者であり，マクロファージや顆粒球（好中球，好塩基球，好酸球）は後者に含まれる．樹状細胞は，どちらの系統からも生じうるようである．表1.8にこれらの細胞の機能を簡単にまとめた．T細胞は，さらにヘルパーT（Th）細胞と細胞傷害性（キラー）T（Tc）細胞に分けられる．前者は，種々のサイトカインを産生したり他の細胞と接触したりすることにより，免疫応答を調整する．後者は，ウイルス感染細胞や癌化した異常な細胞を破壊する．ヘルパーT細胞は，産生するサイトカインの違いにより，Th 1，Th 2，Th 17 等に区分される．また，免疫応答がいき過ぎて害を招かないように調整する制御性T（Treg）細胞の存在も知られる．B細胞は形質細胞（プラズマ細胞）に分化し抗体を産生する．多くの場合，抗体の産生にはTh細胞の存在が欠かせない．

免疫を担う細胞は身体の至るところに存在するが，これらの細胞が十分に機能するには，リンパ組織の存在が欠かせない．リンパ組織は免疫系を担う細胞を産生する中枢リンパ組織（一次リンパ組織）とそれらの細胞が機能する末梢リンパ

表 1.8　種々の免疫系細胞とその機能

免疫系細胞			免疫学的機能
T細胞（CD 3$^+$）	ヘルパーT細胞（Th）CD 4$^+$	Th 1	IL−2，IFN−γ 等のサイトカインを産生し，T細胞やマクロファージを活性化
		Th 2	IL−4, 5, 6, 10 等のサイトカインを産生し，B細胞の分化を助ける
		Th 17	IL−17 を産生し，炎症反応を誘導
	細胞傷害性T細胞（Tc）CD 8$^+$		特異的に標的細胞（ウイルス感染細胞や癌細胞）破壊
	制御性T細胞（Treg）CD 4$^+$ CD 25$^+$		B細胞の抗体産生や，Th，Tc 作用を抑制
	$\gamma\sigma$ T細胞 $\gamma\sigma$/TCR$^+$		皮膚，腸管粘膜における感染防御の主役
B細胞（sig$^+$）B 220$^+$			抗体産生細胞（プラズマ細胞）に分化する
NK細胞 NK 1, 1$^+$，CD 56$^+$（マウス）（ヒト）			非特異的に標的細胞破壊
NKT細胞 CD 3$^+$，NK 1, 1$^+$			免疫反応を調節する
樹状細胞（CD）DC 11 c$^+$		未熟	抗原取込み
		成熟	抗原提示作用，T細胞活性化
好中球			貪食，抗原抗体複合体の取込み
好塩球 マスト細胞			表面に IgE を固着し，抗原と反応して脱顆粒し，ヒスタミン等を遊離
好酸球			抗原抗体複合体の貪食，抗寄生虫活性，アレルギー病変部位に出現する

Th：ヘルパーT細胞（helper T cell），Tc：細胞傷害性（キラー）T細胞（cytotoxic T cell），Treg：制御性T細胞（regulatory T cell），NK細胞（natural killer cell），DC：樹状細胞（dendritic cell）．

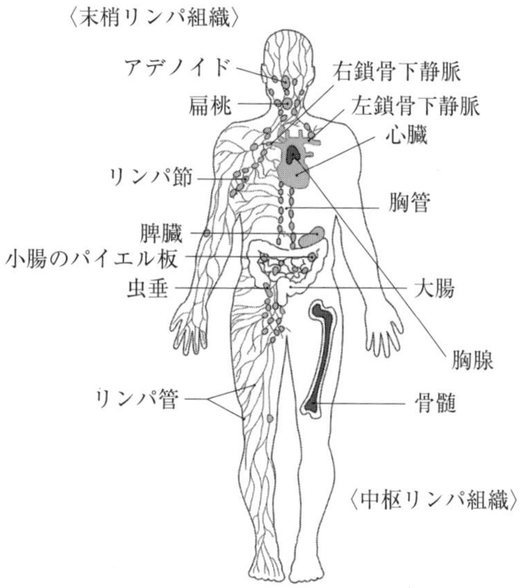

図 1.13　ヒト中枢リンパ組織と抹消リンパ組織
Peter Parham 著，笹月健彦訳，エッセンシャル免疫学 第 2 版，
p. 18，メディカルサイエンスインターナショナル（2010）．

組織（二次リンパ組織）とに分けられる（図 1.13）．骨髄と胸腺は中枢リンパ組織である．成人のヒトでは造血幹細胞は骨髄に存在する．また，T 細胞は胸腺（thymus）で，B 細胞は骨髄（bone marrow）で分化・成熟する．リンパ節，脾臓等の他のリンパ組織は末梢リンパ組織である．末梢リンパ組織の役割は T，B 細胞が抗原と出合う場所を提供することである．

1.4.2　皮膚と粘膜の防御機構

図 1.14 はヒトの体を概念的に示したものである．この図で大切なことは，ヒトは皮膚だけで外の環境に接しているわけではないことである．呼吸器，消化器，泌尿器など身体の内部も，直接外と接する．これらの器官においては，粘膜を介して外部と接している．特に，消化器は粘膜面が複雑な構造をとっており，その表面積は 400 m^2，テニスコート 2 面分の大きさになるといわれている．皮膚全体の面積が 2 m^2 弱であることと比較すると，その広さが際立つ．外界と直接接触する皮膚と粘膜は，病原微生物と接触する最前線であり，微生物の侵入を防ぐ機構を備えている．

皮膚や粘膜は，種々の物質の働きで微生物の侵入を防いでいる．

皮膚は角質層等の角化細胞に守られた頑丈な障壁であり，例外的な微生物を除き，それを破ることはできない．皮膚を越えて体内に侵入するには，皮膚の傷が必要である．積極的に傷をつける方法をとる微生物も存在する．例えば，狂犬病ウイルスは，このウイルスに感染したイヌ等にヒトがかまれることにより侵入する．また，多くのウイルスは，蚊やダニ等の吸血性の昆虫を利用する．吸血の際に皮膚を越えて昆虫からヒトにウイルスが感染する．物理的バリアーだけでな

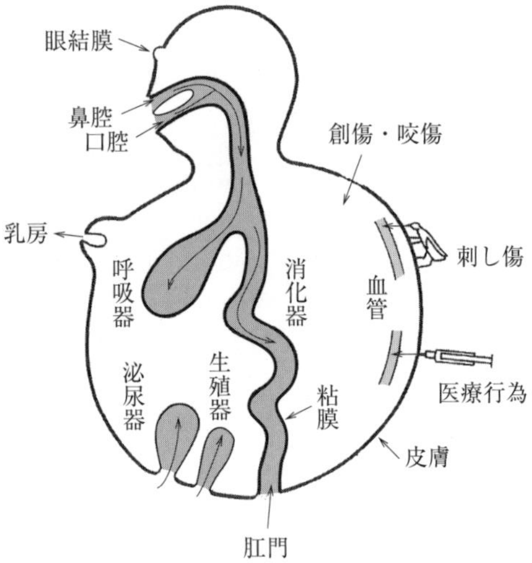

図 1.14　微生物のヒトへの侵入経路
吉田眞一，他編，戸田新細菌学 改訂33版，p. 257，南山堂（2007）.

く，皮膚の表面には，細菌の細胞壁を壊すリゾチーム（lysozyme）や抗菌ペプチドであるデフェンシン（defensin）等が存在し，微生物の侵入を防いでいる．

一方，粘膜は皮膚のような頑丈な組織には覆われてはいないが，微生物の侵入を防ぐ様々な因子が存在する．例えば，気管粘膜上皮には線毛と呼ばれる繊維状の構造が存在し，それらが同調して運動することにより，体外の方向へ微生物等の異物を運び出す．粘膜は粘液に覆われており，その中には種々の抗微生物活性をもつ物質（リゾチーム，デフェンシン等）が含まれている．また，抗体も存在し，それは主としてIgAである（後述の1.4.5項の表1.11参照）．

下痢症，急性呼吸器感染症，肺結核症，エイズなどは，病原微生物の感染により引き起こされ，ヒトの主要な死亡原因（特に開発途上国において）である．これらの感染症の起因病原体は，粘膜を介してヒトに感染する．一方，粘膜は生体にとって必要なものを取り込む場所でもある．病原菌の侵入は防ぎ，必要なものは取り込むという複雑な役割を果たす粘膜組織は，独特な感染防御機構を備えている．近年，この分野の研究は大きく進展し，その重要性が明確にされてきている．興味のある方は，免疫学の教科書等を参照されたい．

1.4.3　自然免疫と獲得免疫

皮膚あるいは粘膜を越え，組織内に侵入してきた微生物は増殖を開始する．侵入してきた微生物の定着・増殖を阻止するために最初に活躍するのは，液性因子としては補体であり，細胞としては組織マクロファージである．

補体は，血漿中に存在する一群のタンパク質であり，抗体の働きを助けるということから補体と名づけられた．補体の構成成分は，プロテアーゼ活性により互いを順番に開裂することで活性化され，抗微生物活性を示す．活性化された補体は細菌を破壊（溶菌）したり，走化性因子として血管内の好中球や単球を呼び集

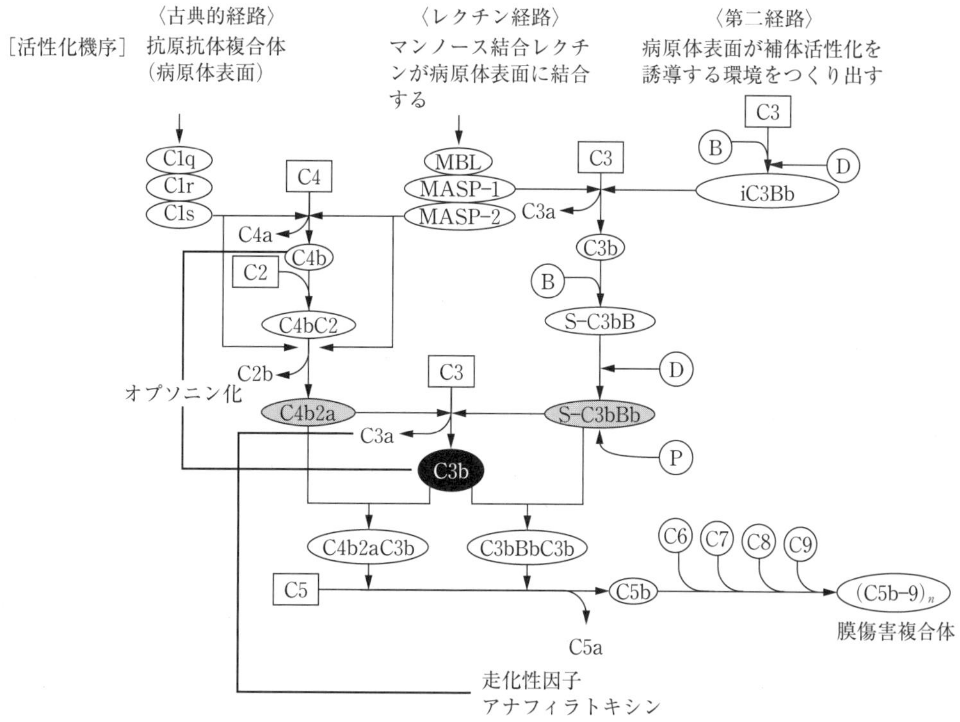

図 1.15　三つの補体系活性化経路
光山正雄編，微生物感染学，p. 65，南山堂（2005）．

めたりする．活性化経路には，古典的経路，第二経路，そしてレクチン経路がある（図 1.15）．古典的経路では，抗原抗体複合体により活性化される．補体の名前の由来は，この経路の存在による．第二経路，レクチン経路では，微生物により活性化される．抗体は，抗原によりその産生が誘導されることから，生体が初めて出合う微生物（抗原）の侵入時においては，それに対する抗体は存在せず，古典的経路による補体の活性化は起こらない．

マクロファージは食作用（ファゴサイトーシス，phagocytosis）により，微生物を細胞内に取り込み処理することを試みる．補体や抗体に覆われた微生物は，効率的に食作用により処理されるようになる．これを補体や抗体のオプソニン活性と呼ぶ．また，マクロファージは，サイトカインと呼ばれる細胞間の情報伝達物質を分泌し，微生物の侵入を周囲に知らせ，他の細胞たちの応援を求める．マクロファージが産生したサイトカインは，血管内皮の透過性を変化させ，血中のリンパ球の溶出を誘導する．これにより，もう一つの食細胞，好中球が微生物の侵入箇所に集積し，マクロファージと同様に侵入微生物の食作用による処理を開始する．好中球もまた，種々のサイトカインを産生し，状況を周りに知らせる．

一方，樹状細胞（dendritic cell，樹状の突起（dendrite）を多くもつ複雑な形態からこう呼ばれる）は，侵入した微生物を自ら携え，微生物の侵入を知らせるべく，皮膚組織を離れ，近傍のリンパ節へ向かう．リンパ節において樹状細胞は，別の一群の細胞，T 細胞と B 細胞に侵入微生物と闘う準備を促す．T，B

表 1.9　自然免疫系と獲得免疫系の比較

	自然免疫系	獲得免疫系
存在する生物種	無脊椎動物から脊椎動物まで	脊椎動物のみ
脊椎動物での担当細胞	マクロファージ，樹状細胞	B 細胞，T 細胞
認識する対象	病原体特有の構造（PAMP）	抗原
認識受容体	PRR	BCR，TCR

PAMP：pathogen-associated molecular pattern，PRR：pattern recognition receptor，BCR：B 細胞レセプター（B-cell receptor），TCR：T 細胞レセプター（T-cell receptor）．

細胞は強力な援軍であるが，戦闘の準備に 1 週間程度の時間を必要とする．マクロファージや好中球，さらには NK 細胞と呼ばれる細胞が，T，B 細胞の準備が整うまで必死に戦う．多くの場合，T，B 細胞の出動を仰ぐまでもなく微生物は処理される．処理が長引いた場合は，強力な両細胞の働きで侵入者を排除することとなる．

微生物侵入直後から働く免疫応答を自然免疫，T，B 両細胞が担う免疫を獲得免疫という．自然免疫と獲得免疫の特徴を表 1.9 に簡単にまとめた．免疫の存在は，二度同じ伝染病に罹患しないこと，免疫学的記憶から明らかになったことはすでに述べた．この記憶現象は，獲得免疫にのみ観察される．自然免疫の応答は，ある微生物に一度目に出合ったとき（一次応答）も二度目（二次応答）も同様である．

ワクチンは，獲得免疫の記憶現象を利用して感染症の発症を抑えようとするものである．免疫応答を引き起こす免疫原性は維持するが，病原性は喪失した抗原（病原体に由来するタンパク質，不活化—感染性を喪失させること—した病原体，感染性は維持するが病原性を喪失した病原体—弱毒化病原体—等）がワクチンとして用いられる．ワクチンを接種されたヒトは病原体に対する免疫学的記憶を獲得し，病原性をもつ病原体に出合うことがあっても感染しない（感染防御）か，感染しても重症化することはない．

1.4.4　病原体の認識

感染症における免疫系の役割は，病原体を体内から排除することである．このことを，免疫系は自己（健康時において体内に存在しているもの）と非自己（病原微生物のような体外から侵入したものだけでなく，腫瘍のような健康時に存在しないものも含む）を識別し，非自己を排除する，という言い方をする．非自己を排除するには，非自己を認識する必要がある．抗体は，この役割を果たす分子の代表の一つである．そのほかにも，T 細胞レセプター（TCR：T-cell receptor），TLR（Toll-like receptor），NLR（Nod-like receptor），RLR（Rig-I-like receptor）等が非自己の認識に関わる．

抗体と TCR はどちらも抗原を認識し，獲得免疫において必須の役割を果たす．病原微生物に限らずすべての生物の構成成分，さらには，ヒトがつくり出し

表 1.10　PRR と PAMP

PRR		PAMP	認識される微生物
TLR	TLR 1–TLR 2 ヘテロ二量体	リポペプチド	細菌
		GPI	寄生虫（トリパノソーマ等）
	TLR 2–TLR 6 ヘテロ二量体	リポテイコ酸	グラム陽性菌
		ザイモサン	酵母（真菌）
	TLR 3	ウイルス二本鎖 RNA	ウイルス（ウエストナイルウイルス等）
	TLR 4–TLR 4 ホモ二量体	リポ多糖	グラム陰性菌
	TLR 5	フラジェリン	べん毛をもつ運動性細菌
	TLR 7	ウイルス一本鎖 RNA	ウイルス（HIV 等）
	TLR 8	ウイルス一本鎖 RNA	ウイルス（インフルエンザウイルス等）
	TLR 9	非メチル化 CpG に富む DNA	細菌，ウイルス（ヘルペスウイルス等）
RLR	RIG–I	5′三リン酸をもつ短い dsRNA	ウイルス（パラミクソウイルス，インフルエンザウイルス等）
	MDA 5	ウイルス（ピコルナウイルス等）	ウイルス（ピコルナウイルス等）
NLR	NOD 1	g–D–グルタミル–メソ–ジアミノピメリン酸	主にグラム陰性細菌
	NOD 2	ムラミルジペプチド	グラム陰性及び陽性細菌
	NALP 3	尿酸結晶	宿主
		ヘモゾイン結晶	マラリア原虫

た人工的化学物質も抗原となりうる．B 細胞は抗体を産生するが，その表面には，それが産生する抗体と同じ構造をもつ膜結合性の抗体，B 細胞レセプター（BCR：B-cell receptor）が存在する．一方，TCR は T 細胞の表面に存在し，抗原を認識するが，その抗原認識法は抗体あるいは BCR の認識法と若干異なる（1.4.6 項参照）．また，細胞表面を離れた T 細胞レセプターは存在しない．

TLR，RLR，NLR は，自然免疫において非自己の認識を行う．これらの分子は，例えば LPS（リポ多糖）のように，ヒトの細胞には通常存在せず，ある種類の微生物に共通な（LPS はグラム陰性細菌の細胞壁に共通して存在する）分子（PAMP（pathogen-associated molecular pattern）と呼ばれる．PAMP を認識する分子を PRR（pattern recognition receptor）と呼ぶ）を認識する．基本的に，TLR はヒト細胞の外に存在する PAMP を，NLR と RLR は細胞内のものを認識する．PAMP と PRR の例を表 1.10 に示した．

1.4.5　抗体と TCR の多様性

抗体は，B 細胞が分泌するタンパク質であり，物質としては免疫グロブリン（Ig：immunoglobulin）と呼ばれる．その基本構造は 2 種のアミノ酸の鎖（ペプチド），H 鎖（heavy chain）と L 鎖（light chain）が 2 本ずつ組み合わされたものである（図 1.16）．1 組の L と H 鎖の組み合わせで，ある特定の抗原に結合する構造をつくり出す（抗体 1 分子には 2 カ所の抗原結合部位が存在することになる）．この両鎖の構造をさらに詳細にみると，抗体間で多様性が大きい領域

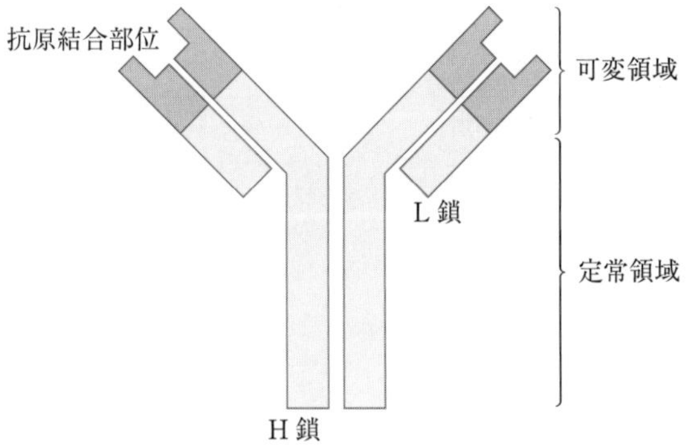

図 1.16　免疫グロブリンの基本構造

表 1.11　各クラス免疫グロブリンの活性比較

Ig クラス	IgG	IgA	IgM	IgD	IgE
分子量（万）	15	17（40）	90	18	20
胎盤通過	＃	－	－	－	－
皮膚感作	＋	－	－	－	＃
体外分泌	＋	＃	＋	？	＋
補体結合	＋	－	＃	－	－
その他の生物活性	オプソニン ADCC CMC 血中に最も多く含まれる二次応答の免疫	粘膜免疫 新生児期の受身免疫	一次応答の免疫		即時型過敏症

と保存された領域が存在する．前者を可変領域（V 領域），後者を定常領域（C 領域）と呼ぶ．H 鎖の C 領域の違いにより，Ig は大きく IgM，IgD，IgG，IgE，IgA の五つのクラスに分類され，生物学的特性が若干異なる．表 1.11 にその性質を示す．

生体が産生するタンパク質である以上，抗体もまた遺伝子に従って合成される．つまり，各抗体に対応する遺伝子が存在し，その遺伝子の設計図（遺伝子の本体である DNA を構成する 4 種の塩基の配列）に従い合成される．ということは，現存する 100 万種類の細菌に対応するためには，その数だけの遺伝子の存在が必要ということになる．一方，ヒトのゲノム（ある生物がもつ遺伝子の本体である DNA（あるいは RNA）の総体）構造が明らかにされ，その上に存在する遺伝子は 3 万個以下であることが示された．ということは，ヒトの全遺伝子を用いて抗体を産生するとしても，とても抗原の多様性に対応できないことになる．しかしながら，実際には抗体は抗原の多様性に対応することができる．いったいどのような方法でそれが実現されるのであろう．免疫系の多様性への対処の原理を簡単にみてみよう．

獲得免疫応答の基本的な考え方には，Frank Macfarlane Burnett らが唱えたクローン（一つの細胞から由来した，遺伝的に均一な細胞集団のこと）選択説

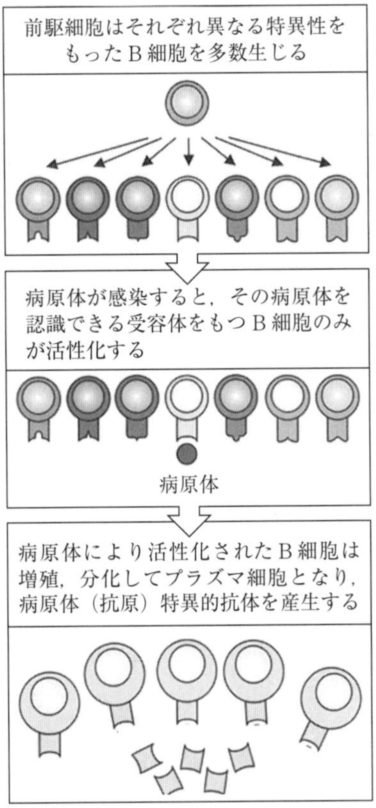

図 1.17　クローン選択説
Peter Parham 著，笹月健彦訳，エッセンシャル免疫学 第2版，p.11，メディカルサイエンスインターナショナル(2010).

(図1.17) がある．B細胞を例にとると，体内には種々のB細胞が存在し，それらB細胞は，おのおのその表面に1種類のBCRを発現している．体内に病原微生物が侵入すると，この異物を抗原として認識できるBCRをもつB細胞だけが活性化され増殖する（クローンの選択）．その結果，侵入した異物を認識する抗体が多量に産生される．これがクローン選択説の概要である．T細胞においても，TCRにより同様なクローン選択が行われる．

クローン選択説によれば，免疫系は異物の侵入以前に種々な抗原特異性をもったB，T細胞を用意していることになる．このことを可能にするのが，遺伝子の再構成である．この現象の解明には，利根川進の貢献が大きく，1987年にノーベル賞が与えられた．

免疫グロブリンのV領域に対応する遺伝子領域では，B細胞の成熟過程において，上記の遺伝子の再構成が起こり，個々のB細胞のV領域はそれぞれ異なる構造をもつようになる．その結果，種々の抗原認識特異性の抗体を産生するB細胞が生じることとなる．同様な遺伝子再構成がTCRに関しても生じる．

1.4.6　TCR の抗原認識

抗体の抗原認識は単純である．抗原分子が存在すれば，それに直接結合する．TCR の抗原認識はそれほど単純でない．これを説明するためには，1970 年代に Zinkernagel と Doherty により発見された MHC 拘束性と呼ばれる現象に触れる必要がある[1]．MHC（major histocompatibility complex：主要組織適合性遺伝子複合体）は，移植の成否に関与する遺伝子領域としてみつけられたものである．その遺伝子からつくられるタンパク質は，主要組織適合抗原と呼ばれ，ヒトでは HLA，マウスでは H-2 抗原と呼ばれる．

Zinkernagel と Doherty は，LCMV（リンパ球性脈絡膜炎ウイルス）を感染させたマウスから調製した細胞傷害性 T 細胞の活性を，LCMV 感染細胞を標的に，試験管内で測定した．観察したことは，T 細胞を調製したマウスと同じ系統の MHC をもつ細胞を標的としないと，細胞傷害が起こらないということであった（図 1.18）．T 細胞により認識されるためには，抗原の発現だけでは十分でなく，その認識には MHC が関与するという発見である．これを MHC 拘束性と呼ぶ．この原理は，細胞傷害性 T 細胞においてだけでなく，ヘルパー T 細胞の認識においても同様に働く．

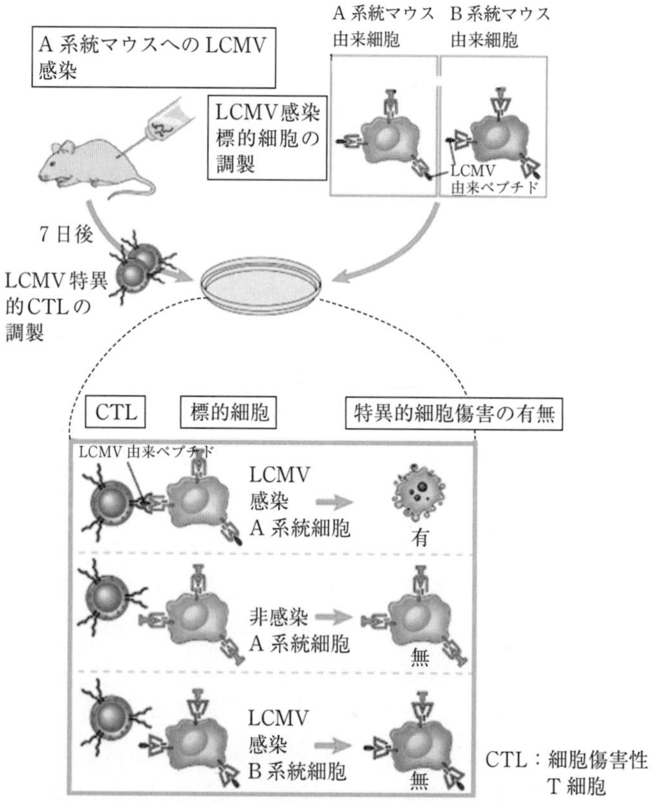

図 1.18

1.4.7　ポジティブ選択とネガティブ選択

前項で抗体やTCRの多様性が遺伝子再構成によって生じることを述べた．実はこの過程では，非自己に反応する抗体やTCRだけでなく，自己に反応するものも生じる．中枢リンパ組織でのT，B細胞の成熟過程において，自己の抗原と強く反応するものは排除される．この過程をネガティブ選択（negative selection）と呼ぶ．この細胞の働きを抑制する仕組みの一つが，制御性T細胞である．

T細胞に関しては，ネガティブ選択の前にポジティブ選択（positive selection）が働く．これは，自己のMHC分子と反応しえないようなT細胞が排除される過程である．これにより，TCRによる抗原認識のMHC拘束性が保たれる．

おわりに

以上，ヒトの免疫系を概観したが，述べていないことも多い．例えば，免疫系が悪い方向に働く，自己免疫疾患やアレルギーについて全く触れていない．免疫応答を理解することは，感染症の病態を理解する上で必須である．これを機会に，免疫の教科書を通読されたい．

文　献

1)　Zinkernagel, R. M., Doherty, P. C., *Nature*, **251**, 547-548 (1971).

2. バイオセーフティの概要

2.1 バイオセーフティの歴史的背景と原理

2.1.1 一 般 概 念

バイオセーフティ（biosafety：生物学的安全性）とは，バイオハザード防止対策を総称する用語として，国際的に広く用いられている．バイオハザード（biohazard）は，“bio（生物）”と“hazard（危険性もしくは障害）”の合成語であり，一般的には「生物災害」と邦訳されている．

バイオハザードとは，広義には高等動植物や微生物を含む生物及びその毒性産物に起因するすべての生物への危険もしくは障害と定義されている．しかしながら，実際上は病原微生物（原虫，真菌，細菌，ウイルス），あるいはその産生物質（核酸やタンパク質等の微生物構成成分，アレルゲン，毒等）に起因する人体の健康障害（microbiological hazards）を意味する．バイオハザードと同じ概念としてとらえられるものに，放射線を取り扱う際に発生する放射線災害（radiation hazards）と化学物質を取り扱う場合の化学物質災害（chemical hazards）が知られている．

近年，特にバイオセーフティの必要性が強く求められるようになったのは，1993年にWHOがエマージング・リエマージング感染症（新興・再興感染症）の出現を契機として「人類はいまだ感染症の脅威にさらされている．病原微生物の新たな挑戦に対処しなくてはならない」との警告を発したことや，米国で発生した炭疽菌事件に伴い，バイオセーフティに関する認識が急速に高まったことによるものである．

わが国においても，院内感染，O 157感染性食中毒，SARS及び新型インフルエンザ等の感染症に関わる社会的問題が続発している．また，1999年7月29日付で厚生労働大臣が「結核緊急事態宣言」を発したことは，感染症対策への強い関心を喚起するものであった．

2.1.2 歴 史 的 背 景

1676年にvon Leeuwenhoekが細菌を発見し，これが分離・培養されるとまもなく，バイオハザードが発生している．20世紀に入り病原微生物の脅威がしだいに明らかになるにつれて，これを戦争のための兵器として用いる試みが主要各国でひそかに進められるようになった．この細菌やウイルスなど病原微生物を生物兵器として用いる研究から，バイオハザードの実態がしだいに明らかとなり，今日のバイオハザード対策の論議につながってきた．

かつて伝染病（現，感染症）は人間の生命を脅かす最大の敵であったが，医学研究の絶えざる進歩は，次々に伝染病の病原体を明らかにして，数多くの抗生物質や予防ワクチンを開発し，それらを用いることにより感染症の予防と治療が飛躍的に進歩した．このことにより，多くの感染症の疫学像が著しく変化し，先進国社会においては病原微生物が常在して流行を繰り返す例が少なくなり，微生物研究室が最大の感染源となる可能性を有する状況となっている．したがって，病原微生物等の研究室職員の安全対策とともに研究施設の社会的責任からも，バイオハザード防止対策を体系化する必要性が強調されるに至った．

また，近年では世界の多数の国がバイオハザード防止対策に積極的に取り組む姿勢を示し，WHO もその政策の一つに掲げるようになったのは，感染症の国際化と組換え DNA 研究（遺伝子操作）の急速な進展，そしてバイオテロリズム対策に起因するものである．

2.1.3 各国のバイオハザード対策の歴史

病原微生物によるバイオハザードの最も日常的なものは，実験室内感染である．20 世紀初め，すでに欧米では腸チフス，コレラ，馬鼻疽，ブルセラ，破傷風等の実験室内感染が報じられている[1]．実験室内感染を体系的に解析した最初は，1941 年の Meyer ら[2]で，米国内で生じたブルセラ症の実験室内感染 74 件を解析して，ブルセラ菌の培養または検体の取扱い，あるいは菌を含む塵埃の吸入が，実験室の従事者に明らかな危険を課していると結論した．感染の原因の多くは，感染性材料の取扱い中の不注意と，実験技術の未熟によることが指摘されている．

1949 年，Sulkin ら[3]は，実験室感染の体系的研究の第 1 報を発表した．この報告は死亡 21 例を含む実験室感染 222 例を解析したもので，感染性の動物または組織材料を取り扱ったことが原因であると明らかに断定されたものは約 3 分の 1 にすぎないことが注目された．また，明らかに感染の原因となる事故を起こしているのは，27 例（12%）にすぎなかった．

1951 年，Sulkin らは，全米の研究・検査機関 5,000 を対象にアンケート調査を行った結果を第 2 報[4]として発表した．回答で判明した感染者は，1,342 例中，すでに文献上発表された症例は 3 分の 1 にすぎなかった．原因で最も大きいのは，ブルセラ症で，結核，野兎病，腸チフス，連鎖球菌症と合わせて，細菌感染例の 72%，全症例の 31% を占めていた．全症例中の死亡率は 3% であった．ピペットを通し誤飲，注射針の刺傷など明らかに感染の原因となると認められた感染事故に関連しているのは 16% で，ほかは不明の原因で感染が起こっていた．

1967 年，Hanson ら[5]はアルボウイルスの実検室感染 428 例の解析結果を発表した．関係したウイルス種の中には，実験室感染が起きて初めて，ヒトの病気を起こしうることを証明されたものもある．症例の 90% 以上で，原因は感染性エアロゾルの吸入と推定された．

米国以外で体系的解析を報告したのは，デンマークの Skinhøj で，臨床検査室の職員の肝炎罹患者が 1,000 人当たり 2 ないし 3 人で，これは一般人の 7 倍に達することを証明している[6]．同様に英国では，Harrington ら[7] が臨床検査室職員の感染調査を行っている．臨床検査室の職員は，一般人より結核罹患率が 5 倍高いことを証明し，その他肝炎と赤痢の罹患率も有意に高く，結核と合わせて三大職業病であることを報告している．

一方，わが国では国立予防衛生研究所（予研：現 国立感染症研究所）で，1947 年の創立時より 1972 年までの 25 年間の実験室感染を調査[8] したものが初めてである．研究室職員の約 400 人の研究所で，総計 80 人の実験室感染が記録されている．原因で最も多いのが結核菌（18 例）で，インフルエンザウイルス（7 例），つつが虫病リケッチア（7 例）とともに，上位を占めている．同様な調査が 1973 年，日本ウイルス学会によって，全国の主要ウイルス研究機関にアンケート調査[9] が行われた．その結果，合計件数は 35 件 61 例，その中でも最も多いのがインフルエンザウイルス（10 件 26 例），次いでつつが虫病リケッチア（8 件 9 例），B 型肝炎ウイルス（5 件 10 例）と続いている．それ以後，1970 年代初めに動物実験施設において，ハンタウイルス感染による腎症候性出血熱の発生が報告されている．

これらの報告から，十分な安全対策を講じられない限り，研究室等で病原微生物を取り扱う職員が，一般人より高い感染の危険にさらされていることは明らかである．それぞれの取扱いから，どのような確率で感染が起こるかを推定させるデータは得られていないが，少なくとも Harrington ら，あるいは Skinhøj の報告で，一般人に比べて実験室関係者に結核，赤痢，肝炎に罹患率が有意に高いという事実は，安全対策すなわち体系化されたバイオハザード対策を施行することの必要性を，強く求めることを提起している．

2.1.4　WHO の役割

WHO は 1976 年より微生物安全対策特別計画（Special Programme on Safety Measures in Microbiology）を発足させ，バイオセーフティに関する一般指針の制定に向けて，国際的なバイオセーフティの専門家の作業グループをつくり，数次にわたる勧告をもとに国際指針をまとめた．その結果まとまったものが，1983 年に出版された実験室バイオセーフティ指針（Laboratory Biosafety Manual）[10] で，国連付属機関として WHO の立場から，各国の指針作成の基準となるよう編纂された．

1983 年 6 月，WHO の微生物安全対策特別計画は，米国 NIH の安全管理部と合同で指導者講習会を開催し，WHO の各地域事務所からの代表に対して，実験室バイオセーフティ指針の最終稿をテキストとして，バイオセーフティに関するハードとソフト面について講義・実習及び事例研究の 3 本立てで研修を行った．

そしてその終了後，各地域におけるバイオセーフティ実践の普及活動と伝達・講習の中心的人材を養成した．わが国よりWHOの西太平洋地域を代表して，予研より筆者が出席した．

2.1.5　わが国のバイオセーフティ活動

わが国は，予研が1976年より，病原体の安全管理体制の研究を開始した．当研究所内の実験室感染の調査[8]及び米国や英国の管理体系を研究して，1981年に「国立予防衛生研究所・病原体等安全管理規程」[11]を制定し，所内における病原体の安全管理が施行された．

この規程の内容は，当研究所で可能性をも含め取り扱う病原微生物について，その危険度分類表を作成し，通常の試験管内の実験でのバイオセーフティレベル（BSL）を定め，これに対する管理体系，手続き，標準的汚染除去法，事故等の緊急時対策，職員の健康管理等を規定したものである．

この規程は，WHOの関係指針や米国の方策を参考に作成されており，それらにも通念している．近年では，他の研究機関でも，この規程を規範にして安全管理制度を整えているところも多く，わが国におけるバイオセーフティ管理体系化の基軸となっている．

この規程の構成の主な項目を列挙すると，①病原体の範囲と管理の目的，②安全管理の相当機関，③指定実験室とその承認，④事故とその処理，⑤緊急事態とその処理，⑥健康管理，から成り立っている．

2.1.6　バイオセーフティの原理の概要

バイオセーフティの概念は，前述したように，病原微生物によってもたらされるバイオハザードの最も一般的なものが実験室内感染である．その実験室内感染を防止するためには，安全技術と安全管理システムが基本となる．すなわち，病原微生物を取り扱う実験従事者は，感染防止のための専門的知識と優良技術をもつことが必要不可欠であり，また安全性を確保するための組織体制が構築されていなくてはならない．

バイオセーフティの原理は，病原体によるヒトあるいは動物が感染・発症を防止するための基本となる理論と技術を示すものである．その原理の骨格は，次の六つの要因から成り立っている．

a.　実験室感染の過程

病原微生物の感染と生体防御機構（免疫）について論じるもので，実験室感染の特徴を示す．すなわち，感染の成立要因には，①感染性因子（病原体）の特性，②実験室の感染源，③感受性宿主（実験室員等），④病原体の実験野からの漏出，⑤病原体の伝播様式，⑥病原体の侵入門戸，の6要因があげられる．

b.　病原体の封じ込めの基本

病原体を一定領域に封じ込める技術で実験者及び外部への汚染・拡散を防止する，物理的封じ込め方式がとられる．これには，①病原体の危険度に応じた実験室の安全な運営と適切な実験技術，②安全機器の使用，③適切な実験室の構造と設備，の3要素から成り立っている．すなわち，ハードウェアとソフトウェアが均等に機能することによって，病原体の封じ込め方式は完成することになる．

c．危険性の認識と評価

実験室感染はどのような場合に発生するのか，感染の原因や感染事故等を認識しておく必要がある．実験室感染の発生例は，多い順に①病原体の取扱い中，②明らかな操作ミス，③動物及び外部寄生虫，④エアロゾル，⑤臨床材料，⑥その他人体解剖，使用済みガラス器具，などである．特にエアロゾルは作業中に必ず発生するものであり，その対策は実験技術のみでは解決できないため，生物学的安全キャビネット等の安全機器や器具を用いなければならない．

感染性エアロゾルの危険性の一般的な評価は，①微生物の生存数，②エアロゾルの濃度，③エアロゾル粒子の大きさ，の組合せによって見積もることができる．すなわち，個々の実験操作と，そのエアロゾル化率，曝露時間，病原体を含む浮遊液の濃度と実験室の容積から，感染の確率を推定することができる．

d．物理的封じ込めの設定

微生物実験室は物理的封じ込め方式により，取り扱う病原体の危険度に応じ基準実験室（P 1，P 2），安全実験室（P 3），高度安全実験室（P 4），の三つの施設に大別されている．P とは physical containment（物理的封じ込め）を示す．

物理的封じ込めの意義は，取り扱う病原体の危険度により，実験施設を一般区(cold aria)，中間区（semi. hot aria），実験区（hot aria）として，三つの区域にゾーニングすることにある．このゾーニングによって，実験区や立入者を制限するなどで実験域を隔離し，実験作業者を保護する一次隔離と実験室内外の環境を保全するための二次隔離により，微生物上の安全を確保する．

e．教育と訓練

教育と訓練の目的は，実験室で起こりうる危険を熟知させ，その対策について十分な知識と技術を修得させることにある．すなわち，実験従事者等の安全に対する意識や自覚を高め維持することが，実験室での感染や事故を防止する上できわめて重要である．一定レベルの安全技術を熟知・励行させるためには，絶えず安全に関する研修が継続して行われることが必須である．

研修で強調すべきことは，いかに優れた安全対策や安全設備が整備されていても，実験従事者がおかしやすいミスや不適切な実験作業によって，本来の目的は達成されなくなることを認識させておかなくてはならない．

f．安全管理組織体制

微生物を取り扱う施設においては，バイオハザード対策を統括する組織を設置し，組織的に実験施設安全管理を行うことが不可欠である．この組織の構成は，一般的にバイオセーフティ委員会，安全監視委員会，安全管理者からなる．

バイオセーフティ委員会は，バイオハザード対策の立案と制度化をはかる役割を有し（立法的），安全監視委員会は制度化された諸規定が実際に遵守されているかどうか，査察と事故時の対策にあたる役割を有し（司法的），安全管理者は，日常的に実験室の安全管理・運営に従事し（行政的），現場での指導にあたることになる．

文　献

1) Weddum, A. G., History of Microbiological Safety, 28th Biological Safety Conference (1975).
2) Meyer, K. F., *et al.*, *J. Infec. Dis.*, **68**, 24 (1941).
3) Sulkin, S. E., *et al.*, *New Engl. J. Med.*, **241**, 205 (1949).
4) Sulkin, S. E., *et al.*, *Am. J. Public Health*, **41**, 769 (1951).
5) Hanson, R. P. *et al.*, *Science*, **158**, 1283 (1967).
6) Skinhøj, P., *Scand. J. Clin. Lab. Invest.*, **33**, 27 (1974).
7) Harrington, J. M., *et al.*, *Brit. Med. J.*, **1**, 759 (1976).
8) Oya, A., Comparative Leukemia Research, 1973 (Ito, Y., *et al.* eds.), p. 775, University of Tokyo Press (1975).
9) 下条寛人，甲野礼作，ウイルス，**23**，295（1973）.
10) WHO, Laboratory Biosafety Manual (1983).
11) 国立予防衛生研究所，病原体等安全管理規程，国立予防衛生研究所（1981）（改訂：1983, 1985）.

2.2 バイオハザードの実態

2.2.1 実験室におけるバイオハザード

はじめに

ハザードは，危害要因，危険及び危険のおそれのあるという意味である．バイオハザードを生物災害と呼んで広く用いられてきている．生物に由来する自然災害も広義には当てはまるが，狭義には研究施設，医療施設（検査室）等における病原体等の取扱いに起因する感染等によるものを示す．具体的には原虫，カビ，細菌，ウイルス等の微生物，またはそれらの構成成分，または微生物の産生産物等を取り扱う場合に発生する災害を意味している．放射線災害（ラディエーションハザード），ケミカルハザードと対比されるものである．

ドイツの Robert Koch 博士が細菌の純粋培養法を開発し，1876 年に炭疽菌の純培養を行った．1882 年には結核菌を分離した．フランスの Louis Pasteur 博士は炭疽，狂犬病等のワクチンを開発した．病原体が科学の対象として扱われ，病原微生物の性状解析に関する研究の進展により，ワクチン・治療薬等の開発が著しく進展した．病原微生物学黎明期においては，感染予防の概念も十分なものではなく，多くの研究者が病原体の飛び散り，誤飲，針刺しやガラス等の鋭利なものによる切創等に起因する実験室感染によって亡くなるという事態となった．そのような経験を教訓として，今日でも行っている病原微生物の取扱いの基本的手技が確立された．今日ではバイオセーフティの考え方が普及し，生物学的安全キャビネット（安全キャビネット）も導入されるようになり，吸入感染例は急激に減少してきているものの，感染を起こしやすい病原体による感染は引き続き起こっている．また，新興感染症として新たな病原体の問題も出てきている．

a.　実験室感染

米国CDC及びNIHから発行されているBiosafety in Microbiological and Biomedical Laboratories：BMBLの第5版（2007年）に，実験室関連の感染の発生についての解説があり端的にまとめてある[1]．それによれば，SulkinとPikeらは1930年から1978年に，合計4,079例の実験室感染が起こり，168例の死亡があったことを報告した[2~5]．感染が最も多い10の病原体はブルセラ菌（*Brucella* sp.），Q熱リケッチア（*Coxiella burnetii*），B型肝炎ウイルス（HBV），腸チフス菌（*Salmonella* Typhi），野兎病菌（*Francisella tularensis*），ヒト結核菌（*Mycobacterium tuberculosis*），皮膚ブラストミセス（*Blastomyces dermatitidis*），ベネズエラウマ脳炎ウイルス（Venezuela equine encephalitis virus），オウム病クラミジア（*Chlamydia psittaci*）及びコクシジオイデスイミチス（*Coccidioides immitis*）であった．本調査の80％以上は，明らかな曝露はなかった．多くの症例で病原微生物の取扱い作業中か，他の人が近くで病原体を取り扱っていた．

PikeとSulkinらの調査後20年間に，HardingとByersによる文献検索により，1,267例の感染が認められ，22例の死亡があった．ヒト結核菌，Q熱リケッチア，ハンタウイルス（Hanta virus），アルボウイルス（Arbo virus），B型肝炎ウイルス（HBV），ブルセラ菌，サルモネラ菌（*Salmonella* spp.），赤痢菌（*Shigella* sp.），C型肝炎ウイルス（HCV）及びクリプトスポリジウム（*Cryptosporidium* sp.）が1,267例中1,074例であった．HardingとByersの成績では，臨床検査室と研究用実験室での感染はそれぞれ45％と51％であったのに対し，PikeとSulkinの調査では，それぞれ17％と59％であった[6]．臨床検査室における相対的な上昇は，職員の健康監視計画の改善あるいは培養同定の初期段階における，不十分な封じ込め対策によるものと考えられるとしている．

Pikeの1930～1978年及びHardingとByersの1979～2004年の調査による病因による実験室感染例を表2.1に示す[7]．Pikeの成績では，当時，細菌を扱う実験室が多数であったと考えられるので細菌感染が多い．リケッチア感染も多いの

表2.1　病因による実験室感染例[7]

病原体	1930～1978年		1979～1999年		2000～2004年		1930～2004年	
	感染例	死亡例	感染例	死亡例	感染例	死亡例	感染例	死亡例
細菌・クラミジア	1,832	81	521	10	77	7	2,430	98
リケッチア	598	25	185	1	2	0	785	26
ウイルス	1,179	55	582	16	26	2	1,787	73
寄生虫・原虫	116	2	48	0	1	0	165	2
真菌	354	5	5	0	1	0	360	5
合　計	4,079	168	1,341	27	107	9	5,527	204

Pike：1930～1978年，HardingとByers：1979～2004年．

が特徴的である．Harding と Byers の成績では，ウイルス感染が多いがほぼ細菌感染と同数である．次いでリケッチア感染も多い．

b. バイオハザードの発生要因

Pike は 1976 年の論文で，バイオハザードの発生要因についても解析を行っている．Harding と Byers の 1979～2004 年の調査成績も加えた業務別発生数を表 2.2 に示す[7]．病原体取扱いに関連して感染が起こったことがわかるが，Harding と Byers の成績では診断に伴う感染の割合が高くなっている．教育に伴うものも 14 例ある．今日では，教育の現場での実験室感染はあってはならないものとの認識であるが，引き続き発生している．

Pike の 1976 年の論文より，表 2.3 に確定または推定された感染要因を示す[4]．表 2.4 には事故についての作業別実験室感染例数を示す[4]．明らかな曝露による症例中に，病原体取扱い中の直接のエアロゾルの吸入によるものと，病原体取扱い作業をした中にかなりのエアロゾル吸入によるものがあると考えられ，エアロゾルの重要性が明らかとなった．米国において，1970 年代半ばに安全キャビネットが開発され，1970 年代後半から 1980 年代に普及が進み，それとともにエアロゾル吸入による感染例は急激に減少してきた．Harding と Byers の成績で，研究での感染が減少しているのは安全キャビネットの導入によるものと思われる．

c. ウイルス性出血熱実験室感染

新たに出現した感染症を新興感染症と呼んでいる．1967 年，ドイツのマール

表 2.2 業務別発生例[7]

	1930～1975 年	1979～2004 年
研究	2,307	728
診断	677	656
製剤生産	134	46
教育	106	14
不明	697	4
合　計	3,921	1,448

Pike：1930～1975 年，Harding と Byers：1979～2004 年

表 2.3 確定または推定された感染要因[4]

微生物取扱い中	827
事故	703
動物及び外部寄生虫	659
エアロゾル	522
臨床材料	287
人体解剖	75
使用済みガラス器具	46
故意の感染	19
その他	16
不明または未記載	767
合　計	3,921

表 2.4 作業別実験室感染例数[4]

感染物質のこぼれ，飛散	188
注射器及び針の取扱い	177
汚染ガラスによる傷	112
咬傷及び外部寄生虫	95
ピペットによる誤飲	92
その他	3
不明	36
合　計	703

ブルグと旧ユーゴスラビアのベオグラードのポリオワクチン製造施設で，ウガンダから輸入されたアフリカミドリザルの細胞を取り扱った者など25人に出血熱が発生し，7人が死亡した．原因ウイルスはマールブルグ病ウイルスと呼ばれた．1969年に，ナイジェリアで発生した出血熱患者の検体を取り扱ったエール大学で感染が起こり，Dr. Jordi Casals-Arietが重篤な感染に至った．彼のチームはウイルスを分離した．分離ウイルスはアレナウイルスと判明し，ラッサ熱ウイルスと呼ばれるようになった．一般に検体には何が含まれているかわからないが，通常の適切な取扱いでほぼ感染を防ぐことができる．しかし，やはりある程度の確率でハイリスク病原体があることが示された．この実験室感染の後，高度封じ込め実験室の必要性が示され，米国，英国等でBSL-4実験室が建設された．アレナウイルスの実験室感染として，同じくエール大学でサビナウイルス感染が1994年に起こった．遠心終了後に遠心管1本が濡れており，バケットに培養液があったので消毒を行った．曝露後8日目に発症したが回復したという[8)]．

d.　英国における天然痘実験室感染

1970年代末に天然痘は地球上から根絶されたが，直前の1973年に，ロンドン大学衛生熱帯医学部の研究技術者を感染源とする痘瘡が発生した．一次患者1人，二次患者2人，三次患者1人のうち，二次患者2人が死亡した．議会の要請に基づき，調査特別委員会が設けられて裁判に準ずる公開査問が行われ，証人喚問と実地検証が行われた．公衆衛生上の大問題であったが，バイオセーフティの観点からも病原体取扱機関の設備，安全装置及びバイオセーフティ管理のあり方等について多くの改良すべき点が示され，バイオセーフティについて考える上で大きな事件であった．残念ながら，1978年にバーミンガム大学で天然痘実験室感染が再び発生した．

e.　SARS実験室感染

2002年11月から2003年7月に，新たな感染症としてSARSのアウトブレイクがあったことは記憶に新しい．当初，治療にあたった医師らの個人防御対策が十分ではなく，多くの医療関係者が亡くなった．ユニバーサルプレコーションの概念が十分に発揮されていなかったと思われる．SARSにおいても，実験室感染が相次いで起こった．

シンガポールでは，2003年当時BSL-3実験室は3カ所あった．シンガポール大学の者がウエストナイルウイルスの研究のため国立環境健康研究所（Environmental Health Institute）のBSL-3実験室を使用した．本施設ではデングウイルス，日本脳炎ウイルス，黄熱ウイルス等のベクター媒介性の微生物を扱っていた．リスクの高い病原体をもっている材料の取扱いの可能性があり，BSL-3実験室を用意したが，実際はあまり使用していなかった．4月からはSARSウイルス1株を扱っており，ほかにヒトの検体を扱っていた．バイオセーフティ上の管理運営は十分であったとはいえず，管理規程に相当するものがなく，新規使用者への教育訓練も不十分で，外部の者でも容易に実験室を使用できる状態であった．BSL-3実験室の操作手順書も不備で，実験室入口にバイオハザードマークの表示もなかった．取り扱っていたウエストナイルウイルスに，SARS ウイルスの汚染があったことが判明しており，SARS ウイルスの取扱いが不適切であったことが考えられる．したがって，バイオセーフティのシステムがあったとしても曝露は起こりうるが，基本的なシステム（規則，訓練，設備点検等）の構築は必須なのである．

2003 年に，台湾では軍の BSL-4 施設で SARS 感染が発生した．グローブボックスを用いていたが，SARS ウイルス汚染処理時に，グローブボックスを開けてしまうというような不適切な方法で行ったといわれている．マニュアルどおりに適切に処理すべきであろう．

2004 年には，中国の国立ウイルス研究所で SARS 実験室感染が起こった．BSL-3 実験室でのウイルスの不活性化が不十分で，一般実験室に持ち出され曝露されたと考えられている．感染者が郷里の安徽省に帰省し，医師である母親が感染により死亡した．本ケースよりも前にも研究所で感染があったようで，二次感染も起こっていたが死亡例はなかった．実験室から持ち出した際の不活性化の検証，バイオセーフティシステム等の問題があったと考えられた．

SARS のアウトブレイクはバイオセーフティに対する意識を高めただけでなく，当該国のみならず，バイオセーフティ政策の法制化のきっかけとなった．シンガポールの対応は早く，今日ではバイオセーフティの先進国といえる．このように，実験室における病原体の取扱いに関するバイオセーフティの概念については，かなり普及してきたといえる．

f. 改正感染症法施行後の実験室感染

2006 年に感染症法が改正され，生物テロや事故による感染症の発生・まん延を防止するための病原体の管理体制の確立（病原体の使用・保管等について）が掲げられた．初めて特定の病原体等を特定一種から四種に分類して示し，その種ごとに使用，保管，移動等に関して規制がかかることとなり，2007 年 6 月から施行された．

特定病原体等は，生物テロによる感染症によって健康影響を及ぼす病原体である．生物テロの可能性，生物テロに用いられるときの健康への影響の大きさ，病原体等の病原性及びその取扱いの重要性等を考慮して，特定病原体等を法規制の厳しい順に特定一種，二種，三種及び四種病原体等の 4 段階に分けている．特定一種，二種，三種病原体等についてはすべて，国が所持機関を把握するようになっている．四種については規範遵守を原則としているが，法律違反があれば罰せられる．

施行直後の 7 月に，四種病原体である赤痢菌による実験室感染が起こった．順天堂大学医学部において，学生実習で赤痢菌を取り扱った学生が発熱や下痢を呈し，そのうち 5 人が赤痢菌に感染していることが判明したが，いずれも軽症であった．大学医学部の教育現場ではできるだけ実際の病原菌を取り扱い，知識をもってもらいたいとの意向があるが，学生実習という限られた期間のうちに，まだ学生の技量も十分とはいえない段階で接触感染を起こし，リスクの高い病原体を扱うのはやはり問題があると考えられる．事実，安全キャビネットを用いての実習はしていなかった．似たような性状を示す病原性の低い，またはないものを用いるべきで，十分に技量を身につけた後に必要な者のみが，病原体を扱うようにすべきであろう．

2010年1月には，名古屋大学医学部で四種病原体である腸管出血性大腸菌O157感染症が起こった．腸管出血性大腸菌O157（以下，O157）を取り扱っていた学生のうち1人が実習後，腹痛，血便を呈し，病院を受診した．その後，O157感染症であると診断された．大学では研究室での実習前に学科全体で学生実習を実施し，また研究室に入ってからは改めて最初から担当教官が作成したマニュアルを用いて教育しているとのことである．病原性のない大腸菌を使った技術訓練から始め，徐々に病原性のあるものを使用し，O157は少量の菌数でも感染のリスクが高いことについても説明したとのことである．このように十分な指導をしていたが，それでも実験室感染は起こった．いずれかの段階で技量の未熟さから接触感染の機会があったと考えられる．

学生実習では，感染のリスクの高いものは使用すべきではないと考えられる．病原体取扱技術を十分に習得した上で，よりリスクの高い病原体の取扱いをする．これはすでに実習のレベルを超えたものであろう．再発防止対策を十分調査・検討し，大学として再発防止対策等を講じることが必要であろう．

現行の感染症法により規定されている病原体については，盗難があった場合は警察に通報しなければならない．怠ると処罰の対象となる．曝露等のバイオセーフティ上のことを規定していないが，感染曝露があった場合は厚生労働省の現場調査はありうる．今後も，現行の感染症法で規定されている病原体の感染曝露を国が把握するようになる．規定されていないものはいままでどおりで，把握が難しいと思われる．

おわりに

2.3.1項のリスク評価でも記載されているように，病原体の取扱い時にそれぞれのステップでリスク評価をし，対策を立てて実行することがバイオセーフティの基本となる．通常の量で病原体を扱う場合と多量の場合とではリスクが異なる．動物で病原体を増殖させることで，動物実験に特有なリスクが発生する．また噴霧感染のような特殊な実験条件で動物実験を行うような場合は，総合的な対策が必要となる．ハザード（危害）要因を十分にリスク評価し対策を立てることで，ハザードのないような取扱いを行うという考え方が普及してきている．引き続き病原体取扱者がバイオセーフティの知識を高め，ハザード防止にあたることが重要である．

文献

1) CDC/NIH, Biosafety in Microbiological and Biomedical Laboratories 5th ed. (2007).
2) Sulkin, S. E., Pike, R. M., *Am. J. Public. Health*, **41**, 769-781 (1951).

3) Pike, R. M., Sulkin, S. E., Schulze, M. L., *Am. J. Public. Health*, **55**, 190-199 (1965).
4) Pike, R. M., *Health Lab. Sci.*, **13**, 105-114 (1976).
5) Pike, R. M., *Arch. Pathol. Lab. Med.*, **102**, 333-336 (1978).
6) Harding, A. L., Byers, K. B., Biological Safety : Principles and Practices, 3rd ed., pp. 35-54, ASM Press (2000).
7) Harding, A. L., Byers, K. B., Biological Safety : Principles and Practices, 4th ed., p. 60, ASM Press (2006).
8) Gandsman, E. J., Aaslestad, H. G., Ouimet, T. C., *et al.*, *Am. Ind. Hyg. Assoc. J.*, **58**, 51-53 (1997).

2.2.2 バイオテロの実例

はじめに

バイオセーフティとは微生物を扱う個人の安全性についてであり，バイオセキュリティとはバイオテロであろうと新興・再興感染症であろうと，微生物あるいはその毒素等によって人々の安全が脅かされるような危機管理上の問題である．今回はバイオセキュリティの中でもバイオテロリズムに焦点を当てる．

a. バイオテロの歴史[1]

古代から病原性微生物は兵器として戦争やテロに用いられてきた．よく引用される逸話としては，紀元前6世紀にアッシリア人が麦角菌で飲み水を汚染させたこと，1346年にカッファを攻撃したタタール軍がペスト患者の遺体を城壁の中に投げ込んだこと，1767年に英国軍が汚染された毛布を寄贈してフランス軍に従う米国先住民の間に痘瘡を流行させようとしたことなどがある．最近では，1993年，失敗したもののオウム真理教がボツリヌス毒素と炭疽菌を用いている．さらに，2001年9月11日の米国同時多発テロに続く米国郵便制度を利用した炭疽菌テロが発生している．

b. バイオテロのインパクト

バイオテロがもたらしうる被害は甚大で，数千人の死者を出し，かなりの疾病を発生させうる．しかし，バイオテロは，不安と恐怖をあおり，人々に与える心理的な影響の方が大きいかもしれない．このことは，前述の炭疽菌攻撃が米国郵便制度に大きな衝撃を与え，立法府の機能を停止させたことからも明らかである．

c. テロに用いられる剤[2]

テロに使用される剤は，自然界に存在する形のまま用いられることもあれば，その作用を最大にするために人為的に改変した形で用いられることもある．例えば，抗菌物質への耐性や免疫機構による排除の回避を目的とした微生物の遺伝子組換え，微粒子エアロゾルの作製，感染力を長期にわたって安定させるための化学的処理，表面タンパク質の改変による宿主域の変更等がある．例えば，かつて旧ソ連が炭疽菌を兵器化した際には，長期にわたってエアロゾル状態を維持できる芽胞が大量に生産された．芽胞は容易に下気道に侵入できる小ささであり，広域に飛散する小型爆弾等によって大量に散布しうる．

d.　CDCによるカテゴリー分類[3)]

CDCは，潜在的な生物兵器の脅威をA，B，Cという三つのカテゴリーに分類した（表2.5）．カテゴリーAに分類されるのは最も重要な病原体であり，国家安全保障を最大級の危険にさらす．こうした病原体は，①散布しやすい，あるいはヒトからヒトへと感染し，②高い死亡率により公衆衛生に多大な被害を与える可能性があり，③市民にパニックを引き起こして社会を崩壊させる可能性があり，④防衛のために公衆衛生上の特別な準備を必要とするからである．

カテゴリーBに分類されるのは，その次に重要な病原体である．これらの播種性と罹患率はそれほど高くなく，死亡率は低いが，診断能力を確実に強化していく必要がある．

カテゴリーCに分類される3番目に重要な病原体は，一般市民が免疫をもたないある種の新興感染症が含まれる．こうした病原体は，入手や生産，播種が容易で，高い罹患率と死亡率を有し，公衆衛生に対して大きな被害を与えうるため，将来，大量に播種される可能性がある．鳥インフルエンザのような，新型インフルエンザパンデミックにつながる株はその一例である．

なお，これらは経験に基づく分類であるため，あらゆる微生物や毒素の危険度は，脅威の評価を含めた状況の変化に応じて変動する可能性があることに留意しなければならない．そのCDC分類システムは，テロリストの病原体入手可能性というより，病原体により発症する病気の重症度を大きく反映するものである．

e.　炭疽菌と実際

最も製造容易でバイオテロに使用しやすい生物兵器とされ，実際に生物兵器として開発され使われもした．8,000～40,000個を吸入することにより，半数が死亡する（LD_{50}：50％致死量）といわれている．

炭疽菌はグラム陽性桿菌で，動物の体内で増殖するときは，竹の節状に長く連なるように伸びていく．一方，炭疽菌は増殖のための環境が悪くなると，大きさ1 μm程度の芽胞となって長時間，土中等に潜伏することができる．この芽胞の形で乾燥粉末化することにより，生物兵器として用いやすくなる．空中の酸素に触れることにより，芽胞化すると考えられている（生体内の酸素分圧は5％であるが，空気のそれは20％である）．芽胞は乾燥，熱，紫外線，放射線照射等の滅菌法に対して耐性を示す．すり傷，吸入，飲込みにより体内に入った芽胞は食細胞（マクロファージ）により貪食され，局所のリンパ節に運ばれる．マクロファ

表2.5　CDCのカテゴリー分類

カテゴリー	病　原　体
A	炭疽菌，ボツリヌス，ペスト，天然痘，野兎病，ウイルス性出血熱
B	ブルセラ，クロストリジウムのε毒素，食中毒：サルモネラ，大腸菌O157，赤痢，鼻疽，類鼻疽，オウム病，Q熱，リシン，ブドウ球菌：エンテロトキシンB，チフス，ウイルス性脳炎，水系感染症：ビブリオ，クリプトコックス
C	ニパウイルス，ハンタウイルス等の新興感染症

ージ内に貪食された芽胞は栄養型へと変貌するが，殻で囲まれており，容易には体内の免疫細胞に駆逐されない．さらにリンパ節で放出され，増殖した炭疽菌は血液に入り，敗血症になる．炭疽菌に対して免疫細胞がどの程度反応するかは不明である．

ここでは炭疽菌のバイオテロにつながった事例を紹介する．

（i） スベルドロフスク：生物兵器としての炭疽菌芽胞の潜在力を明らかにしたのは，1979年に旧ソ連のスベルドロフスク（現，エカテリンブルグ）の生物兵器工場で起きた大気中への漏出事故であった．当時，1972年の条約により生物兵器の製造は禁じられていた．しかし，“unless for the purpose of defense”という但し書きがあり，防衛目的であれば許されていたのも事実であった．

最初に気づいたのは病理解剖医であった．生前，インフルエンザ肺炎の診断で死亡した患者の病理解剖をした際，通常のものとは異なり，肺とリンパ節の出血があることを確認，炭疽菌が原因であることに気づいた．この報告を受けて，モスクワではこの危機的状況に対処するべく特殊緊急委員会が結成された．防衛省の政府高官らが当地に数日以内に到着し，市を4月中旬より6月初旬まで封鎖した．住人には，闇市での腐敗肉による感染症が原因であったと公表し，炭疽菌という言葉はいっさい使わなかったのである．一部の家族は隔離され，軍隊がビルや木を焼き払い，ブルドーザーで表面の土は取り除かれ，道は一晩で舗装された．

医療チームは消毒した台所や寝室からサンプルを回収し，予防用抗生剤を配給した．感染者は地域病院に収容され，ICU及び感染病棟のベッド数は500にのぼった．死亡患者を漂白粉で覆い，プラスチックシート内に収容し，警察警備のもと，焼き払われた．

米国CIAは，衛星監視により，スベルドロフスクに生物兵器工場が存在することを数年前から気がついており，人々が町を消毒したり，舗装道に換える様子を衛星が写真にとらえ，何らかの事故が発生したことを把握していた．CIAは1979年10月までに，諸情報よりスベルドロフスクの生物兵器工場において事故があったことをほぼ掌握していた．

1980年3月，カーター政権は事の重大性からモスクワに対してスベルドロフスクで発生した病気に関する説明を求めた．それに対してソ連外務省はスベルドロフスクの事故について「闇市で扱われた肉が炭疽菌に汚染されていただけ」と説明した．

そこで米国側は，この事故に対しワーキンググループを結成し数カ月後，1979年の炭疽菌アウトブレイクは，スベルドロフスク軍生物兵器工場から炭疽菌が漏れたことによって発生したと結論した．炭疽で死亡した動物も同じ原因であると推定した．ソ連の主張が正しいとすると，動物炭疽発症のしばらく後にヒトの炭疽アウトブレイクが発生するはずである．しかも，このアウトブレイクでは，消化管の炭疽よりは呼吸器の炭疽が多かった点について説明できない．

ワーキンググループのメセルソン教授は，スベルドロフスクの病院にアクセスできるように依頼したが，許可されなかった．1992年1～2月に米国で国連会議が行われた際，エリツィン大統領がキャンプデービッドで，米国大統領のジョージ・ブッシュに対して，1972年の生物兵器禁止条約に違反しており，スベルドロフスクの事故は生物兵器工場における事故であることを認めた．

正確な数字は不明であるが，少なくとも77人が炭疽と確定診断され，うち66人が死亡した[4]．これらの被災者は，工場の風下4 km以内の地域で曝露したと推測された．炭疽による家畜の死亡は，最大で50 km離れた風下地域でも確認された．風の記録で推定される曝露日時から発症までの期間は2～43日であり，ほとんどの患者は曝露後2週間以内に発症していた．死亡した患者は発症から1～4日で死に至ることが多かった．発症例を少なく抑えられたのは，曝露後広い範囲でペニシリンの予防的投与が行われたためであると考えられている．

曝露から発症までの期間が長い患者が認められたことで，炭疽菌芽胞が少なくとも免疫反応を惹起することなく，4～6週間にわたってヒト以外の霊長類の気道内で休眠できることを示唆した研究結果が傍証された．炭疽菌の潜伏期間の長さは，曝露後の被害者の管理に関して大きな問題となる．

旧ソ連の生物兵器化学者Ken Alibekの著書『バイオハザード』によると，「1979年4月2日（月），6～8時，技術員は通常どおり作業を始めた．金曜，職員が乾燥・製粉機の排気システムにおけるフィルターを取り外した．その後新しいものを取りつけるのを忘れていた．そのため，月曜朝，炭疽菌は工場から町へリークしたものと想定される」との記述[2]があり，上記アウトブレイクの時系列を十分説明しうるものであった．

（ii）　オウム真理教事件[5]：1993年6月30日に，東京都江東区亀戸の住人5人が保健所に悪臭を訴えた．調査によりオウム真理教の8階建てビルが発生源であると判明した．教団は脱走した数名の信者を誘拐（奪還）した容疑をかけられていたが，確たる証拠がない状況であった．そのため，オウム真理教の活動は何ら制限されていなかったが，周辺地域住人の悪臭による食欲減退，吐き気，嘔吐の訴えは41人にのぼった．保健所職員は，内部調査を申し出るが，オウム真理教に断られた．そのため，職員はビルの周辺，空気サンプル，ビル周辺の状況を調べたが，悪臭以外の迷惑行為は認められなかった．

7月1日，近隣住人はビルの屋上にある貯水タンクから，間欠的に霧状のものが出ていると保健所職員に報告した．7月2日，地域住人（その多くはビルの南側にいた）で悪臭を保健所に訴えた者は118人に達した．この日，夜中に軽い雨が降った（合計7 mm，1 mm/hr，午前1～7時）．風は，午前：北北東から北東（2～4 m/sec），午後：北東から東北東．気温：最低16.9℃（午前3時），最高19.9℃（午後3時）．天気：雨/曇．

同日，地域住人がゼラチン様の，灰色から黒の油様物質をビルの壁から採取した．これは屋上の冷却タワーから散布されたものと思われた．保健所職員はこの物体を採取し，1999年の検査まで4℃の冷蔵庫に保存した．地域住人が苦情をいい，オウム真理教の浅原彰晃を介して7月2日，屋上からの散布を停止させた．7月16日，事務員が立入り調査に入ったときには，すでに壁に黒いものが残留する以外，何も残っていなかった．

1996年3月23日，亀戸事件の真相はオウム真理教が裁判にかけられ，初めて明かされたことである．そのため，亀戸のケースに警察は介入していない．オウム真理教信者の証言によれば，亀戸事件の悪臭は，吸入炭疽の流行をもたらすために炭疽菌が増殖した培養液をエアロゾル化させる際に発生したものだという．彼らは，この炭疽流行が世界戦争へと発展し，オウム真理教の支配する世界へと導かれると信じていた．亀戸で異臭が発生した際の疫学調査はなされていない．炭疽菌の粉自体，無味無臭であり，そのとき誰も異臭の中に炭疽菌が含まれていたとは知らなかった．

1999年11月，保存されていた灰色から黒のゼラチン様物質2.6 mLを北アリゾナ大学に輸送した．一部を羊赤血球の培地にまいて，一晩37℃で培養したところ，様々な細菌がコロニーを形成した．その中のおよそ10%が炭疽菌を示唆していた．疑われたコロニーは，非溶血性で，表面は灰白色ガラスのようであった．1 mL当たり，炭疽菌疑いのコロニーは4,000個形成された．炭疽菌疑いのコロニー48個を選別し，再び別の培地で増菌した．その後，MLVA（multiple-locus, variable-number tandem repeat analysis）にかけた．PCRに用いた八つの部位は，いずれも炭疽菌に特異的なものであった．そのパターンからは，動物用炭疽菌ワクチン株Sterne 34 F 2で，日本では商業ベースで扱われるものであった．

（iii） 米国郵便局炭疽菌事件[1]：2001年9月11日の米国同時多発テロに引き続き，郵便を介しての炭疽菌バイオテロがあった．CDCが炭疽患者として確定または推定した患者は22人にのぼった．このうち11人は肺炭疽で5人が死亡し，残りの11人は皮膚炭疽（診断確定は7人）で全員が生存した．汚染された手紙を開封した人々だけでなく，これらを扱った郵便局員にも発症がみられた．攻撃の媒体となったのは，ニュージャージー州トレントンから発送された，少なくとも5通の手紙である．1通の手紙には約2 gの物質が封入されており，これは兵器級の芽胞1,000億～1兆個に相当する．1950年代にサルをエアロゾル化した炭疽菌に曝露したところ約1万個芽胞で半数の動物が死亡したことより，50%致死量を1万個の芽胞とし，1通の手紙の内容物が病気を発症しやすい状況で散布されたとすると，理論上5,000万人の炭疽患者及び死者を出していた可能性があった．この攻撃で使われたのはエイムズ株であった．この株は，β-ラクタマーゼとセファロスポリナーゼを発現しているとされたが，炭疽菌に対しては一般的に使用される抗生物質すべてに感受性があった．

文　献

1) Lane, H. C., Fauci, A. S., Harrison's Principles of Internal Medicine, 17th ed., pp. 1343-1352, McGraw-Hill (2008).

2) Ken Alibek 著，山本光伸訳，バイオハザード，二見書房（1999）.

3) http://www.bt.cdc.gov/bioterrorism/overview.asp # categories
4) Meselson, M., Guillemin, J., Hugh-Jones, M., *et al*., *Science*, **266**(5188), 1202-1208 (1994).
5) Takahashi, H., Keim, P., Kaufmann, A. F., *et al*., *Emerg. Infect. Dis.*, **10**(1), 117-120 (2004).

2.3 バイオハザード対策

2.3.1 リスク評価

はじめに

リスク評価という考え方は1940～1950年代，米国の原子力産業での安全性議論の中で生まれた．対象となるものは，安全リスク，健康リスク，生態系・環境リスク，公衆の福祉リスク，財務リスク等で広い分野に及ぶ．健康のリスク評価手順の例としては，危害要因（病原体等）を特定して曝露の評価，摂取量と経路等による健康影響評価をした上で，リスクを判定し措置を決定することとなる．リスク評価はリスクをなくす/リスクの低減化の措置をとり，さらに再評価し，継続的に改善するリスクマネジメントのために行うものである[1)]．

a. バイオリスク（バイオセーフティとバイオセキュリティ）

WHOは，実験室環境におけるバイオセーフティとバイオセキュリティをそれぞれ独立したものから，包括的に取り扱い管理していくバイオリスクマネジメントの考えを示した．WHOは実験室バイオセーフティマニュアル第3版[2)]を補完するものとして，2006年にバイオリスクマネジメント実験施設バイオセキュリティガイダンスを発行した[3)]．

本ガイダンスでは，バイオリスクとは病原体，微生物，生物材料及びその一部あるいはそれから派生した物質によって生じる有害事象（意図しない偶発的な感染，不正アクセス，病原体等の紛失，盗難，濫用/悪用，流用，意図的な放出等）が起こる可能性または機会のことと定義している．

バイオセーフティでは感染事故のリスクを最小にし，病原体取扱者を感染から防御すること，外部環境への病原体の漏洩を防ぐことを目的としている．病原体及び病原体を含む臨床検体取扱者を感染から防御することが，バイオセーフティ上最も重要である．一方，実験施設バイオセキュリティとは，病原体や毒素等への不正アクセス，紛失，盗難，悪用，流用，あるいは意図的な拡散を防止するための実験施設内における防護，制御，責任等の保安対策である．このためには，病原体等を取り扱う場所の限定と，人のアクセス管理，移動の管理及び病原体等を利用する者の特定，実験室・保管庫利用記録（記帳）等を対象とし，組織としての責任を明確化し，施設が取り扱う病原体等を，安全に管理する．バイオセキュリティを行うためには，バイオセーフティが確実に行われていることが基本となる．病原体等を用いたテロ等による悪用を防止するために，国ごとに保有機関の責任，適正な保管管理のための規制を盛り込んだ国の基準を用意している．

持続できるバイオセーフティ・バイオセキュリティ計画を発展させるキーは，リスク評価とバイオリスクマネジメント（管理）である．バイオリスク評価が主要な要素であるバイオリスクマネジメントについて図2.1に示す[3]．また，リスクマネジメントの例を図2.2に示す．リスク認知に引き続きバイオリスク評価を行う．バイオリスク評価を通じ，利用できる生物のタイプ，所在場所，取扱者，責任者，取扱方法など多くの情報が集められる．さらに実験施設バイオセキュリティのリスク評価は，生物材料が有用であるかどうか，そして推奨されているバイオセーフティ対策では，この材料の保護に十分に対応できていないかもしれないため，保安規定を準備することが妥当であるかどうかを決定するに際しての助けとなる．バイオリスクマネジメントでは，適切かつ妥当なバイオリスク低減化（最小化）手法が確立され，実行されていることを明示する責任を，施設とその管理者（施設責任者）に課している．バイオリスクマネジメント委員会を設立して，施設責任者によるバイオリスクマネジメントの目標設定，実践，達成を支持するべきである．

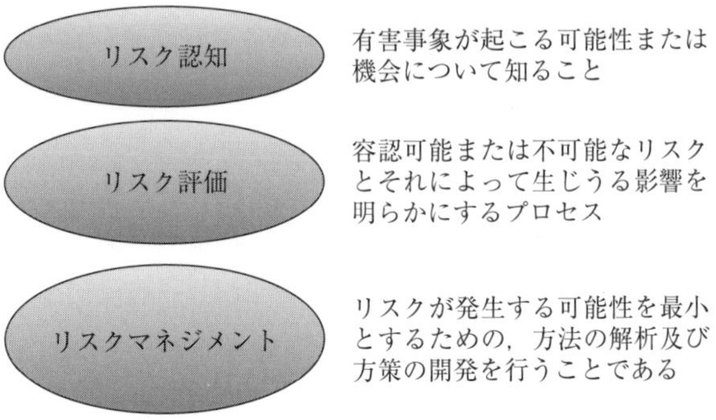

図 2.1　バイオリスクマネジメント[3]

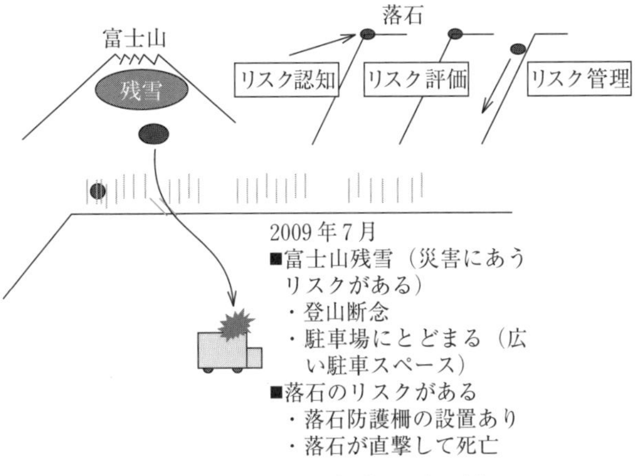

図 2.2　リスクマネジメントの例

b. WHOの実験室バイオセーフティマニュアル第3版におけるリスク評価

本版によれば，微生物学的リスク評価について以下のように記載されている[2)].

・バイオセーフティの実践の重要要素はリスク評価である.
・リスク評価で最も重要な構成要素は専門家の判断である.
・リスク評価は使用する病原体の特異的性状，機器と操作法，動物モデル及び封じ込めの機器と設備について最もよく知っている個々人によってなされるべきである.
・リスク評価は日常的に再検討すべきである．新しい情報が得られるなど，必要に応じて改正すべきである.
・リスク評価を行うのに最も役に立つものの一つは，病原体のリスク群分類である．しかしながら，リスク評価を実施する場合にはリスク群分類を単純に参照するだけでは十分ではない.

微生物のリスク評価のときに考慮すべき要素を表2.6に示す.

リスク評価の過程で確かめられた情報をもとに，計画された作業，選択された適切な個人防護具，最も安全に仕事ができるように考案された標準作業手順に対してバイオセーフティレベル（BSL）が指定される.

c. BMBL第5版におけるリスク評価及び適切な予防措置の選択方法

BMBLの第5版では，リスク評価過程を構造的に行うため，5段階のアプローチが示されている．詳細は原書を参照されたい[4)].

第一に，病原体のハザードを明らかにし，リスクの初期評価を行う．感受性のあるヒト宿主に対する感染及び疾患の原因となる能力，疾患の重症度及び予防策及び有効な治療法の入手可能性など，病原体の主要な有害特性を考慮する.

第二に，実験法のハザードを明らかにする．主要な実験法のハザードは，因子の濃度，懸濁液の容量，小粒子のエアロゾル及びより大きな浮遊粒子（飛沫）を発生させる機器及び操作ならびに鋭利なものの使用である.

第三に，適切なBSLの決定を行い，リスク評価により示された追加の予防措置を選択する．適切なBSLの最終的な選択及び予防措置の選択には，取扱方

表 2.6 微生物学のリスク評価：考慮すべき要素[2)]

・病原性と感染量
・曝露により起こりうる結果
・感染の自然経路
・実験操作から起こる感染の他の経路（非経口，エアボーン，摂取）
・環境中での病原体の安定性
・濃度と操作されるものの濃縮材料の量
・適切な宿主の存在（ヒトまたは動物）
・動物研究，実験室感染報告または臨床報告等から利用できる情報
・計画されている実験室アクティビティ（音波処理，エアロゾル化，遠心等）
・感染できる生物種を拡大するような，または既知の有効な治療方法に対する感受性を変えるような病原体の遺伝子操作をしていないか
・特定の有効な予防法または治療法が利用できる

法，安全機器及び施設の予防措置に関する総合的な理解が必要である．

第四に，安全な方法及び安全機器の完全性に関する職員の熟練度を評価すること．実験作業者，その他の実験室関係者及び一般人の保護は，最終的には実験室作業者自身によるであろう．

第五に，バイオセーフティ専門家，対象分野の専門家及び所内バイオセーフティ委員会により，リスク評価を再検討すること．

d.　エアロゾル感染

実験室感染の主要ルートは，鋭利なものによる非経口接種，皮膚，粘膜への接種，誤飲等の経口摂取，動物の咬傷等，感染性エアロゾルの吸入である．エアロゾルとは，気体，一般的には空気に浮遊した液体のコロイド粒子または固体粒子と定義される．ヒトの五感で感ずることはできず，直径は 5 μm 以下で空気中に浮遊し気流にのって運ばれるので，感染性エアロゾルの制御には気流の管理が必須となる．培地の採取，吸引，試料の混合，攪拌，破砕等の通常の実験に用いる操作により，エアロゾルの発生量は異なるが必ず発生していると考え，エアロゾルの発生法の少ない方法を考慮し，エアロゾル感染回避のための十分なリスク評価をする必要がある．

e.　動 物 実 験

動物実験では通常，体内で大量の病原体が増えている．動物の致死性を指標に実験を行うことがある．詳細は第 4 章を参照のこと．

f.　リスクの低減化

リスクのあるものは避けることがいちばんの方策である．可能な限りリスクを下げる別の方法をとることができればそのようにするが，現実にはそのままやらざるを得ない場合が多い．針は鋭利なもので危険なものであり，病原体を含む血液等で汚染された針はハザード（危害要因）となるので，針刺しをして感染するリスクは高いといえる．針を使わなくてもできる操作は針を使用しないようにし，どうしても必要な場合，例えば動物への接種時には動物を麻酔して安定させてから接種するなどのリスク低減の処置を必ず行う．使用済みの針はただちに専用の鋭利なものに対応した専用容器に入れる．講習等で針刺し防止の意識づけを絶え間なく行うとともに，針刺し防止ポスターを実験室に貼るなどの工夫をする．このようにリスク回避，物理的な安全性の高いものの用意，教育訓練等ソフトでの対応を行うことでリスク低減化をはかる．実験者本人，実験指導者及びバイオセーフティ担当者との間でリスク評価書を作成し，リスクコミュニケーションをはかることがきわめて有効である．

お わ り に

病原体を取り扱うときの細胞実験方法，個人防護具（PPE，2.3.3 項を参照），消毒方法，安全装置，組換え実験方法，動物実験方法等について，バイオセーフティの観点からのリスク評価の実施とリスク評価に対する対応を行う．動物実験においては感染の経路，曝露の機会，飼育装置，鋭利なものの使用等の項目についてリスク評価を行い，適切な実験方法を指導する．安全装置としての安全キャビネットは標準装備品であるが，その他，気流管理できる飼育装置，バイオセーフティ対応型の遠心機等の導入等についてリスク評価を実施する．

文　献

1) 小林和孝監修，労働安全衛生マネジメントシステム導入実践マニュアル，p. 249，通産資料調査会（1999）．
2) WHO, Laboratory Biosafety Manual, 3rd ed.（2004）．
3) WHO, Biorisk Management : Laboratory Biosecurity Guidance（2006）．
4) CDC/NIH, Biosafety in Microbiological and Biomedical Laboratories, 5th ed.（2007）．

2.3.2　病原微生物のリスク分類

はじめに

前項にあるように，バイオセーフティ・バイオセキュリティの実践の重要要素は，リスク評価である．リスク評価を行うのに最も役に立つものの一つは，病原体のリスク分類である．基本的には，ヒトに対するリスク評価を行う．病原体のリスクは大きく三つの要因，すなわちヒトに対する病原性，有効な予防法または治療法の有無及び取り扱う場所（国）での病原体の疫学状況により評価される．その国に常在しない病原体を取り扱う場合は，リスクを上げるのが基本となる．このように，同一の病原体のリスク分類が国により異なることがある．その他の要因としては，ヒトとヒトの間での伝播（個人でとどまる場合はリスク低であるが，容易に伝播するものはリスク高），社会での免疫状況（流行があればリスク低であるが，なければリスク高），病原体を媒介する動物（存在すればリスク高であるが，なければリスク低）等がある．

a.　米国 CDC と国立予防衛生研究所（現 国立感染症研究所）の病原微生物のリスク分類

病原微生物のリスク分類を議論し提示したのは，米国 CDC であった．1974 年の報告では，病原体を危険度（リスク）によりクラス 1（低リスク）～4 に分け，さらに家畜病原体で規制されている病原体をクラス 5 とした．クラス 2 は通常の病原性を有するもので，重篤な疾病を起こすが，通常の予防措置で予防しうるものである．クラス 3 は特殊なリスクを有する病原体，または米国に常在せず，導入にあたっては法による許可が必要なもので，予防，防疫にあたっては特殊な条件を必要とするものである．クラス 4 は実験従事者に対して高リスクでその予防，防疫にあたっては最高級の厳重な条件を必要とするものである[1]．

わが国では，1981 年に国立予防衛生研究所が病原体等安全管理規程の一部として病原体等の危険度（正確にはリスク）分類基準，分類表，クラス別安全設備基準をまとめた．これにはクラス 2 が 2 a と 2 b に，クラス 3 が 3 a と 3 b に分けられ分類基準をより詳細に規定していた．クラス 2 a は，実験室感染の可能性がほとんどなく，発病の可能性が非常に少ないものである．2 b は通常の微生物学的操作手順で実験室感染を予防することがおおむね可能であり，発病の可能性が非常に少ないものである．クラス3aは実験室感染の機会は比較的多いが，感染した場合も軽症にとどまるもの，あるいは国内に常在していて感染した場合，重症になる可能性のあるものである．3bは実験室感染の機会は比較的多く，感染した場合，重症になる可能性のあるもの，または，有効な予防法により，実験室感染を防ぎうるが，感染した場合，重症になる可能性があり，国内に常在しないもの，または，実験室感染の可能性がほとんどなく，通常の微生物学的操作手順で実験室感染を確実に防ぎうるが，仮に感染した場合には致命的になる可能性のあるものである．クラス4は実験室感染の機会が多く，感染した場合，重症で致命的になる可能性があり，有効な予防法を欠くものである．運営基準では，2bではエアロゾル発生のおそれのある実験は安全キャビネットの中で行うとした．

なお，CDCのクラス5に対応するものはなかった．1992年に国立予防衛生研究所病原体等安全管理規程が全部改正され，aとbの分類は廃止された．

b. BMBL第5版のリスクグループによる感染性微生物の分類

米国CDC/NIHから，Biosafety in Microbiological and Biomedical Laboratoriesが出されている[2]．この中に，NIHによる組換えDNA研究のためのガイドラインで，リスクグループによる感染性微生物の分類が示されている．この分類とWHOのバイオセーフティマニュアル第3版[3]に示された分類を対比させたものを表2.7に示す．

c. 国立感染症研究所の病原体等安全管理規程のリスク群分類

国立感染症研究所では，2007年6月1日の病原体等安全管理規程の全面改訂にあたり，バイオセーフティ委員会では病原体等の取扱いにおいて，病原体等のリスク群分類を基準として，病原体の病原性等の項目についてリスク評価し，病原体等のバイオセーフティレベル分類を定め，これに対応する実験手技と安全機器及び実験室の設備を適用することで，病原体等取扱者と関連者の安全を確保することとした．実験動物における病原体等の取扱いについても同様とした[4]．

病原体等のリスク群分類は，WHOの実験室バイオセーフティマニュアル第3版（2004年）の考え方をもとにしている．検査・研究等を行う実験室等で通常の取扱量及び取扱い方法を考慮し，ヒトへのリスクを基準として，病原体を四つのリスク群に分類した．家畜，環境，大量生産，バイオテロリズム対策など，それ以外の条件下における病原体等のリスク群分類としては利用できない．「病原体等取扱者」はindividualの訳語であり病原体取扱者のことをいうが，同じ実験室・検査室で作業する者，支援業務で入室する者（保守管理者，機器の修理担当者等），病原体取扱者と関係のある者も含まれる．「関連者」はcommunityの訳語である．これは病原体等取扱者と感染の可能性がある接触が，直接あるいは間接的に起こりうるその他の人々をいう．実験室関係者のほか，同じフロアにいる者，同じ職場にいる者，通勤時に一緒になる者，家族とその周囲の者等が含まれる．

表 2.7　リスクグループによる感染性微生物の分類[2)]

リスクグループの分類	組換えDNA分子を必要とする研究のためのNIHガイドライン（2002）	WHO実験室バイオセーフティマニュアル第3版（2004）
リスクグループ1	健康な成人では疾患を伴わない病原体	〈個人およびコミュニティリスクがないか低い〉 ヒトあるいは動物の疾患の原因となる可能性が低い微生物
リスクグループ2	重篤となることがまれで，多くの場合，予防可能あるいは治療可能な，ヒトの疾患に関連する病原体	〈個人リスクは中等度：コミュニティリスクは低い〉 ヒトあるいは動物の疾患の原因となる可能性はあるが，おそらく実験室作業者，コミュニティ，家畜あるいは環境に対する重大なハザードとなる可能性が低い病原体 実験室曝露により，重篤な感染の原因となる可能性はあるが，有効な治療法及び予防策が利用可能で，感染が拡大するリスクは限定的なもの
リスクグループ3	予防可能あるいは治療の可能性がある，重篤なあるいは致命的なヒトの疾患に関連する病原体（個人へのリスクは高いが，コミュニティリスクは低い）	〈個人リスクは高い：コミュニティリスクは低い〉 通常，重篤なヒトあるいは動物の疾患の原因となるが，通常，一つの感染個体から別の個体に拡大しない病原体 有効な治療法及び予防策が利用可能
リスクグループ4	予防あるいは治療が通常利用不可能な，重篤なあるいは致命的なヒトの疾患の原因となる病原体（個人へのリスク及びコミュニティリスクも高い）	〈個人及びコミュニティリスクが高い〉 通常，重篤なヒトあるいは動物の疾患の原因となり，直接あるいは間接的に，容易に一つの感染個体から別の個体に伝播可能な病原体 有効な治療法及び予防策は通常利用不可能

リスク群を以下の四つとした．

［リスク群 1］「病原体等取扱者」及び「関連者」に対するリスクがないか低リスク：ヒトあるいは動物に疾病を起こす見込みのないもの．

［リスク群 2］「病原体等取扱者」に対する中等度リスク，「関連者」に対する低リスク：ヒトあるいは動物に感染すると疾病を起こしうるが，病原体等取扱者や関連者に対し，重大な健康被害を起こす見込みのないもの．また，実験室内の曝露が重篤な感染を時に起こすこともあるが，有効な治療法，予防法があり，関連者への伝播のリスクが低いもの．

［リスク群 3］「病原体等取扱者」に対する高リスク，「関連者」に対する低リスク：ヒトあるいは動物に感染すると重篤な疾病を起こすが，通常，感染者から関連者への伝播の可能性が低いもの．有効な治療法，予防法があるもの．

［リスク群 4］「病原体等取扱者」及び「関連者」に対する高リスク：ヒトあるいは動物に感染する重篤な疾病を起こし，感染者から関連者への伝播が直接または間接に起こりうるもの．通常，有効な治療法，予防法がないもの．

病原体等のリスク群分類により分類された病原体の，基本的なBSLが決まってくる．次項に示されるように，BSLに対応して実験手技，安全機器及び実験室が決められる．多数の項目についてリスク評価を行うので，リスク群とBSLは異なる場合もありうる．

バイオセーフティ委員会では，上記のように病原体等安全管理規程改正にあたり，バイオリスクに関する外国人専門家の意見も求め，それら国際的な情報をもとに見直しを行った．また，感染症法の改正にあたり，法律で示された感染症発生予防規程作成に必要な項目を，従来の病原体等安全管理規程の中に盛り込む方式で検討し作成した．病原体のBSL分類については，他の省庁および学術団体においても見解が述べられているので，可能な限り統一できるものは同じBSL分類とした．バイオセーフティ委員会は，2003年にSARSウイルスの取扱いに関するBSLを決めたように，新規出現の病原体についてはリスク評価を行い，BSLを決め，取扱いに関する追加的措置を指示していかなければならない．

d. 日本細菌学会の病原体のバイオセーフティレベル

日本細菌学会は，1984年に国立予防衛生研究所の分類に従った危険度（あるいはBSL）表示を行った．1992年に国立予防衛生研究所の病原体等安全管理規程が全部改正されaとbの分類は廃止されたが，学会としては実際的な意味から引き続き区別していた．2008年にBSL分類リストを大幅に見直し，改正が行われた．改正にあたっては，①2a，2b，3a，3bの廃止，②BSL-1の細菌の中で日和見感染症を起こす可能性のある菌種を別表としていたが同一の表に入れる，③原則として国立感染症研究所の分類と同じレベルに分類する（しかし細菌学上の分類体系の関係でレベルが一致しないケースがある），④ドイツのDSMの分類を比較の対象として掲載する，⑤カルタヘナ法による分類と感染症法分類の掲載，属名だけをあげ「含まれる菌種すべてを対象とする」といった記載は避ける，など大幅な改正が行われた[5]．

おわりに

ウイルス性出血熱の出現等でハイリスク病原体への新たな対応が必要となり，病原体のリスク要因による病原体の分類が行われた．WHOの実験室バイオセーフティマニュアル第1版（1983年）にリスク群分類の考え方が明確に示された．これに基づいて各国の機関で病原体のリスク分類を行い，リスク群ごとの病原体リストが示されてきている．状況に応じ同じ病原体でも異なるリスク群に分類されることがある．それぞれのリスク群に対応するBSLについても示されてきている．リスク群ごとの病原体リストはリスク評価に有効であるが，それをもとにさらに他の要素も考慮し適切なリスク評価を行うことが必要である．

文　献

1) 大谷　明他編，バイオハザード対策ハンドブック，近代出版（1981）．
2) CDC/NIH, Biosafety in Microbiological and Biomedical Laboratories 5th ed.（2007）.

3) WHO, Laboratory Biosafety Manual, 3rd ed. (2004).
4) 国立感染症研究所，病原体等安全管理規程（2010）.
5) 日本細菌学会，病原体等安全取扱・管理指針（2008）.

2.3.3 バイオセーフティレベル（BSL）と実験

はじめに

病原体等を取り扱う実験室は，病原体の四つのリスク群分類に対応したBSL-1〜4に分類される．BSL実験室では，取り扱う病原体のリスク群分類に応じた操作，実験室内で使用される装置及び封じ込め施設が必要である（表2.8〜2.10．詳細については実験室バイオセーフティ指針（第3版，WHO）[1] 参照）．

ここでは，実験室における操作，装置及び施設について，BSLごとに考慮すべき基本事項を概説する．

表 2.8　BSLと取扱い可能な病原体等のリスク群分類及び代表的な操作基準との関連

実験室のBSL	病原体等のリスク群	操作基準
BSL-1（基本実験室）	リスク群1	GMT
BSL-2（基本実験室）	リスク群2 多くの臨床検体	GMT，PPE，バイオハザード標識表示
BSL-3（封じ込め実験室）	リスク群3 一部の臨床検体	上記BSL-2の各項目，立入厳重制限，FAX等によるデータ送信
BSL-4（高度封じ込め実験室）	リスク群4 一部の臨床検体	上記BSL-3の各項目，すべての着衣の交換，エアロックを通っての入室，退室時シャワー，特殊廃棄物処理

GMT：基準微生物実験手技（good microbiological techniques），PPE：個人防護具（personal protective equipment）．

表 2.9　BSLに応じ必要とされる代表的な安全装置

BSL	代表的な安全装置
1	特になし（開放型作業台）
2	開放型作業台，エアロゾル発生の可能性がある場合はBSC
3	全操作をBSC，その他の封じ込め装置を用いて行う
4	クラスIII-BSCまたは陽圧スーツ＋クラスII-BSC，両面オートクレーブ

表 2.10　BSLに応じ必要とされる代表的な施設基準

BSL	内向き気流	排気のろ過	給気のろ過	二重ドア	エアロック＋シャワー	排水処理
1	不要	不要	不要	不要	不要	不要
2	望ましい	不要	不要	不要	不要	不要
3	要	要	不要	要	不要	要
4	要	要	要	要	要	要

a. 操　　作

安全操作技術は病原体取扱いの基本であり，装置や施設は適切な操作を補完することができてもこれに代わることはできない．したがって，作業者はあらかじめBSLに応じた安全操作技術を習得しておかなければならない．

（i） BSL-1：BSL-1実験室における安全操作技術は，すべてのBSL実験室における安全操作の基本であり，GMT（基準微生物実験手技：Good Microbiological Techniques）[1]と呼ばれる．ここでは，代表的なGMTとその考え方について概説する．

感染性物質やこれを含む可能性のある試料（以下，試料）の曝露，漏出，盗難及び紛失は決して起こってはならない．したがって，実験室への入室制限は何らかの形で実施すべきである．また実験に関係のない動物を実験室に搬入することは，曝露や漏出のリスクを高めることとなるので禁止する．

実験室内では，みだりに曝露のリスクを高める行動は厳禁である．よって実験に関係のない行為は慎まなければならない．例えば実験室内での飲食，喫煙，化粧及びコンタクトレンズの着脱等である．また不用意に目，口，鼻，髪の毛など身体の一部に触れることもそうである．実験室は生活空間とは明らかに異なるということを，常に意識すべきである．

実験室感染は，呼吸器粘膜，結膜，消化管及び創傷部位を介して発生しやすい．このため，操作法はこれらの部位に対する試料の接触リスクをできるだけ低く抑えるよう考えなければならない．例えば，病原体取扱時にはピペットが用いられることも多いが，口によるピペット操作は感染リスクを高めることから厳禁である．ピペット操作時には，必ず専用の操作器具を用いなければならない．また，試料に空気を吹き込むことやピペット操作を利用した混合，及び試料をピペットから吹き出すことはエアロゾルを発生させ呼吸器感染の原因となることから避けるべきである．

試料の乾燥や混合，攪拌，破砕及び遠心もまた，エアロゾルを発生しやすい操作である．したがって，例えば遠心操作にはスクリューキャップ式の遠心管を用いるなど，不用意にエアロゾルを拡散させないための対策を講ずることが必要である．

また注射器を使用する場合は，エアロゾルだけではなく針刺しによる感染防止対策を講じなければならない．実験室におけるけがは，傷口から直接体内への曝露が生じやすくなることから非常に危険である．このため注射器の使用は最小限にとどめ，代用可能な場合は他の器具を用いることが原則である．リキャップは針刺しのリスクが高まることから控えるべきであり，廃棄する場合は専用の容器を用いる．同様にガラス製品の使用も，破損に伴うけがのリスクを高めることから最低限の使用にとどめ，代用可能であればプラスチック製品を用いることが原則である．

安全操作の実践にあたっては，感染性物質を適切に無害化することも重要である．方法としては，高圧蒸気滅菌処理が一般的であるが，手指や器具の消毒，少量の病原体等の無害化及び曝露時の応急処置には消毒薬が汎用される．したがって，実験室内には適切な消毒薬を常備することが必要であるが，種類により用途が異なることから，その性質を理解し正しく使用しなければならない．また，消毒薬は保管状況により有効性が著しく損なわれる場合があるので，日常的に有効性を確認しなければならない．

作業終了後は必ず手指消毒を行い，使用した実験器具や実験台を除染しなければならない．また実験室内や実験台，及び保管庫は日常的に整理・整頓・清掃が行われていなければならない．退室時の手洗いも習慣づけておく必要がある．これらが適切に遂行されていないと，曝露のリスクが高まるだけではなく，クロスコンタミネーションや，実験室外への不用意な病原体の持出しに起因する二次感染の原因にもなる．

試料を実験室から持ち出す場合は，消毒薬による試料容器表面の除染が必要である．試料を施設内の他の実験室へ輸送する場合は，落下や転倒等による不測の事態に備え，試料の入った容器を金属製またはプラスチック製で密閉性の強固な二次容器に梱包する．輸送に使用した二次容器は，適切な方法による除染が必要である．試料を他施設へ輸送する場合は，防漏性の強固な二次容器を用いた三重梱包に加え，関連する法令や規則等を遵守しなければならない．輸送容器を開梱する者は，試料の性質や危険性を熟知していなければならない．

万一試料の漏出，曝露，盗難または紛失が発生した場合は，実験室管理責任者に報告するとともに，発生記録を文書にて残しておかなければならない．

（ii） BSL-2：BSL-2 実験室では，リスク群 2 の病原体等及び多くの感染症患者由来の臨床材料を取り扱うことができる．このため，BSL-1 の操作基準に以下の点が追加または変更される．

入口には，危険を知らせる国際バイオハザード警告マークと標識を表示しなければならない．これは，部外者に対し危険を知らせ，不用意に立ち入らないようにするための警告である．

作業中は，個人防護具（personal protective equipment：PPE，表 2.11）を装着する．PPE は，作業環境や病原体等の性質を考慮した上で適宜最適なものを選択すべきである．物理的封じ込めの観点から，退室時には PPE を取り外さなければならない．PPE は高圧蒸気滅菌もしくは除染後に廃棄や洗濯が可能である．

エアロゾル感染の危険性を伴う操作には生物学的安全キャビネット（biologi-

表 2.11 一般的な個人防護具（PPE）

BSL	PPE
1	なし
2	マスク，手袋，実験衣，つま先の出ない履物
3	マスク，手袋（二枚重ね），前開きではない実験衣，つま先の出ない履物，帽子
4	BSL-3 と同じ（クラスⅢ-BSC を使用）/陽圧スーツ（スーツラボ）

注：状況に応じ，より高い BSL の PPE を装着する場合もある．

cal safety cabinet：BSC）を使用しなければならず，また開放状態の試料をBSCの外に出してはならない．BSL-2実験室において使用されるBSCの多くは，クラスII（2.3.3項b（ii）参照）である．したがって，本項ではクラスII-BSCの使用を想定した安全操作基準について述べる．

BSCの使用にあたっては，規格，性能，使用上の注意事項についてメーカーが作成した仕様書によりあらかじめ確認しておく．BSCは，運転開始後，気流が安定するまで時間を要するため，少なくとも5分間以上の事前運転が必要である．さらに使用直前には，前面開口部の気流を確認することも必要である．正常稼働時の気流を日頃から視覚的に確認しておくことが，故障や異常発生時における早期発見のために重要となる．

BSC内に器材を配置する際は，気流や操作性を考慮する．この際，排気グリルを塞ぐと気流の乱れの原因となることから，器具類が作業面前後部にある排気グリルを塞がないよう配置しなければならない．作業空間内奥側の隅は空気溜まりができやすく，また作業面上の左右壁面付近は乱流が発生することがあるため，これらの位置での操作や試料の配置は避ける．また不要なものを持ち込むことはコンタミネーションや人為的ミスを引き起こす要因となることから，持ち込む器具や試料は必要最小限にすべきである．

使用時の前面シャッターの高さは，メーカー指定値に合わせなければならない．これはシャッターの位置が高すぎるとエアバリアーが形成されず，作業空間内のエアロゾルが前面開口部から漏出する危険性があり，また逆に下げすぎると前面開口部を通じて作業空間内に外部の空気が流入し，試料がコンタミネーションを起こす可能性があるためである．また腕の位置も，シャッターに触れるほど高く上げた状態では，作業空間内のエアロゾルが前面開口部から漏出する危険性があることから禁忌である．逆に作業面に触れるほどの低い位置も，作業衣の袖口の汚染につながることから好ましくない（図2.3）．

BSCにはガスバーナーが装備されているものも少なくないが，ガスバーナーを使用すると熱による強い上昇気流が発生するため，作業空間内の下降気流が阻害されて気流バランスが乱れ，エアバリアーの崩壊につながる（図2.4）．したがって，ガスバーナーの使用は必要最低限にとどめるべきである．

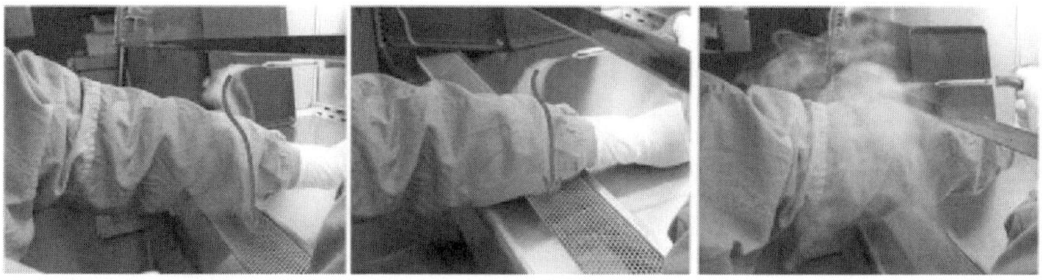

〈中間位置〉リークは起こりにくい　〈低位置〉リークは起こりにくい（袖の汚染に注意）　〈高位置〉内側から外側へのリークが生じる

図 2.3　腕の高さによるリークの起こりやすさ

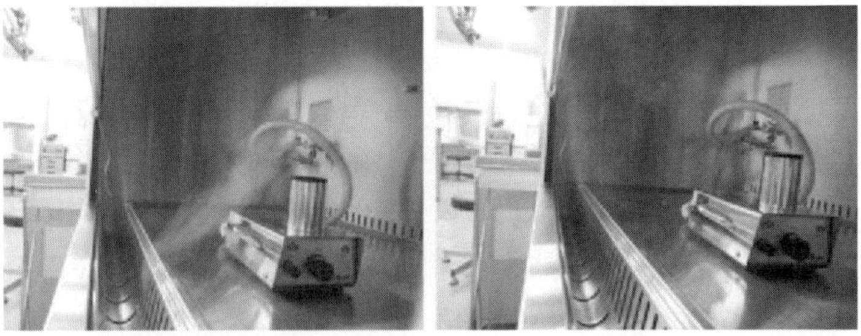

〈OFF〉　　〈ON〉

図 2.4　ガスバーナーによるエアバリアーの崩壊

クラスII-BSCは微風速の気流バランスによりエアバリアーを形成していることから，作業時の腕の出し入れは気流を乱さないような動きで静かに行い，かつ必要最小限としなければならない．また作業者の背後を通過することは，外部気流を乱しエアバリアーを容易に崩壊させるため，極力控えるべきである．

BSC使用後は，作業面を適切な消毒薬を用いた清拭により除染しなければならない．また，作業面上に器具等を放置することはコンタミネーションの原因となることから，作業終了後，速やかに除染を行い搬出しなければならない．作業空間にはエアロゾルが存在している可能性があることから，必ず終了運転を行う．運転停止後はシャッターを閉じ，殺菌灯を点灯する（ウイルスの99%不活化に要する条件は59,000 μJ/cm^2である[2)]が，これを満たすためにはBSC内における有効線量を60 μW/cm^2と仮定した場合，17分間以上の処理が計算上必要となる）．

試料保管庫には，関係者以外が不用意に開けることのないよう，対策がとられていなければならない．具体的には，バイオハザードラベルの貼付と施錠である．内容物の情報については，リストを作成し管理する．

試料を施設外へ持ち出す場合は，国内外にかかわらず市販の病原体輸送容器を用いた三重梱包を行うべきである．容器の使用法は，メーカーが指定する方法に従わなければならない．到着した荷物を開梱する際は，外装容器開梱後の操作は曝露防止のため，必ず実験室内にて適切なPPEを着用のうえ行わなければならない．さらに，エアロゾル感染の危険性がある場合は，BSC内で行わなければならない．

（iii）　BSL-3：BSL-3実験室では，BSL-2実験室に比べ厳しいセーフティ及びセキュリティ対策が要求される．したがって，BSL-2の操作基準に以下の点が追加または変更される．

実験区域入口には，BSL，実験室管理責任者及び入室許可条件を記した国際バイオハザード警告標識を表示しなければならない．また，みだりに部外者が入室しないよう，実験区域入口扉は入退室時以外，常に施錠すべきである．個人認証による解錠システムが望ましい．

試料の操作は，BSCまたはその他の一次封じ込め装置を用いて行わなければならない．

実験室内のすべてのものは，実験室内の小型オートクレーブまたは実験室備え付けの両面オートクレーブにて高圧蒸気滅菌処理，もしくは適切な方法により確実に除染が行われた後でなければ，実験室から搬出することができない．このため，実験記録等はFAXやLANにより実験室外へデータを送信する．実験室内への器具類の搬入やオートクレーブ不可の物資の搬出は，パスボックスを介して行う．大型機器は扉を介して搬出入するが，曝露及び病原体の漏出防止のため，事前に実験室内を除染しなければならない．

（iv）　BSL-4：BSL-4実験室は，リスク群4の病原体を取り扱うことができる封じ込めレベルの最も厳しい施設である．ただし，リスク群4の病原体は，わが国では特定一種病原体等に分類され，「感染症の予防及び感染症の患者に対する医療に関する法律」（以下，感染症法）により所持が制限されている．したがって，本稿では詳細について言及しない．わが国における特定一種病原体等の操作基準については，感染症法施行規則に記載があるので，そちらを参照いただきたい．

b.　装　　置

作業原則をはじめとする安全実験操作に加え安全実験装置を使用すれば，バイオハザードのリスクを低減することが可能である．装置には以下の基本原則があり，これらはあらゆるBSL実験室の基本である．

①作業者と感染性材料との接触を防ぐか，最小限に食い止めるよう設計されていること．

②防水性で耐腐食性であり，かつ装置の構造や機能を維持できる材質であること．

③粗面や鋭角の縁がなく，回転部位等の動力部分が露出していないこと．

④操作が簡単であり，保守点検，清掃，除染，性能試験等が容易となるような構造と配置であること．

また，大型の装置を実験室内に設置する場合は，衝突や地震による転倒や移動の防止策を講じなければならない．留め具により固定しておくことが望ましい．

（ i ）　BSL-1：BSL-1実験室では，感染リスクを低減させる最低限の安全実験装置を必要とする．

ピペット操作に際しては，必ず電動ピペッター等の操作器具を使用する．

白金線や白金耳を使用する場合は，ガスバーナーによる火炎滅菌を行うと飛沫が発生し危険であることから，火炎滅菌を行う場合は専用の電気焼灼装置を用いるべきである．ただし，火傷や不十分な滅菌による汚染や曝露を防ぐため，白金線や白金耳は使い捨てタイプの使用が望ましい．

試料を入れる容器はガラスもしくはプラスチック製であり，強固かつ防漏性でなければならない．望ましいのは，プラスチック製のアウターキャップ式ネジロチューブや試験管等で，パッキンやO-リングのついているものである．スナップキャップ式チューブは開封時に飛沫やエアロゾルが発生しやすく，インナーキャップ式チューブはふたの開閉時に試料が漏れ出しやすいことから，使用すべきではない．やむを得ず使用する場合は，飛沫やエアロゾルへの対策が必要である．

遠心分離は，エアロゾルを発生する操作であるということを念頭におくべきである．操作にはスクリューキャップのついた遠心管を用いるか，ふたつきバケットを使用する．遠心操作中の試料の漏洩は，遠心機内のみならず実験室の汚染の原因となる．このため使用する遠心管は，遠心分離操作により破損しないものを選択しなければならない．遠心機は，その性能を維持するため，定期的に専門の技術者による点検が実施されなければならない．

（ii） BSL-2：BSL-2 では，BSL-1 で述べた基本原則に以下の点が追加または変更される．

エアロゾル感染のリスクがある試料の操作を行う場合は，BSC（図 2.5）またはその他の一次封じ込め装置を設置しなければならない．これらの装置は，故障や異常時の実験室外への汚染拡大防止のため，可能な限り実験室の奥に設置すべきである．空調制御や窓のある部屋に BSC を設置する場合は，BSC の気流を乱さない位置に設置しなければならない．

BSC はその性能によりクラスⅠ～Ⅲに分けられ，さらにクラスⅡ-BSC はタイプ A 1，A 2，B 1 及び B 2 に分類される（表 2.12）．これらは，それぞれ性能

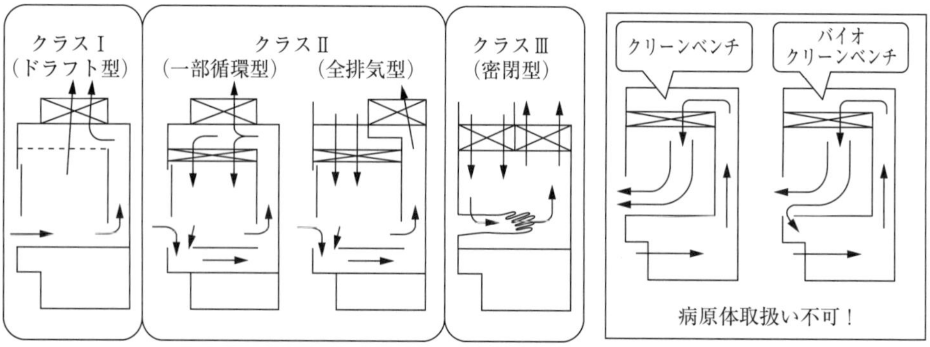

図 2.5　生物学的安全キャビネット（BSC）の分類及びクリーンベンチ

表 2.12　クラスⅡ-BSC

	タイプ A1	タイプ A2*1	タイプ B1	タイプ B2
使用目的	生物材料	生物材料及び少量の揮発性有害物質*2	生物材料及び少量の揮発性有害物質	生物材料及び揮発性有害物質
排気	室内	室内/屋外*2	屋外	屋外
前面からの平均流入風速	0.4 m/sec 以上	0.4 m/sec 以上/0.5 m/sec 以上*2	0.5 m/sec 以上	0.5 m/sec 以上
循環気率	約 70%	約 70%	約 30%*3	0%（全排気型）

*1　従来のタイプ B3（ダクト接続による屋外排気）が含まれる．
*2　ダクトを接続．
*3　メーカーにより異なる．

や価格，設置条件及び維持管理にかかる費用が異なることから，用途により適切な機種を選択しなければならない．

クラスⅠ-BSCは，前面開口部から作業空間へと流れる気流により作業者及び環境をエアロゾルから防護する．作業空間内の空気は循環することなくすべてHEPAフィルターを介して排気されるので，ダクトを用いて直接屋外へ排気するのであれば，放射性核種や揮発性有毒化学物質の取扱いも可能である．ただし，作業空間内には実験室の空気が直接入り込むため，塵埃や雑菌等による試料のコンタミネーションは避けられない．

クラスⅡ-BSCは，BSC上部に設置されたHEPAフィルターを介した空気が作業空間内で層流を形成することにより，試料のコンタミネーションを防止する機能をもつ．作業空間内は毎秒0.3m程度の下降気流となっているが，作業面上で前後に分岐し，気流の一部が前部排気グリルより，残りは後部排気グリルより吸引される．前部排気グリルからは，前面開口部を介して室内の空気も吸引され，これにより前面開口部に毎秒0.5m程度のエアバリアーが形成される．このエアバリアーが作業空間とそれ以外の空間を物理的に遮断することとなり，作業者のエアロゾル感染が防止されるのである．

クラスⅡ-BSCのうちタイプA1は室内排気型である．前後部排気グリルより吸引された空気はHEPAフィルターを介し，一部が作業空間内へ，残りが実験室内へと排気される一部循環型である．タイプA2は室内及びダクトを接続しての屋外排気を選択できるタイプであり，排気は一部循環型である．タイプB1及びB2は屋外排気のみのタイプで，排気はタイプB1が一部循環型，タイプB2が排気グリルより吸引された空気を循環させない全排気型である．

BSCのHEPAフィルターやファンモーターをはじめとする消耗部位は，使用状況により性能が著しく低下し，安全性に影響を及ぼす可能性がある．したがって，定期的に専門の技術者による性能評価が実施されなければならない．

BSCと類似した形状をもつ装置にクリーンベンチがあるが，クリーンベンチは作業空間内をクリーンに保つための器材であり，作業者を守る機能は兼ね備えていない．しかし，一部排気グリルを設けているタイプも存在することからBSCとの見分けがつきにくく，現在でも病原体操作時に誤ってクリーンベンチが使用されていることがある．クリーンベンチは，エアバリアーが形成されるような気流バランスとはなっていない．BSCを購入または使用する場合は，装置に記載されているクラスやタイプをあらかじめ確認すべきである．

BSL-2実験室では，感染性廃棄物を無害化するため，オートクレーブを設置しなければならない．設置場所は実験室内か，万一の際に拡散防止措置を取り入れられる実験室に近い場所とすべきである．廊下や事務室及び不特定の人や動物が出入り可能な場所には設置してはならない．オートクレーブは，その性能を維持するため定期的に専門の技術者による点検が実施されなければならない．

(iii)　BSL-3：安全実験装置を選択する際の原則は基本的にBSL-2と同じであるが，より厳しい封じ込め技術が要求される．したがって，BSCまたはその他の一次封じ込め装置が必要であり，遠心機はバイオハザード対策用でなければならない．またオートクレーブは実験室内に設置しなければならない．両面オートクレーブの設置が望ましい．

（iv） BSL-4：BSL-4 実験室で用いられる安全実験装置は，クラスIII-BSC もしくは全身を密閉素材で覆う一体型の陽圧スーツである．詳細については，感染症法施行規則に明記されているので，そちらを参照いただきたい．

c. 施　　設

施設は実験室外への感染性物質の漏出を防ぐ，二次封じ込めのために非常に重要な役割を担うが，これに加え作業者の安全を担保するものでなければならない．したがって，施設設計にあたり材質，構造及び機能について考慮が必要である．

（i） BSL-1：感染性物質を取り扱う実験室では，室内や装置の日常的な清掃及びメンテナンスが不可欠である．したがって，実験室内の壁，床及び天井は平滑で防水性かつ耐腐食性であり，消毒薬等の薬品により変質しない材質でなければならない．実験台の作業面も耐水性，耐薬品性かつ燃えにくい材質を用いる．実験室内は，清掃やメンテナンスがしやすい構造でなければならない．空調設備を設ける場合は，ダクトもメンテナンスに配慮した配管とすべきである．

また，実験室は生活空間と明確に区別する必要があることから，実験室外で使用するものの保管や飲食，休憩及び事務処理のために使用する場所を実験室内に設けてはならない．退室時には手洗いが必要であることから，出入口付近に手洗い場を設けなければならない．蛇口レバーは手で握るとクロスコンタミネーションの原因となることから，肘や足もしくはセンサーで操作できるものが望ましい．

安全な作業空間を確保するためには，室内の換気も重要である．望ましいのは，実験室内に向け，機械的に内向きの気流を設けることである．機械的換気設備がない場合は，開放可能な窓を設置するとともに，節足動物や昆虫類の侵入防止策を講じなければならない．

（ii） BSL-2：BSL-2 実験室の構造は，基本的に BSL-1 実験室と同等であり，装置や操作及び運営形態により区別される．ただし，実験室の奥にさらに実験室を設け，そのいずれかを BSL-2 とするのであれば，より高い封じ込めが可能となる奥の実験室を BSL-2 実験室とすべきである．

（iii） BSL-3：BSL-3 実験室では，BSL-2 実験室に比べ厳しい封じ込めが要求される．したがって，BSL-2 実験室の施設基準に以下の点が追加または変更される．

まず，実験室に向かって内向きの気流が保たれるよう機械的な空調制御が必要であり，さらに陰圧空調管理ができればより望ましい．また BSL-3 実験室には，必ず前室を設置しなければならない．前室を設けることにより，構造面及び運営面において封じ込めレベルをより高めることが可能となる．

BSL-3 実験室に関連する区域一帯（給排気，給排水設備を含む）は，物理的封じ込めの観点から，管理区域と他の区域とを明確に区別すべきである．実験室の空気は HEPA フィルターを通さなければ排気してはならず，また排気口は人のいる建物や吸気口から離れた位置に設けなければならない．実験室への給水設備には逆流防止装置を取り付け，蛇口レバーは肘や足もしくはセンサーで操作できるものとする．また，実験室からの排水は高圧蒸気滅菌処理または薬液処理により除染されなければならない．

BSL-3 実験室は，室内の汚染時，施設や装置の保守点検時及び大型器材の搬出入時には除染が必要である．したがって，実験室はガスによる除染が可能な材質であるとともに，シールによりガスの漏洩が防げる構造でなければならない．

実験室に窓を設ける場合は開閉できない構造とし，さらに気密性を保持するためにシールが必要である．

（iv） BSL-4：わが国では現在，BSL-4 実験室は稼働しておらず，また基準については感染症法施行規則に明記されているので，そちらを参照いただきたい．

おわりに

バイオセーフティを実践するにあたり，操作，装置及び施設の 3 要素は必要不可欠であり，これらのいずれかがないがしろにされても安全は保証されない．ここで述べた基準はあくまで最低限守られるべき事柄であり，これに加え法律や条例等の規則及び取り扱われる病原体等の性質や地域の疫学的事情により，施設ごと，実験室ごとの基準を追加すべきである．また実験室運営にあたっては，必ず実情に即した規則やマニュアルを作成し，定期的な見直しが必要である．管理者及び組織は，作業者に対し指導・教育を行うことで作業者の安全操作技術や認識の向上に努めるとともに，装置や施設については故障や経年劣化が起こりうるものとして計画的な保守・整備と，そのための予算措置を講じなければならない．これらは，病原体等取扱施設を運営する者の責務である．

文献

1) 北村 敬，小松俊彦監訳，実験室バイオセーフティ指針（WHO，第 3 版），p. 2，バイオメディカルサイエンス研究会（2006）．
2) 日本水道協会，WHO 飲料水水質ガイドライン，第 3 版，p. 141（2004）．

2.3.4 バイオテロとバイオセキュリティ

はじめに

21 世紀初頭の現在，世界で頻発するテロ行為に大量破壊兵器が使用される可能性，なかでもバイオテロの可能性が懸念されている．ここでは，バイオテロとこれに対する対応と対策，すなわちバイオセキュリティについて概説する．

a. バイオテロとは

バイオテロリズムとは，いまだ確たる定義はないが，政治目的や自分たちの目的のために病原性微生物等の生物剤や毒素等の生物兵器や生物剤を武器として，人を殺傷あるいは長期に無力化したり，または動物や植物に病気を起こし，社会をパニック状態におとしめる暴力行為をいう．

（i）新たな脅威—バイオテロ：1975年の生物兵器・毒素兵器禁止条約(BWC）の発効以来，生物兵器計画を有するか，または関心を抱く国々の数は現在（2011年）までのところ3倍に増加し，最近では，1994年のオウム真理教の炭疽菌散布事件，2001年10月の米国での炭疽菌郵送事件，あるいは北朝鮮の生物兵器の開発等でみられるように，生物兵器や毒素兵器に手を染める国やテロ・犯罪グループが存在し，彼らの潜在能力は近代化している．

生物兵器や毒素兵器は，最小の資本と技術の投資で，安価にかつ秘密裏に，外部からの支援や援助なしに，デュアルユースな（軍事目的にも平和目的にも使用される）技術や装置で容易に開発・製造でき，かつ最も致死性の高い大量破壊兵器であるために，核兵器をもてない紛争国やテロ・ゲリラ・犯罪グループたちにとっては，魅力的な使用手段となっており，最近では，テロリストや犯罪グループの生物兵器開発が懸念されている．特に，この懸念に拍車をかけているのが，最近のバイオテクノロジーの目覚ましい発展であり，新しい生物剤出現の可能性(遺伝子工学的生物兵器等)，第三世界への拡散の危険性，地域紛争における使用の可能性，あるいはテロや犯罪グループによる使用の可能性等の要因がある．このほか，生物兵器の脅威が特に強調されるのは，次のような生物兵器自体がもつ大きな特徴である．すなわち，①生物兵器や生物剤は潜伏期をもつ（大流行・感染の可能性)，②少量でも大量の人・動物・植物等を死滅させる，③種類が多い，④生産過程が民需生産の機資材と類似・重複し，製造装置等はすべてデュアルユースである，などである．このような要因により，将来に対する人類の死活的脅威の一つは，生物兵器であるとみられている．

（ii）これまでに起きたバイオテロ（その一例)：バイオテロは，政治的，社会的，宗教的目的の達成をもくろむテロリスト集団による人間や動物・植物に対する生物剤や毒素の使用であると考えられるが，一方，バイオ犯罪は，欲望，脅迫，復讐，その他の非政治的動機を理由に人や動植物を攻撃する，個人や集団による生物剤や毒素の使用である．過去のほとんどの不法な生物剤や毒素の使用は，犯罪目的で行われたとみられている．

1900年から現在（2011年）までに犯罪者またはテロリストによって引き起こされた生物剤「事件」(すなわち，人を傷つける目的で意図的に起こされた事件)は77件で，このうち，1945年以降に起きた4件だけが10人を超える犠牲者を出している．犠牲者の数の最も多かった事件は，1984年にラジニーシ教団が，食物感染するネズミチフス菌のサルモネラ菌（*Salmonella* Typhimurium）を用いて政治目的で引き起こしたバイオテロ事件で，この攻撃により751人が被害にあったが死亡者は出なかった．次は，2001年9月から10月にかけて発生した，米国での炭疽菌（*Bacillus anthracis*）粉末郵送事件で，22人が負傷し，うち5人が死亡した．この事件で，直接・間接の経済的損失は60億ドル以上にのぼったといわれる．また，日本ではオウム真理教が，1990年から1995年まで少なくとも10回にわたり，日本社会や米軍基地を生物兵器によって攻撃したが，いくつかの技術的な障壁を克服することができず失敗に終わっている．

(iii) バイオテロに使用可能な生物兵器・手段等：最近では，これまで達成された技術的進歩，特に，生物剤や関連する毒素等の大量培養技術やエアロゾル散布技術等の進歩により，いわゆる「ならず者国家」やこれに準ずる国，テロ・犯罪グループが大規模に生物テロを実施する能力に達したとみられている．近年の生物兵器（生物剤等）は，致命的な殺傷能力を発揮するまでに進歩しており，なかでも最近の生物戦プログラムでは，通常，次の五つのコンポーネントが最も重視されている．すなわち，①生物剤の開発，②製造能力，③兵器化技術，④デリバリーシステム，⑤検知/防護手段である．

1) 生物兵器の定義；テロリストらが使用する生物兵器は，軍事面では戦後，米軍や旧防衛庁（現 防衛省）では「生物剤その他疾病媒介物又はこれを充塡した砲爆弾等をいう」と定義してきたが，1982年6月8日に法律第61号として公布された「細菌兵器（生物兵器）及び毒素兵器の開発，生産及び貯蔵の禁止並びに廃棄に関する条約の実施に関する法律」によって，「生物兵器」とは，「武力の行使の手段として使用されるもので，生物剤又は生物剤を保有しかつ媒介する生物を充塡したもの」と定義されている．また，生物兵器禁止条約（BWC）上は，「予防・防護又は他の平和目的のために正当化することができないような種類及び量の微生物剤，その他の生物剤又は毒素（その由来又は製法の如何を問わない）」と規定されている．なお，毒素兵器は「武力の行使の手段として使用されるもので，毒素を充塡したもの」と定義され，一般には生物兵器と毒素兵器は区分される．

また，生物剤とは，微生物であって，ヒト，動物もしくは植物の生体内で増殖する場合にこれらを発病させ，死亡させ，もしくは枯死させるものまたは毒素を産出するもの（BWCの実施に関する法律）と定義している．一般に，人間に病気を起こさせる生物剤は多いが，これらの中で，生物戦の潜在的あるいは実際に使用できる候補の剤は，①伝染性/毒性，②生産性，③安定性，④拡散の能力から選択される．すなわち，一般に生物剤として必要な条件は，①確実に致死または無能力化すること，②大規模な生産が可能なこと，③貯蔵及び輸送中に安定していること，④散布が効果的に実施され，散布後も安定していること，⑤発見，探知が困難で，潜伏期間が短く，伝染能力が保持され，防護が困難なことなどがあげられ，この基準は，だいたい各国とも共通している．

2) バイオテロに使用される生物剤（その一例）；微生物の中で生物兵器になりうる要件を満たし，生物兵器として研究・開発及び製造されてきた細菌，ウイルスや毒素等は数多く，古くは1969年の国連事務総長報告に代表的な対人用生物剤，対動物用生物剤及び対植物用生物剤等があげられており，米軍やCIA報告書など多くの資料がある．最近では，2000年4月における米国CDCの報告書や，2001年3月における旧防衛庁の生物兵器への対処に関する懇談会の報告書にあげられているが，ここでは，CDCの生物化学テロリズムの戦略計画の中で，テロに使用される可能性のある生物剤について触れてみたい．

CDCは，テロに使用される可能性のある生物剤を，脅威によりカテゴリーごとに分けて公表している．それによれば，カテゴリーAには，米国の国家安全保障に影響を及ぼす最優先の病原体があげられており，①ヒトからヒトへ容易に伝播させて感染する，②大きな公衆衛生上のインパクトをもち，高い死亡率の原因となる，③一般市民にパニックをもたらし社会破壊の原因となる，④公衆衛生に配慮した特別な行動を必要とする，の四つの面から，総合的に9種類の剤（病原体）が選ばれている．カテゴリーBには，第二優先度の剤があげられており，次の三つの特徴を有する生物剤が選ばれている．すなわち，①比較的容易に伝播する，②中等度の発病率と低い死亡率の原因となる，③CDCの診断能力及び疾病サーベイランスの増強を必要とするものとして7種の剤と，準カテゴリーBとして5種をあげている．カテゴリーCは第三優先度の剤であり，将来大量伝播（遺伝子操作）の技術が確立できる新興感染症の病原体を含むもので，①利用（入手）の可能性，②生産及び伝播が容易，③高い発病率及び死亡率の潜在的可能性が大きな公衆上のインパクト，の三つの特徴をもつ次の6種類の剤があげられている．すなわち，ニパウイルス，ハンタウイルス，ダニ媒介出血熱ウイルス，ダニ媒介脳炎ウイルス，黄熱，多剤耐性結核である．

3）　バイオテロに使用される手段・兵器化技術；生物兵器は通常，①エアロゾル化による使用，②媒介物による散布，③隠密な方法による散布，④マイクロカプセル化等の技術によって使用されるが，最近では，生物剤の兵器化とデリバリーシステムの進歩・発展によって大きな脅威となりつつある．エアロゾル化による散布は，噴霧式雨下タンクや炸裂型爆弾等による散布が一般的であるが，このエアロゾル型のデリバリーシステムは，生物剤の優れた散布技術として改良され，この兵器化の技術は過去30年から40年のうちに，生物剤を大量破壊兵器の強力な手段として使用できるように劇的に発展してきたといわれる．最近の米国の研究者らによれば，エアロゾル型の散布（デリバリー）の問題は，数年前に米国や英国，ロシア等で解決され，この兵器化の技術突破（ブレイクスルー）が製造技術の主要な改善とともに，生物兵器の性格を戦略的な恐怖の兵器から，真の大量破壊兵器の性格に変えたとみられている．

（iv）　バイオテロとバイオテクノロジー：バイオテクノロジーの目覚ましい発展は社会や人類の発展に貢献しているが，反面，新しい生物剤の出現の可能性が危惧されている．

1）　遺伝子工学の応用の危険性；1970年代初期に開拓された遺伝子組換え技術は，その研究・発展に伴うバイオハザードのような危険性だけでなく，より広く遺伝子を操作する研究へと進展し，新たな生物兵器開発の可能性の道を開いた．すでに旧ソ連では，各種の遺伝子操作による新種の生物兵器が研究・開発されたといわれる．遺伝子組換え実験の中で，これまで，潜在的な危険性として問題にされてきたものは次の三つに集約される．すなわち，①危険な病原性微生物が遺伝子組換え実験中にできる可能性，②遺伝子組換え技術を医療，農業，他の産業へと応用することに伴って起きる様々な種類の問題（倫理的なものを含めて）や危険性，③目的とする性質をもった生物剤がつくり出せる技術の悪用，である．

2）　バイオテクノロジーの生物兵器への応用

①天然毒の大量生産と人工毒；近年では，バイオテクノロジーを利用して，大腸菌等にプラスミドベクターやバクテリオファージの遺伝子に毒タンパク質をコードする遺伝子を挿入して培養する方法で，すぐに天然毒の大量生産ができる．さらにこのような方法で，知られている天然毒よりもはるかに殺傷力の強い，新しい人工的な毒素の製造も可能となっている．

②人工毒をつくり出す細菌やウイルス；大腸菌のような本来は比較的無害な細菌であっても，ベクターに挿入された毒素タンパク質をコードする遺伝子が外から入ると，この毒素のつくり出す未知の細菌へと変貌し，生物兵器として使用される可能性がある．

③耐性菌；ある抗生物質を無力化する酵素の情報が，プラスミドベクターの上にあったとすれば，この遺伝子を伝達された細菌もその抗生物質の耐性を獲得することができる．

本来，バイオテクノロジーの技術は，現在の感染症に対処するなど平和目的だけに利用されるべきものである．しかし，このバイオテクノロジーの技術を利用することによりさらに強力な，既存の抗毒素血清の効かない毒素を大量につくり出すことや，伝染力が高く強力な毒素を分泌する，抗生物質やワクチンの効かない微生物や毒素をつくり出すことも可能となっている．これらの技術や新しい生物剤がテロに利用される可能性に，特に注意が必要である．

（v）　バイオテロリズムの集団等

1）　生物兵器を入手するかもしれないテロリストと犯罪者を分類すれば，大別して次のような集団や個人に分かれる．すなわち，①国家に支援されたテロリストまたは犯罪者の集団，②豊富な資源をもつ大規模なテロリストまたは犯罪者の集団，③小規模なテロリストまたは犯罪者の集団，④一匹狼，である．

2）　生物テロの使用方法には，次の方法が考えられる．①飲食物テロ（消化器系感染）；バイオテロでは，最も多く採用されている方法で，腸管感染や食中毒を起こさせる．水道水の中に病原体を混入させるケースが多い．②呼吸器テロ（呼吸器系感染）；病原体をエアロゾル化し，空中に散布することによって肺に吸収させる方法．飲食物テロよりも致死率が高い．効果は気象条件に左右される．③媒介動物テロ（咬傷感染）；感染させた動物を持ち込み，その地域に感染症を引き起こす．④自爆バイオテロ；天然痘新型ウイルス等に感染させた味方の人間を，ウイルスの潜伏期中に目的地に送り込み，感染・流行させ発病・死亡させる．

b.　バイオセキュリティとは

ここでいうバイオセキュリティとは，バイオテロに対する安全をいかに確保するかという観点から，その安全対策と防護対策をいう．

わが国では，オウム真理教のバイオテロ事件や，1998年における北朝鮮の生物兵器の開発に関する米国からの報告と注意喚起を機に，政府による具体的な生物兵器・バイオテロ対策が行われるようになった．

（i）日本の生物テロ対策：2000年8月，政府はNBCR（核兵器，生物兵器，化学兵器，放射能兵器）テロ対策会議を設置し，2001年には内閣官房より，NBCRテロをはじめとする大量殺傷型のテロが発生した際の政府全体の基本的な対処等について，4月16日に内閣危機管理監決裁「NBCRテロその他大量殺傷型テロへの対処について」の基本を定め，10月にはNBCRテロ対策関係省庁会議で「生物テロ対処役割分担表」を示し，各省庁の役割分担を提示した．11月には「生物化学テロ対処基本方針」が示され，以降，様々な形で各省庁で生物対策が実施されている．一方で，バイオテロ対策に資する研究開発活動についても，様々な取組みが開始されている．

（ii）生物テロ対策の進捗状況：2001年11月8日に決定された，「生物化学テロ対処基本方針」の5項目に基づく，政府の対策の進捗状況（2006年12月6日，内閣官房資料）が，次の項目で示されている．すなわち，①感染症対策，ワクチン準備等の保健医療体制の強化，②保健医療機関その他関係機関との連携，発生対処等の強化，③生物剤・化学剤の管理とテロ防止のための警戒・警備の強化，④対処能力の強化，⑤国民に対する正確で時宜を得た情報の提供，⑥その他，厚生科学審議会に健康危機管理部会の設置，NBCRテロ対処に関する内閣危機管理監アドバイザーの指名，である．

（iii）生物テロへの対策の一例：生物テロ対策においては，まずテロを起こさせないため未然防止に最大の努力が必要であるが，同時にテロが生起した場合，被害を局限するための平素からの備えが必要である．このためには，次のような対策が必要である．すなわち，①生物テロ防止の技術とサーベイランスの確立，②生物テロ検知のための疫学的能力の向上，③正確な情報伝達システムの構築，④有事に対応できる医療機関の整備，⑤迅速診断法の確立と診断薬，⑥ワクチン及び薬剤の十分な備蓄，⑦関係職員に対する教育訓練，⑧一般市民に対する適正な知識の付与，⑨市民による監視，等である．

（iv）いかに防護するか—企業等の一般的なバイオテロ危機管理：バイオテロに限らず，一般にNBCRテロへの危機管理体制には平時からの備えが必要であり，次のような体制が必要である．すなわち，①事態に対処するための必要な組織及び体制，②関係機関との連携体制の整備，③通信の確保，④情報収集・提供の体制整備，⑤対処機資材の整備・備蓄，⑥従業員等の教育訓練，である．

また，次のような即応体制の整備も重要である．すなわち，①実際に問題が発生したときの対応措置はできているか，②瞬時に動かせる組織・体制か，③誰が陣頭指揮をとるか，④指示・伝達の連絡体制は十分か，⑤当事者は誰か，⑥被害者はいないか，⑦その家族への対応はできているか，⑧マスコミへの対応はできているか，⑨その他必要な事項はないのか，などである．

おわりに

バイオテロに対するバイオセキュリティは，安全対策と防護対策の確保のために，官民一体となった取組みが必要不可欠である．紙面の関係で十分な概説ができないが，バイオセーフティの原理と実際の参考になれば幸せである．

文　献

1) 井上忠雄,「テロ」は日本でも確実に起きる―核・生物・化学兵器から身を守る法，講談社＋α新書（2003）．
2) 井上尚英，図解雑学 生物・化学兵器，ナツメ社（2008）．
3) NBCR 対策推進機構，あなたも狙われる「見えないテロ」の恐怖，講談社＋α新書（2007）．
4) 内閣官房資料，生物化学テロ対策の推進状況（2006（平成 18）年 12 月）．
5) 日本貿易振興会，平成 14 年度特定物資技術動向調査報告書（生物工学技術のテロリズムへの応用；テロリストに利用可能なバイオテクノロジー技術）（2003）．

2.3.5　組織管理と健康管理

はじめに

バイオリスク管理には，管理体制，教育訓練プログラム，曝露時の対応等を含む管理規則をもち，必要に応じて見直しを行うことが必要である．バイオリスク管理の遂行には，機関としてのバイオセーフティ・バイオセキュリティについてのポリシーをもつこと，機能する管理システムをもつこと，バイオセーフティ・バイオセキュリティプログラムの立案と執行を専門にする部署をもつこと，及び病原体取扱者個々のバイオセーフティ・バイオセキュリティ知識レベルを高めるための教育訓練を十分に行うことが必要である．安全装置・施設の整備，バイオリスク評価に基づくバイオリスクマネジメント，安全教育訓練及び健康管理は病原体を取り扱う機関として責任をもって用意しなければならない．バイオリスク管理には，バイオセーフティ委員会の設置は必須である．安全監視委員会も可能な限り設置するべきである．国立感染症研究所の病原体取扱いの安全管理体制を図 2.6 に示す[1]．以下に国立感染症研究所で行われている内容の紹介を含め解説

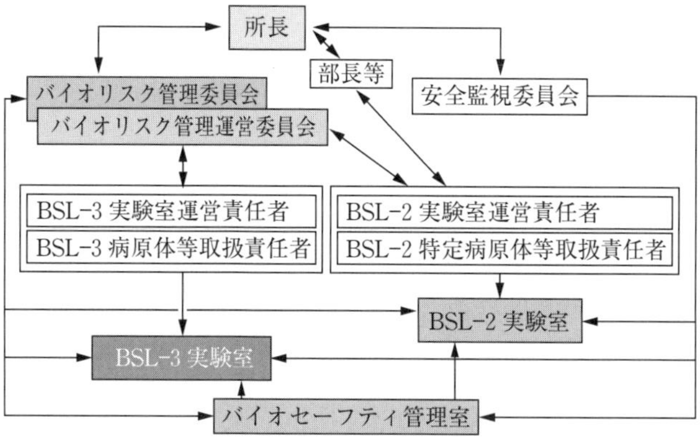

図 2.6　国立感染症研究所における病原体等取扱いの安全管理体制

する．

a．実験室の安全運営

（i）バイオセーフティ管理者：バイオリスク管理の階層として，上位は施設管理者（機関長）である．次に実際に施設の管理に関わる者として，管理職（部長等）とバイオセーフティに直接関わるバイオセーフティ管理者がいる．次に各実験室にはバイオセーフティの責任者（実験室責任者）をおき，日常的な実験室の安全管理にあたる．実験室での病原体取扱いにおけるバイオセーフティ上の監督者（実験管理者）がいる．その実験管理者のもとに，個々の病原体取扱者（実験室使用者）がいる．個々の病原体取扱者が病原体の取扱方法についての十分な知識と経験をもつことは，安全管理上必須であることはいうまでもない．病原体取扱者はバイオセーフティ教育を受け，実験に伴う病原体の取扱法，実験機器の原理と適切な操作法に熟知し，感染事故を防ぐこと，病原体の盗難を防ぐことに努めるようにする．このような階層の中で，バイオセーフティの計画立案，教育訓練及び各種調整を行うバイオセーフティ管理者の活動はきわめて重要である．

WHO の実験室バイオセーフティマニュアル第 3 版[2]によれば，それぞれの実験室を有する組織が，幅広い安全についてのポリシー，安全マニュアル，実行にあたっての支援プログラムをもつことが必須であり，通常，研究所または実験室の管理者または長にこの責任があり，バイオセーフティ管理者または他の適切な職員へ一定の職務を委任するとなっている．さらに，実験室の安全はすべての管理者，実験室に関わる職員の責任であり，個々の作業者は自身の安全と共同作業者の安全について責任があり，職員は安全に仕事をするように求められており，いかなる安全でない行為，状況または出来事についても管理者に報告しなければならないとされている．マニュアルに示されたバイオセーフティ管理者について表 2.13 に，バイオセーフティ管理者の活動を表 2.14 に示す．

（ii）実験室管理者：実験室管理者は，実験室における病原体の安全管理に直接携わる．実験室・検査室等における病原体等取扱者の曝露，及び当該実験室か

表 2.13　バイオセーフティ管理者[2]

・バイオセーフティポリシーとプログラムが実験室に首尾一貫して行われることを確実にするためには，バイオセーフティ管理者を任命しておくべきである
・所長や実験室の管理者を代表して義務を実行する
・適切な生物学的封じ込め，バイオセーフティの手順に伴う特徴的活動についての提案，再調査，認可するのに必要な専門的な能力をもつべきである
・実験室の標準操作法を発展させる手助けをするとともに，関連した国内外の規則，規定とガイドラインを適用すべきである
・微生物学，生化学及び基礎物理学，生物科学の技術的経歴をもっていなければならない
・封じ込め機器を含めて，実験室と臨床の実践と安全について，及び施設の設計，運転と保守に関する技術的原理についての知識があることが望まれる
・管理者，技術者，支援者と効果的に話し合うこともできるべきである

表 2.14　バイオセーフティ管理者の活動[2)]

・バイオセーフティ，バイオセキュリティ，技術的実践面における要領遵守についての専門家相談
・技術的方法，手順とプロトコル，病原体，用具と機器についての定期的な内部のバイオセーフティ監査
・バイオセーフティプロトコルまたは手順書の違反について，適切な者との討議
・適切なバイオセーフティ訓練を受けたという確認
・バイオセーフティの継続的教育の提供
・病原体毒物の漏れに関する事故調査及び実験室管理者とバイオセーフティ委員会への報告と勧告
・起こりうる実験室感染について医療職員との調整
・飛散や他の事故の後の適正な消毒を確実にする
・適正な廃棄物管理を確実にする
・装置の修理や保守点検の前に，適切な消毒を確実にする
・健康や環境への考慮についての，コミュニティへの態度を自覚し，維持する
・国内規制に従い，病原体の輸入・輸出の適切な手続きの確立
・病原体に伴う研究作業のすべての計画，プロトコル，操作法について実行される前に，バイオセーフティ上の観点について再調査する
・緊急事態に対するシステムを設ける

らの病原体の盗難事故等を防止するための管理者である．BSL-2 実験室では，実験室管理者は所属する部等の専任研究者（室長等）で，病原体取扱い経験が十分にあり，バイオセーフティ・バイオセキュリティについても十分な知識をもつ者がなる．BSL-3 実験室は，複数の部が使用している場合もあるので，バイオセーフティ管理者，関連部長等が使用者の中から最適任者を実験室管理者とすることになる．実験室管理者は，複数の研究グループが実験室を使用している場合には，使用者との十分な調整が要求される．

実験室管理者は，当該実験室が安全に機能していることを確認しなければならない．BSL-2 実験室は通常の微生物取扱実験室であるので，不具合など必要に応じての対応となる．一方，BSL-3 実験室は陰圧空調または内向きの気流が確保された実験室で，実験室からの排液は消毒剤またはオートクレーブで処理されるなど，管理にあたっては十分な経験と実験手技のみならず，設備等についての知識も必要となる．実験室管理者は，当該実験室内の設備等に問題があれば，バイオセーフティ管理者へ連絡し改善をはかる．実験室内の安全キャビネット，遠心機等の実験機器が正常に機能していることを確認する．安全キャビネットについては新規の導入，保守・修理，廃棄，移動等について，所定の届出を担当部署へ提出する．年 1 回の保守点検の機会を利用し，保守に努める．

新規使用者に対して，実験室管理者は当該実験室の使い方等について説明し，継続使用者についての教育を実施する．実験室管理者は，バイオセーフティ管理者から各部署に対して出された連絡内容を，実験室使用者に確実に周知徹底させる必要がある．また，実験室管理者は各部署からバイオセーフティ管理者へ提出する書類の確認を行う．このように，実験室管理者はきわめて主要な役割を果たす．

当該実験室の入口の扉には国際バイオハザード標識を掲示し，実験室管理者の氏名，オフィス電話番号，緊急時連絡用の連絡電話番号を表示しておく．当該実験室で緊急事態が発生した場合には，ただちに対応を行う．

（iii）　バイオセーフティ委員会：WHO の実験室バイオセーフティマニュアル第 3 版によれば，バイオセーフティ委員会を以下のように紹介している．

バイオセーフティ委員会を設置し，機関内のバイオセーフティポリシーと各種業務規範を策定させる．バイオセーフティ委員会は感染性病原体，動物の使用，組換え DNA と遺伝子改変材料を伴う作業についての，研究プロトコルの審査も担当する．委員会はその他の機能としてリスクの評価，新たな安全ポリシーの策定，安全に対する論議の調停も担当する．

バイオセーフティ委員会の委員構成は，科学的専門知識とともに，組織の多様な職業的領域を反映しなくてはならない．基本的なバイオセーフティ委員会はバイオセーフティ管理者，科学者，医療職員，獣医師（動物の仕事が行われる場合），技術職員の代表者，実験室管理の代表者の構成員を含む．

バイオセーフティ委員会は，異なった部門や専門（例えば放射線防護，産業安全，火災防止等）の安全管理者の助言を求めるべきであるとともに，時には多くの関連分野，地方当局，国の規制機関にいる独立した専門家に助言を求めることもある．もしコミュニティで特別に論議されている，または取扱いに慎重を要する案件がある場合には，コミュニティの代表を委員に入れることも役に立つであろう．

国立感染症研究所のバイオセーフティ委員会は，所長の指揮のもとに，病原体等及び特定病原体等の安全管理に関して以下の項目について調査・審議し，安全管理規程及び運営規則に定める事項を取り扱っている．

1）　安全管理に関する理論的，技術的事項の調査及び研究に関すること．
2）　病原体等のバイオセーフティ分類及び安全設備に関すること．
3）　BSL-2～4 の病原体等の保管，分与及び取扱いに関すること．
4）　その他，病原体等の安全管理に関すること．

（iv）　安全監視委員会：安全監視委員会は，機関内で病原体等が規則等に従い適正に取り扱われているかどうかを検証する機能をもつ委員会である．通常は，機関全体の安全に関わる委員会の一部またはバイオセーフティ委員会がこの機能を担うと考えられる．国立感染症研究所においては，病原体等安全監視委員会（以下，安全監視委員会）を設けている．安全監視委員会は，病原体等の取扱いの実施状況を査察・監視し，国立感染症研究所における病原体等の安全な取扱いを確認する．

安全性に関わる査察を行うので，安全監視委員会には外部のバイオセーフティに携わる学識経験者も委員として入れ，透明性を高める必要がある．査察の対象は BSL-2，3 の実験室となる．特に BSL-3 実験室については，年に 1 回の程度で査察を行うことが必要である．

（v）　病原体の取扱いと管理：病原体の管理の基本は，まず保有し，取り扱っている病原体の把握のため病原体保有リストの作成が必要である．各部署が保有している病原体の調査を行い，病原体ごとの保管責任者を明確にする．病原体を保管する一次容器の形状と数量，保管場所の把握も必要である．次に，規則に従い，病原体の受入れ及び分与に関する様式を提出させ，病原体保有リストに変更があれば書き換える．また，規則による廃棄届を受理し，その内容を保有リストと照合し，削除を行う．病原体を受け入れる場合は，それが全くの新規取扱い病原体であれば，規則に従ってバイオセーフティレベル（BSL）または特定病原体等であるかどうかにより，取扱いの届出または申請を行う．バイオセーフティ管理者は，これにより病原体取扱者を把握する．特にBSL-3以上の病原体に関しては，バイオセーフティ委員会にて必ず申請内容を確認し，審査して，取扱いの承認を所長が出す．承認され，これらの教育の済んだ者についてバイオセーフティ管理者は実験室登録を行い，入室させる．実験室登録者のリストを作成し，これらにも新規登録を行う．また実験が終了し，実験室を使用しなくなった者の登録を抹消する．

b.　教育訓練

機関として病原体を安全に取り扱い，保管を行い，実験室感染を防ぎ，病原体の盗難防止をするためには，安全管理に関わる規則を作成することがまず基本となる．バイオセーフティ管理者はバイオセーフティ委員会とともに，実験室使用者及び病原体取扱いに関連する支援者等へ規則の周知を徹底させなければならない．そのためには，教育訓練プログラムを用意する必要がある．さらに，病原体の取扱操作，安全キャビネットの使い方，消毒・滅菌，病原体の輸送などバイオセーフティ上基本となるものを病原体取扱者に確実に教育・訓練しなければならない．

（i）　訓練の意義：WHOの実験室バイオセーフティマニュアルでは，訓練の重要性について下記のように言及している．

実験室の作業者を守るための安全設備や，安全器具がいかに完備されていても，実験作業者がおかしやすい過誤や適切でない実験操作によって，その効果が得られないことが多い．実験室内で起こりうるリスクについて熟知し，これへの対策を十分に教育して，実験作業者や補助職員に持続的な安全に対する意識をもたせることが，実験室事故や実験室内感染を予防する上で重要である．安全対策に関する研修は実験室管理の第一条件であり，実験作業者や補助職員の基本的訓練に取り込むことにより，職員の安全な作業が確立されることから，継続的に繰り返し行うことが重要である．

実験室管理者は，バイオセーフティ管理者や他の担当者とともに，実験作業者や補助職員の訓練において重要な役割を担う．

（ii）　研修コースの例：WHOの実験室バイオセーフティマニュアル第2版[3]に紹介された，標準実験法についての基本的コース及び個々の作業者，補助職員のための五つの訓練単元を以下に示す．基本的コースは多くの実験施設に合うように修正することができるので，各機関で訓練を行う際の参考になる．課程2～5についての詳細は，当マニュアル第2版を参照されたい．

【基本コース：標準実験法】

[一般]

1)　実験室内感染源

2)　実験室災害

　①生物学的，②化学的，③物理学的（火災・電気による災害を含む）

3)　安全性に関する作業者の権利と義務

[準備手順]

1)　実験室への入室

2)　個人の衛生

3)　防護衣

[実験手順]

1)　機械的，またはその他の手段によるピペット器具を用いる

2)　エアロゾルの発生を最小限にする

3)　安全キャビネットの適切な使用

4)　オートクレーブ等の滅菌器具の適切な使用

5)　遠心機の適切な使用

[緊急時手順]

1)　(実験室内での）応急手当

2)　漏出と破損

3)　事故

[一般的実験室管理]

1)　ハザードの原因となる材料の保存

2)　ハザードの原因となる材料の運搬

3)　実験動物の取扱いと管理

4)　節足動物，げっ歯類の侵入防止

[退室手順]

1)　ハザードの原因となる材料の廃棄

　①滅菌，②焼却

2)　汚染除去手順

3)　個人衛生

【課程1（基本課程）：基本となる微生物取扱い技術】

BSL-1と2で働く研究者，技術職員のためのもの（約1週間）．講義内容を表2.15に示す．

【課程2：安全な実験室環境】

安全をどう計画するか，安全のための組織について：上級の研究者，技術職員，建物の構造，維持，利用に関与する技術的，建築的，管理職員のためのもの(2日間)．

表 2.15　課程 1（基本課程）：基本となる微生物取扱い技術[3)]

【講義内容】
1)　ハザードに基づく微生物の分類；個々の地理的地域での適用
2)　実験室内感染；いかに発生するか，感染の経路と様式
3)　既知の事故による感染；偶発的接種，漏出；発生防止と発生の可能性を最低限にする方法
4)　空気で運ばれる感染性粒子による感染；いかにしてそのような感染性粒子（エアロゾル）が発生するか
5)　エアロゾルの測定と対策；交換法と機器によるハザードの軽減
6)　防護衣，顔面と目の防御，個人衛生，予防接種
7)　安全キャビネット（クラスⅠ及びクラスⅡ）
8)　血液や体液の取扱いについての注意
9)　実験室感染性廃棄物の廃棄；オートクレーブ，焼却機の原則と使用法
10)　消毒薬；限界と使用法
11)　実験動物棟；汚染防止
12)　実験室設計；安全な実験室にするための原則
13)　化学物質・発癌性物質によるハザード；ドラフトチャンバー，汚染測定装置
14)　電気，火災のハザード
15)　実験室内事故に対する応急処置
16)　緊急時作業手順
17)　感染性材料の郵送と出荷
18)　現在の作業基準の検証；個々の研究室に即した計画の作成；安全管理者の役割；情報源
19)　近代的機器のない場合の作業法

【課程 3：補助職員用】

一般的に実験室の作業について訓練を受けていない補助職員のためのもの（1 日間）.

【課程 4：安全管理職員用】

バイオセーフティ管理者を対象とするものであるが，安全管理委員会の他の委員にも奨励されるべきである（5 日間）.

【課程 5：リスク 3 あるいは 4 の微生物を取り扱う専門職員用】

リスク 3 あるいは 4 の微生物を取り扱う専門の研究者，技術職員，安全管理職員に対するためのもの（2〜3 日間）.

（iii）　国立感染症研究所におけるバイオリスク管理講習：国立感染症研究所では，新規入所者に対しては事前に年間予定を決め，2 カ月に一度，4 時間 30 分のバイオリスク管理講習会を実施している．この中では，「バイオセーフティ・バイオセキュリティの考え方」，「感染研病原体等安全管理規程及び規則等と実験室安全管理の実際について」，「組換え DNA 実験の進め方の基本」とバイオセーフティの実践についての講義等を行っている（表 2.16）.

講習の最後に試験を行い，合格者には BSL-2 の病原体等の取扱者として承認することを記した修了証書を，機関長名で発行している.

承認者は各部署において実験室管理者，先任研究者等から個別の BSL-2 実験

表 2.16 国立感染症研究所におけるバイオリスク管理講習会（新規入所者対象：4時間30分．年間スケジュールによる，年6回，2カ月ごと）

講習内容	担当
挨拶	副所長
バイオリスク管理の考え方	バイオリスク管理委員会委員長
病原体等安全管理規程の説明 —実験室安全管理の実際—	バイオセーフティ管理室長
組換えDNA実験の進め方の基本	組換えDNA実験安全委員長
バイオセーフティの実践 1. 病原体等安全取扱いの基本 2. 安全キャビネットの使い方 3. 汎用消毒薬の基本と使い方 4. 病原体等の輸送について	バイオセーフティ管理室研究官
試験，まとめ，質問，その他	バイオセーフティ管理室長

室について，実験室の使い方（入退室，日誌または実験ノート等の記帳等），基本的病原体取扱い技術原則，配備機器の取扱い方法，病原体の保管等のバイオセキュリティ，病原体の飛散り等の曝露時の対応，健康異常や地震・火災等の緊急時対応，病原体等の適切な発送方法（国内及び国際規則に基づき，基本的三重梱包法と正しいラベリング・マーキング，必要書類の作成等），感染性物質の消毒・滅菌法，廃棄物の処理手順等についての教育訓練を受ける．

外国人の新規入所者に対しても随時，講習会を実施している．2時間30分コースでバイオセーフティ・バイオセキュリティの考え方，感染研病原体等安全管理規程の説明，安全キャビネットの使い方等を説明し，エアロゾルコントロール，安全キャビネットの使い方についてのビデオ教材も併用して実施している．

BSL-3実験室の新規使用者に対しては別途，利用者講習を実施している．新規入所者講習を受講後，BSL-3病原体の取扱い申請を行い，承認後に，利用者講習を受講する．さらに，各実験室管理者等から実験室使用のオリエンテーションを受けて，初めて実験が開始できるようになる．

継続者に対するリフレッシュ講習会も，2年に一度の割合で行っている．その他，連絡事項がある場合は臨時の講習会を開催して，新しい情報の提供を行っている．

改正感染症法が2007年6月に施行された．特定一種・二種病原体取扱者は法律で教育訓練が課せられている．特定一種病原体はわが国にはない．二種病原体取扱者には年1回，病原体の管理，二種病原体の性状，疫学，バイオハザード事例等についての講習を実施している．

(iv) 特定非営利活動法人バイオメディカルサイエンス研究会によるバイオセーフティ講習：バイオメディカルサイエンス研究会は，バイオセーフティ技術講習会（病原体等安全管理技術者養成講座）を開催しており，基礎コース（年2回）と主任管理者コースを開設している．2010（平成22）年度の前期基礎コー

表 2.17　特定非営利活動法人バイオメディカルサイエンス研究会によるバイオセーフティ講習

2010(平成22)年度の前期基礎コース(3日間)	2009(平成21)年度の主任管理者コース(4日間)
【講義】 〈総論〉 ・基礎微生物学 ・感染と免疫概論 ・バイオセーフティの原理と実際 ・消毒及び滅菌概論 ・ハザード対策機器概論 〈各論〉 ・バイオセーフティとバイオセキュリティ ・事故・災害時におけるバイオセーフティ ・遺伝子組換え実験におけるバイオセーフティ ・動物実験におけるバイオセーフティ ・医療施設におけるバイオセーフティ ・感染性廃棄物におけるバイオセーフティ 【実習】 安全キャビネット操作と点検，実験室ゾーニング，消毒，緊急時対策，個人防護具（PPE），滅菌器の使用と点検等	【講義】 〈総論〉 ・バイオセーフティの国際動向 ・バイオセーフティの原理とバイオリスク管理 ・遺伝子組換えにおけるバイオセーフティ管理 ・医薬品製造及び試験におけるバイオセーフティ管理 〈各論〉 ・実験施設におけるバイオセーフティシステム ・動物実験におけるバイオセーフティ管理 ・医療機関におけるバイオセーフティ管理技術 ・感染性廃棄物処理におけるバイオセーフティ管理技術 【実習】 ラボ/安全キャビネットのゾーニング，輸送，安全キャビネット/HEPAの点検，消毒/滅菌，事故対策

ス（3 日間）及び 2009（平成 21）年度の主任管理者コース（4 日間）の概要を表 2.17 に示す．いずれのコースも試験があり，合格者にはバイオメディカルサイエンス研究会の認定証が交付される．認定者には，定期的なフォローアップが行われている．

（v）　WHO トレーナーズトレインコース：WHO のバイオセーフティトレーナーのためのテキストがおよそ 20 年ぶりに改訂され，刷新された．本テキストをベースに，2007 年 7 月に WHO はシンガポール政府の協力を得て，アジア地域の関係者を集め，シンガポールにてトレーナーズトレインコースを開催した．次回開催は未定である．

c.　健 康 管 理

病原体の曝露による健康被害が起こりうるので，通常の健康診断等で健康状態を確認し，取扱う病原体等に対する抗体等を調べておくことは健康管理上有用である．体調の優れないときは抵抗力の低下，意識喪失の可能性等を考慮し，実験室へ入るべきではない．不幸にして曝露が起こった場合は，国立感染症研究所では事前に用意した曝露時の対応マニュアルに従って速やかな初期対応を行い，必要に応じてあらかじめ決めておいた医療機関での受診を行うようにしている（図 2.7）．

（i）　WHO の実験室バイオセーフティマニュアル第 3 版による健康と医学的管理：WHO の実験室バイオセーフティマニュアル第 3 版によれば，健康と医学

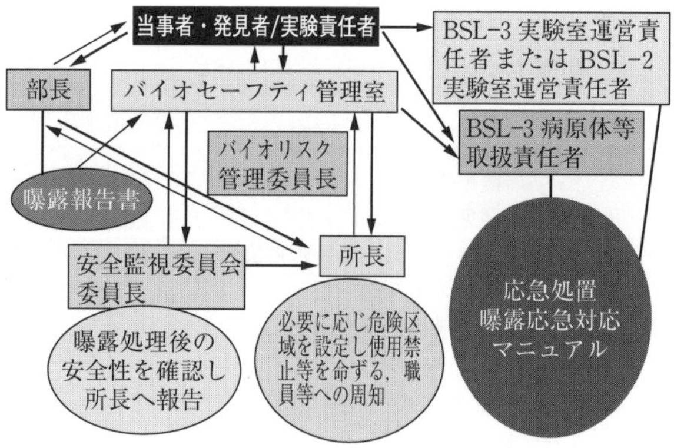

図 2.7 国立感染症研究所における病原体等曝露対応要領

的管理について以下のように記載されている．雇用責任者は，実験室管理者を介して実験室職員のための適切な健康管理が実施されていることを保証する責任を負う．この健康管理の目的は，職業上罹患した疾患を追跡監視することである．これらの目的を達成する適切な活動は，以下のとおりである．

1) 適応があれば能動あるいは受動免疫処置を行う*.
2) 実験室内感染の早期発見を容易にする．
3) 罹患しやすい個体（例：妊婦や免疫障害を有する個体）をリスクの高い実験室作業から排除する．
4) 効果的な個人防御具と手順を提供する．

* 職員の予防接種

特定の病原体を扱って作業する場合のリスクは，個々の研究者と十分に論議されていなくてはならない．病原体を用いての作業を始める前に，曝露が起こったときにその場で利用できること，使うことになるかもしれないワクチンないし治療薬（例えば抗生物質治療）の認可状況及び有用性について評価しておかねばならない．既往の予防接種または感染で免疫を獲得している作業者もいるかもしれない．

特定のワクチンまたはトキソイドが現地で認可され，利用できるのであれば，曝露の可能性のリスク評価や対象職員の臨床健康評価が行われた後に提供しなくてはならない．

曝露による感染が起こった場合，特異的臨床症例管理を行う施設も利用できるようになっていなくてはならない．

[BSL-1 の微生物を取り扱う実験室職員の健康管理指針]

歴史的証拠によれば，本レベルの微生物を取り扱ってもヒトに病気を起こしたり，あるいは獣医学的に重要な動物の病気を起こしたりする可能性は少ない．しかし，理想的には，既往歴の記録に基づく雇用前の健康調査を全実験室職員に対し行うべきである．疾患や実験室内での事故については速やかに報告することが望ましく，また，標準微生物学的技術（GMT）を守ることの重要性を，全職員に周知させておくべきである．

［BSL-2 の微生物を取り扱う実験室職員の健康管理指針］

1） 雇用前の，または配置前の健康診断が必要である．当該職員の既往歴を記録し，対象となる職業上の健康調査も行わなくてはならない．

2） 実験室の健康管理者は，疾病と欠勤の記録を保管しておかなくてはならない．

3） 妊娠可能年齢の女性に対しては，ある種の病原体，例えば風疹ウイルスに職業上曝露された場合に，胎児に及ぶリスクについて周知させておかなければならない．胎児を防御するためにとられる措置は，女性が曝露される可能性のある微生物によって異なる．

［BSL-3 の微生物を取り扱う実験室職員の健康管理指針］

上記 BSL-1，2 に以下が加わる．

1） BSL-3 で作業を行う実験室職員全員に対し，健康診断を義務づける．健康診断では医学的既往歴の詳しい調査のみならず，業務に関連した身体検査も行うものとする．

2） 十分な臨床評価の後，検査受診者には本人が BSL-3 に就業していることを記載した健康診断連絡カードを渡す．このカードは保持者の写真入りで，財布に入る大きさとし，保持者は常時携帯することを義務づけられる．記載する連絡先人物の氏名は各部門で合意する必要があるが，実験室監督者，健康管理者，ないしバイオセーフティ担当者のいずれでもよい．

（ii） 健康診断：雇用事業者は，職員等の健康管理について労働安全衛生法，人事院規則等の国が定める規則に従い，定期の健康診断の機会を提供している．なお，労働安全衛生法第 22 条には，「事業者は，次の健康障害を防止するため必要な措置を講じなければならない．1）原材料，ガス，蒸気，粉塵，酸素欠乏空気，病原体等による健康障害」となっている．

病原体等取扱者は，通常の検査項目のほか，化学物質，放射線物質取扱者と同じく，血液の性状についての検査項目，問診等を追加し検査するべきである．事業者は健康管理上必要と認められる事項について，職員ごとの記録を作成し保存する必要がある．

（iii） 抗体価の測定と血清保存：取り扱う病原体について，抗体価測定を事前に行っておくことが望ましい．病原体が体内に入るような曝露が起こった場合，曝露後の血清中の抗体価を測定することにより，感染の有無について知ることができるが，事前の血清と比較することにより，さらに正確な情報を得ることが可能となる．このために，血清保存のプログラムは必要となる．血清保存は病原体取扱者全員が行うべきであるが，個人の承認を確認する作業が必要である．承認者から採血，血清分離を行い，血清をフリーザーに保管する．手続き，個人情報管理，血清の保管管理などきわめてたいへんな作業である．

（iv） ワクチン接種：病原体及び臨床検体の取扱いに関し，個別の病原体等についてリスク評価を行って，ワクチン接種の必要性を決めることになる．ワクチン接種は，原則的には実験開始前に自己の判断と責任において行うことになる．

ワクチンによっては有効性，副作用等で接種を勧めていないものもある．予防接種にあたっては「予防接種ガイドライン」を必読することを勧める．わが国で利用できるワクチンは，

1) 生ワクチン：BCG，ポリオ，麻疹，風疹，流行性耳下腺炎，水痘，黄熱
2) 不活化ワクチン：DPT/DT，日本脳炎，インフルエンザ，B型肝炎，破傷風トキソイド，ジフテリアトキソイド，A型肝炎，狂犬病
3) その他：ワクシニア（サル痘にも有効），肺炎球菌，ワイル病秋やみ（実験者への接種不要），コレラ（任意接種であるが，WHOは推奨していない）

である．B型肝炎は，公的機関では担当部署にてとりまとめている．また，黄熱ワクチンは検疫所で実施している．一方，わが国ではペスト，髄膜炎菌，ハブトキソイドは入手不可のようである．

（v） 予防薬の準備：取り扱う病原体に対して有効な薬剤がある場合は，事前に用意し配備しておくことが望ましい．取り扱う実験など，個々のケースにおいてリスク評価を行って事前の服用，曝露後の服用等について手順を決めることになる．服用は医師の指示によるものであるが，緊急時は自己の判断と責任において行うことも想定して，事前に手順の確認を行っておく必要がある．

HIV曝露後，短時間のうちに速やかに抗HIV剤を服用することが感染防御及び抑制をはかる上で有効であることが知られ，実行されている．基本的には，①米国CDCガイドラインに準ずる，②抗ウイルス薬の常備，③緊急時対応医師の確保，④緊急時簡易対処法の掲示，⑤対策の周知徹底，⑥対策のアップデート案内，が行われている．

（vi） 曝露時の対応：基本的には，①針刺し，切り傷等の場合は大量の水で洗浄する．石けん，消毒薬を用いることも可，②実験室，研究室など多くの人に声をかけ，連絡，処置，汚染除去等の作業を手伝ってもらう（基本的に実験は1人では行わない），③有効な予防薬があれば手順書に従い服用する，④緊急時対応の医師がいれば連絡する，⑤必要に応じて医療機関の医師の診察を受ける（医療機関とは事前に緊急時の受入れについて打合せを行っておく）．

結核の場合，HIVに比べれば曝露してから医師の診療を受けるまで時間的猶予があるので，専門医師の指示によりイソニアジッド（isoniazid [INAH]）の服用を行う．その他，結核に有効とされる薬は，リファンピシン（RFP），エタンブトール（EB），ストレプトマイシン（SM），カナマイシン（KM），ピラジナミッド（PZA）等である．これらのうち3～4剤を組み合わせて服用することとなる．

おわりに

病原体取扱者及び関係者への感染，病原体の環境中への漏出及び病原体等の盗難を防ぐためには，機関として管理規則をもつこと，それを確実に行うことが重要である．バイオセーフティ委員会等が規則を作成し，バイオセーフティ担当者

がいろいろな計画を実行していく．安全を確保していくためには，病原体取扱者と関係者への講習等の教育訓練が重要である．各機関の病原体の取扱いの目的，使命は様々であり，それぞれの管理体制も異なってくる．それぞれの機関で必要なものをいかに導入するかを考えなければならない．

文　献

1)　国立感染症研究所，病原体等安全管理規程（2010）．
2)　WHO, Laboratory Biosafety Manual, 3rd ed. (2004).
3)　WHO, Laboratory Biosafety Manual, 2nd ed. (1993).

3. 実験室におけるバイオセーフティ

3.1 微生物実験にあたっての基本的な心構え

微生物実験は様々な条件のもとで行われ，リスクを伴うことが常である．実験者は，取り扱う微生物の危険度をはじめとするバイオセーフティに関連するキーポイントを理解し，標準微生物学的実験手技（Good Microbiological Techniques : GMT）を身につけ，適切な実験計画を立てて実験を行わなければならない．どのような実験でも油断すると自分自身はもちろん，他の実験者や実験環境の病原体汚染（曝露）が起きうることや，段取りが悪くて実験開始後に必要な器材がなかったり不足が起きたりすると，集中力が散漫になって実験を安全・確実に行いにくくなりうることを認識する必要がある．実験終了後も気を緩めず，実験済み器材や廃棄物の処理（消毒滅菌），実験台の片づけ，実験室内の整理整頓，清掃を行って清潔にすることを怠ってはならない．また，適切な手指消毒も怠ってはならない．さらに，実験中における病原体汚染や地震・火災等の非常事態を想定して，適正な対策を立てて訓練することも必要である．以下に基本的な注意事項について述べる．

3.1.1 病原体等の取扱いにおける基本的なこと—実験をする前に—

CDC/NIH の“Biosafety in Microbiological and Biomedical Laboratories, 5 th ed. (2007)”では，病原体を感染性の強さ等によって四つのリスク群に分類している（2.3.2 項参照）．

バイオセーフティレベル 1（BSL-1）の病原体には，日和見感染症の病原体も含まれるので，実験終了時にオートクレーブあるいは薬剤を用いて処理後，廃棄する習慣が必要である．BSL-2 の病原体を扱う場合，エアロゾルを発生する操作は，極力安全キャビネットを使用する．また，感染リスクのある作業に際しては，帽子，マスク，手袋，ゴーグルなど個人防護具をつけることが望ましい．BSL-3 の病原体は，必ず BSL-3 実験室で取り扱わなければならない．BSL-4 の病原体は，BSL-3 病原体取扱い経験の豊富な人が，高度封じ込め実験施設内で取り扱わなければならない．また，BSL に関係なく，生きたままの病原体は原則として実験室外に持ち出さない．このように，取り扱う病原体の BSL によって条件が異なるが，病原体から実験者を守るためには，組織として以下の注意が必要である．

a. 一般的注意

①取り扱う病原体の特徴，危険性を十分理解して実験計画を立てる．

②病原体の適正な取扱い，汚染等の問題発生時の適正な処理ができるよう日頃から心がける．取り扱う病原体に有効な消毒剤の用法，用量を知っておく．

③初心者には，BSL-1 の病原体を使って病原体取扱いの基本的な操作の習得指導を行う．BSL-2 でも病原体取扱いの基本操作を習熟するまで単独実験をさせず，熟練者（指導者）とともに実験する．

④実験指導者は，初心者が起こしやすい問題点に注意を払い，実験終了時まで監視指導を行う．

⑤実験中における汚染等の問題発生は隠蔽しがちであるので，発生時にただちに実験指導者あるいは実験室責任者等に報告しやすい人間関係を日頃からつくっておく．

⑥汚染等の問題が発生した場合に備えて，緊急用品（ペーパータオル，消毒薬，個人防護具，滅菌バック等）の置く位置を定めておく．

⑦出入口付近に，手指消毒用の速乾性擦式消毒薬やアルコール消毒器等を置く．

⑧取り扱う病原体に有効なワクチンがある場合は，ワクチン接種をして実験に臨むことが望ましい．

⑨地震・火災等の非常事態に備えて，実験棚や機器の転倒防止を施し，脱出用機材（懐中電灯，バール等），消火器等を配置する．

b. 実験作業中の注意

①実験作業中は，窓やドアを閉める．

②実験室専用の実験衣を着用する（袖口を閉じ，前ボタンをかける）．実験衣着用のまま実験室外へ出ない．

③作業内容によりマスク，手袋，帽子，眼鏡等を着用する．

④足下が不安定な靴は履かない．

⑤実験台の上は常に整理整頓を心がける．

⑥バーナーを使う作業は，必要最低限にし，アルコール等の引火には十分気をつける．

⑦飛沫感染（エアロゾル感染）する病原体は，必ず安全キャビネット内で扱う．

⑧エアロゾルの発生しやすい作業は極力避ける．やむを得ない場合は，エアロゾル対策のとられた機器を用いる．

⑨不要な私語や突然の呼びかけなどはしない．

⑩実験室内で喫煙，飲食，化粧，洗顔，コンタクトレンズ着脱はしない．また，顔面や毛髪に手を触れたり，指で目をこすったりなどはしない．

c. 実験作業終了時の注意

①実験後の未使用器具は，薬剤による清拭消毒，UV 照射等をした後，整理整

頓して保管する．

②再使用予定の実験器具は，オートクレーブや薬剤消毒滅菌をした後，回収する．

③使用した機器やコード類は，アルコール等により清拭消毒をしておく．

④作業終了時，実験台を適当な消毒剤を含ませたペーパータオル等で清拭する．

⑤感染性廃棄物は，オートクレーブや薬剤消毒した後，各施設の廃棄物規則に従って廃棄する．

d.　実験室退出時の注意

①必ず実験衣を脱ぐ．

②必ず実験室外用履物に履き替える．シューズカバーの場合は，それを外す．

③手指消毒用の速乾性標式消毒薬，またはアルコール消毒器にて必ず手指の消毒を行う．

④日常的「正しい手洗い（3.3.3 項）」を習慣とすることが望ましい．

3.1.2　エアロゾルと基本的な軽減操作

実験室感染は，エアロゾルを介して感染する可能性が高いので，エアロゾル対策は病原体を取り扱う上で最も大切である．特に，バイオセーフティレベルの高い病原体は，エアロゾル対策なしに安全な取扱いはできない．そのために，エアロゾルが発生する状況や操作を知る必要がある．エアロゾルは，菌液接種時の白金耳操作，混合操作，ピペット操作，遠心操作，注射器使用時，超音波処理時，ホモジナイザー使用時，アンプル開封作業，菌液入り試験管（バイアル）のキャップ開封時，培養液の増殖観察時等に発生する．エアロゾルが発生しない作業の方が少ない．したがって，安全キャビネットの使用は，エアロゾル対策にとって不可欠である．ただし，安全キャビネットを用いていてもエアロゾルを発生させるような作業は避けるように努めるべきである．以下に，基本的なエアロゾルの発生軽減操作をあげる．

①ピペット操作は，必ず安全ピペッターを使い，吹出しはしない．

②病原体を扱う際，ピペット操作による吹出しを避けるために，中間目盛りを使用し，先端は器壁につけるか液中に入れる．

③大きなループの白金耳は，菌液の飛散を起こしやすいので使用しない．

④弾性が強すぎる針金でつくった白金耳は，菌の飛散を起こすので，寒天培地への塗抹接種や集菌作業に使用しない．

⑤菌塊がついた白金耳は，直接火焔に挿入しない．硝子砂入り 95% エタノールの中で菌塊をこすり落とした後，火焔に挿入する．

⑥白金耳の焼灼には，カバー付きバーナーまたは電気焼灼器を用いる．

⑦白金耳は，使い捨て白金耳の使用が望ましい．

⑧菌塊がついた使い捨て白金耳は，硝子砂入り 95% エタノールの中で菌塊をこすり落とした後，滅菌缶や滅菌バックに入れ，オートクレーブ後，廃棄す

る.

⑨注射器内への菌液の吸引，容量調整，動物に注射後の抜針時の際は，アルコール綿で針や刺入部を覆う.

⑩動物への接種時に，針傷口から注入した菌液の漏出に備え，刺入部周辺の消毒を十分に行う.

⑪菌液吸引後の注射器内の気泡除去時は，アルコール綿で針先を覆う.

⑫凍結乾燥菌体入りアンプル開封時にもアルコール綿で覆う.

⑬遠心管をアングルローターで使用する場合は，回転中に液面が垂直になってもキャップがぬれないよう液量に注意する.

3.2 病原体汚染の原因となる操作とその安全対策

3.2.1 病原体汚染を招きやすい操作

実験者や実験室内が病原体に汚染されることを曝露（汚染事故）という．曝露には，実験者個人にとどまる場合（針刺し，咬傷，切り傷，吸引），室内環境が汚染される場合（容器の破損による病原体液の流出），室内と実験者がともに汚染される場合（注射筒内の病原体液の飛散）がある．どんなに整備された実験施設であっても，実験者が病原体の適切な取扱いを怠れば，実験室感染を防ぐことはできない．以下に実験室内感染や実験に伴う曝露を招きやすい操作例をあげる.

①菌液の入った試験管の落下による菌液の散乱

②ピペットと安全ピペッターの接合が緩いことによる菌液の漏出

③マイクロピペットのチップ装着の甘さによる菌液の漏出

④菌液入り試験管の傾けすぎによる菌液の漏出

⑤菌液の急激吸引によるマイクロピペッター吸込み口の汚染

⑥菌液入りの試験管を立てた試験管立ての転倒

⑦増殖コロニーのあるシャーレ等のふたの無造作な開閉や閉め忘れ

⑧釣菌時，白金耳の不適切操作による菌塊の飛散

⑨病原菌付着器具と未付着器具との不注意による接触

⑩袖口や前ボタンを開けたままでの実験操作

3.2.2 病原体汚染の安全対策

実験室内曝露が起こる原因は，実験者の不適切な病原体取扱いによるところが大きいが，施設や設備，運営の仕方によるところもある．以下に基本的な施設（BSL-1 と BSL-2）における基本的な施設・設備等の要件をあげる．基本施設の詳細及び封じ込め施設（BSL-3）や高度封じ込め施設（BSL-4）については，他の成書（文献 2)，3)）等を参照していただきたい.

BSL-1 及び BSL-2 実験室の施設・設備等の要件

①BSL-1 実験室であっても，空調設備の設置が望まれる．
②BSL-1 及び BSL-2 実験室でも，安全キャビネットの使用が望まれる．
③病原体取扱い中は，できるだけ他の病原体との併用をしないようにする．
④実験室の入口にバイオハザードマークをつける．
⑤実験室内にオートクレーブ，殺菌消毒処理コーナーを設け，使用済み感染性実験材料を実験室外に持ち出さない．
⑥実験に不要なものは，実験室内に持ち込まない．
⑦実験衣の保管場所（ハンガー，ロッカー等）を一定の場所に定める．
⑧実験中は，部外者の立入りを禁止する．

3.2.3 菌液やウイルス液の漏出・飛散・付着時の処置方法

菌液やウイルス液が漏出したり飛散したり，器具や実験衣に付着した場合は，実験作業をただちに中止し，迅速かつ冷静に対処しなければならない．マスク，帽子，ゴーグル等を必要に応じて装着し，手袋やピンセット等を用いて適切に処置する．消毒薬としてアルコールを用いた場合には，廃材をオートクレーブして廃棄できるが，次亜塩素酸ナトリウム液を用いた場合は，金属が腐食したり，人体に有害な塩素ガスが発生したりするので，オートクレーブにかけてはならない．次亜塩素酸ナトリウム液による除染に用いたものは，滅菌缶あるいは滅菌バッグ内に入れ，塩素分を飛ばした後に廃棄するか，水を加えて溶出させ，チオ硫酸ナトリウムで中和した後に廃棄する．

a. 少量漏出・飛散した場合の処理方法（図 3.1）

（i） BSL-1 の病原体を実験台上に少量漏出させてしまった場合：ピンセットに挟んだアルコール綿に吸収し，さらにアルコール綿を取り替えて汚染箇所をふき消毒する．使用したアルコール綿は滅菌用容器に入れ，オートクレーブにかけてから廃棄する．ピンセットを使用しないときは，使い捨て手袋を着用する．

（ii） BSL-2 の病原体を安全キャビネット内で少量漏出させてしまった場合：使い捨て手袋を着用し，ピンセットを用いて消毒薬をしみ込ませた脱脂綿を軽く絞り，漏出液を吸収させ汚物缶（滅菌用）内に入れる．さらに，消毒薬をしみ込ませた脱脂綿で汚染箇所をふき汚物缶に入れ，オートクレーブ後廃棄する．ただし，消毒薬として次亜塩素酸ナトリウムを用いたときはオートクレーブしない．安全キャビネット内は，10 分以上 UV 照射する．

b. 安全キャビネット内で多量の病原体液が漏出・飛散した場合の処理方法

病原体の拡散防止，消毒等を適切に行うために，以下のように対処する（図 3.1）．

①漏出発生後迅速に，手袋をして吸水性のよいペーパー（ティッシュ，キムワイプ等）をかぶせる．
②適当な大きさの滅菌缶等を安全キャビネット内の汚染の少ない場所に置き，

	BSL-1病原体 実験台上，少量	BSL-2病原体 安全キャビネット内少量	BSL-2病原体 安全キャビネット内多量
漏出液吸収：	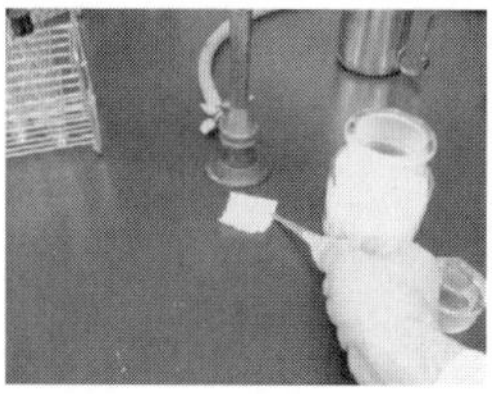	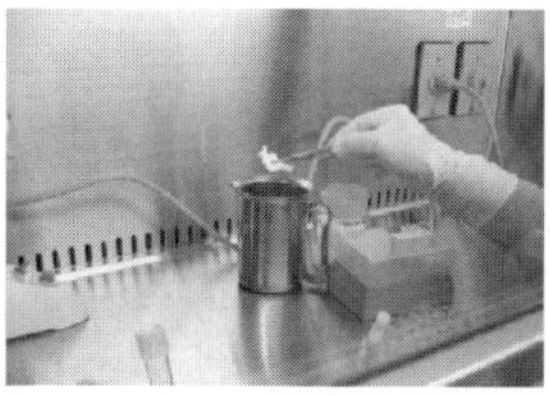	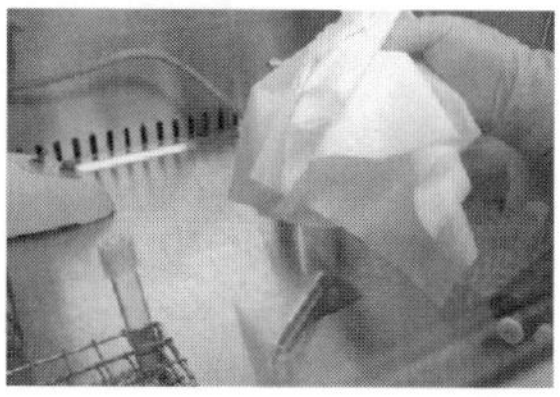
↓	アルコール綿 ピンセット（または手袋）	脱脂綿 ピンセット＋手袋	多量の吸収紙 手袋
汚染物回収：	滅菌用容器へ	滅菌用容器へ	滅菌用容器へ
汚染箇所消毒：	アルコールで清拭	アルコールで清拭 →UV照射10分以上	手袋を交換し アルコールで清拭 →UV照射10分以上
↓			
汚染物廃棄：	オートクレーブ滅菌後	オートクレーブ滅菌後	オートクレーブ滅菌後

図 3.1　実験台上または安全キャビネット内での漏出病原体及び汚染箇所の処理

二重に手袋をして，汚染物を取り除き，滅菌缶内に入れる．

③滅菌缶をアルミ箔でふたをして，外側をアルコール等で消毒し，安全キャビネットから取り出した後，使用（汚染）した手袋とともにオートクレーブして廃棄する．

④実験終了後に安全キャビネット内を10分以上UV照射（照射中のUVに裸眼をさらさないこと）した後，器材を安全キャビネットから搬出する．

⑤作業衣にも付着した可能性があるので，作業衣もオートクレーブ後，洗濯に出す（次亜塩素酸ナトリウムを含ませた汚物は，オートクレーブしない）．

⑥飛散が広範囲にわたる場合には，実験室責任者等に報告する．

c.　安全キャビネット外での曝露の処理（図3.2）

病原体の入った容器を誤って床に落とし，病原体液が漏出・飛散し曝露が発生した場合，当事者は以下のように，速やかにかつ冷静に対処しなければならない．

①曝露発生を大きな声で実験室内の人に知らせ，退去または応援を求める．

②多量・広範囲の汚染の場合は，実験室への入室を制限する．曝露を最小限にするために，図3.2のように，漏出・飛散した菌液に吸水性のよいペーパータオル等を汚染したと思われる範囲より広い範囲にかぶせる．

③かぶせたペーパーの上から，有効な消毒液（アルコールまたは次亜塩素酸ナトリウム液）をかけて十分に濡らしてからしばらく放置する．

④当事者や同室者の中に病原体取扱い経験の豊富な者がいない場合は，実験室責任者など経験豊富な人に電話で連絡・報告し指示を仰ぐ．

⑤汚染の可能性のある実験衣やマスク，手袋等をつけたまま，決して実験室外へ出てはならない．

⑥実験衣，手袋に汚染がある場合は，脱いで汚物容器にいれ，新たにマスクや除染用の手袋をつける．念のため，作業衣，スリッパ等にアルコール噴霧に

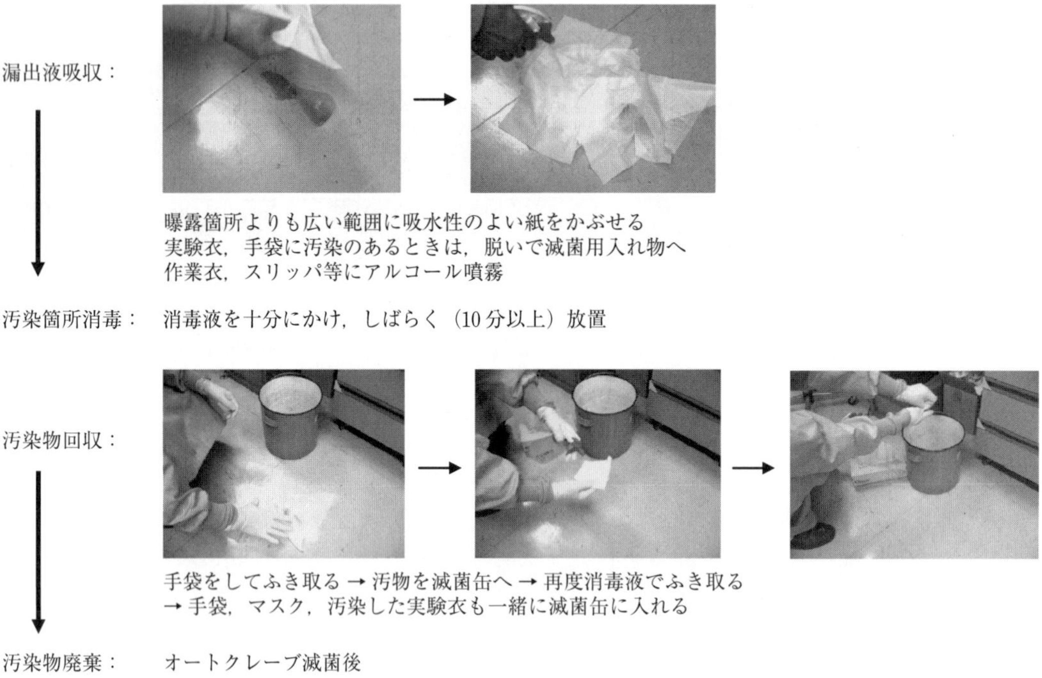
漏出液吸収：
曝露箇所よりも広い範囲に吸水性のよい紙をかぶせる
実験衣，手袋に汚染のあるときは，脱いで滅菌用入れ物へ
作業衣，スリッパ等にアルコール噴霧
汚染箇所消毒：　消毒液を十分にかけ，しばらく（10 分以上）放置
汚染物回収：
手袋をしてふき取る → 汚物を滅菌缶へ → 再度消毒液でふき取る
→ 手袋，マスク，汚染した実験衣も一緒に滅菌缶に入れる
汚染物廃棄：　オートクレーブ滅菌後

図 3.2　安全キャビネット外での漏出病原体及び汚染箇所の処理

よる仮消毒をする．

⑦実験衣やマスク，手袋等を着用して，図 3.2 のように汚染したペーパーを滅菌缶・滅菌バッグ等に捨て，汚染箇所を中心にやや広範囲を消毒用アルコール，または次亜塩素酸ナトリウムにて再消毒する．その後，新たなペーパーで液体をふき取り，滅菌缶・滅菌バッグ等に捨てる．さらに，消毒液を含ませた脱脂綿やペーパーで汚染箇所をふき取り，汚物や手袋を滅菌缶・滅菌バッグ等に入れ，高圧滅菌後，廃棄する．ただし，次亜塩素酸ナトリウムを含ませたものはオートクレーブしてはならない．また，実験衣等を滅菌バッグ等に入れてオートクレーブ後，処理する．

⑧曝露の内容を，速やかにバイオセーフティ管理者にも報告する．

3.2.4　動物感染実験

動物実験の基本的なことの概略について述べる（詳細は第 4 章を参照）．

a.　一般的注意

病原体の動物感染実験はこれまで述べてきた微生物実験と同様に，感染のリスクが伴う．そのため BSL に対応した実験施設内で，BSL 相応の実験衣や個人防護具をつけ，感染動物の取扱いをしなければならない．また，感染動物による咬傷や引っかき傷からの感染のリスク，飼育という作業，感染させた病原体によるリスク，動物が自然に感染している病原体による人獣共通感染症の発生リスクがあることを考慮する必要がある．病原体に関して取扱い経験の浅い人や知識の不十分な人が飼育を行う場合があるので，実験者はこれらの人々の安全確保に責任をもち，適切な教育を行わなければならない．

b.　エアロゾル対策

動物感染実験では，病原体の接種，飼育作業，動物の解剖，臓器の摘出，臓器の細断やホモジネート化などほとんどの操作でエアロゾルが発生するので，以下のエアロゾル対策をして作業を進めなければならない．

①エアロゾル対応型のケージまたはケージ棚を使用する．

②ケージの床替えをするとき，床敷を交換するのではなく動物を新しいケージに移す．

③古いケージは床敷を入れたままオートクレーブで滅菌する．

c.　針刺し事故への対処

動物感染実験では，静脈内注射，皮内注射，皮下注射，腹腔内注射など注射器を使う作業が多い．針刺しによる曝露を起こさないために，注射器に入れる病原体量は必要最低量にして，注射器ごとに専用の廃棄容器へ捨てるか，針を使用後すぐに，適切な耐貫通性容器に廃棄し，注射筒は汚物入れに捨てる．決して針のリキャップはしてはならない．そして，作業終了後に速やかにオートクレーブ後，医療廃棄物として廃棄する．もし針刺しを起こしてしまった場合は，針刺し事故やその他の関連事故による損傷を，すぐにすべて上司等に報告し，適切な治療を受ける．再発防止のためにも決して隠蔽してはならない．

3.3　適切な作業習慣

病原体を安全・確実に取り扱うには，適切な実験作業習慣の習得，及び実験室の整理整頓・清掃，清潔維持の実践を組織的に徹底することが望ましい．すなわち，実験作業に関して，安全キャビネット内での実験器具・材料の並べ方，適切な作業手順を身につける．実験終了後は，病原体汚染物の消毒・滅菌，実験台や安全キャビネット，床等の清掃，整理整頓を行う．退室の際には，作業衣を脱ぎ，手指消毒や手指洗浄を行う．これらに関連する基本的な作業習慣を以下に示す．

3.3.1　実験室入室時

① BSL-3 以上の実験室は，実験室内の陰圧状態を確認する．

②安全キャビネット内の風速を風速表示計で確認する．風速表示計装備のない安全キャビネットは，リボンや細切りペーパー等によって機能を確認する．

③実験に必要な常備品（滅菌缶や滅菌バック等）のチェックをしておく．

④実験室に入るときは，必ず実験衣を着る（袖口を閉め，ボタンをきちんとかける）．

⑤必要に応じて手袋やマスクを正しくつける．

（ｉ）　手袋の取扱い（図 3.3）

1）　空気漏れのチェック；未開封箱であっても購入日が古かったり，開封後日数が経っている手袋には，目に見えない孔が開いている場合がある．手袋を一組取り出し，両方の手袋に空気を入れ手袋を膨らませ，空気漏れがないことを確認する．

2）　装着；片方の手に手袋を装着し，手首方向にていねいに引っ張り，指先までフィットさせる．もう片方の手袋に指先を入れ，手首方向にていねいに引っ張り，指先までフィットさせる．その際に，手首や袖口の汚染が起こらないような装着を心がける．病原体を扱う場合には，二重手袋が望ましい．

3）　外し方；実験中に汚染した場合や作業終了時の手袋の外し方を図 3.3 に示したが，特に指先が袖口に触れないよう注意する．

4）　廃棄；外した手袋は，速やかに滅菌バッグあるいは滅菌缶に入れ，オートクレーブ後，廃棄する．次亜塩素酸ナトリウム液で消毒する場合には，汚物缶中に数日間置いてから廃棄する．

（ⅱ）　マスクの装着（図 3.4）：マスクは，作業中に落ちないように，ひもやゴムでしっかりとした位置に固定し，顔とマスクの間に隙間ができないように装着する．呼吸器系より感染するおそれの高い病原体を取り扱う場合は，N 95 マスクを装着する．

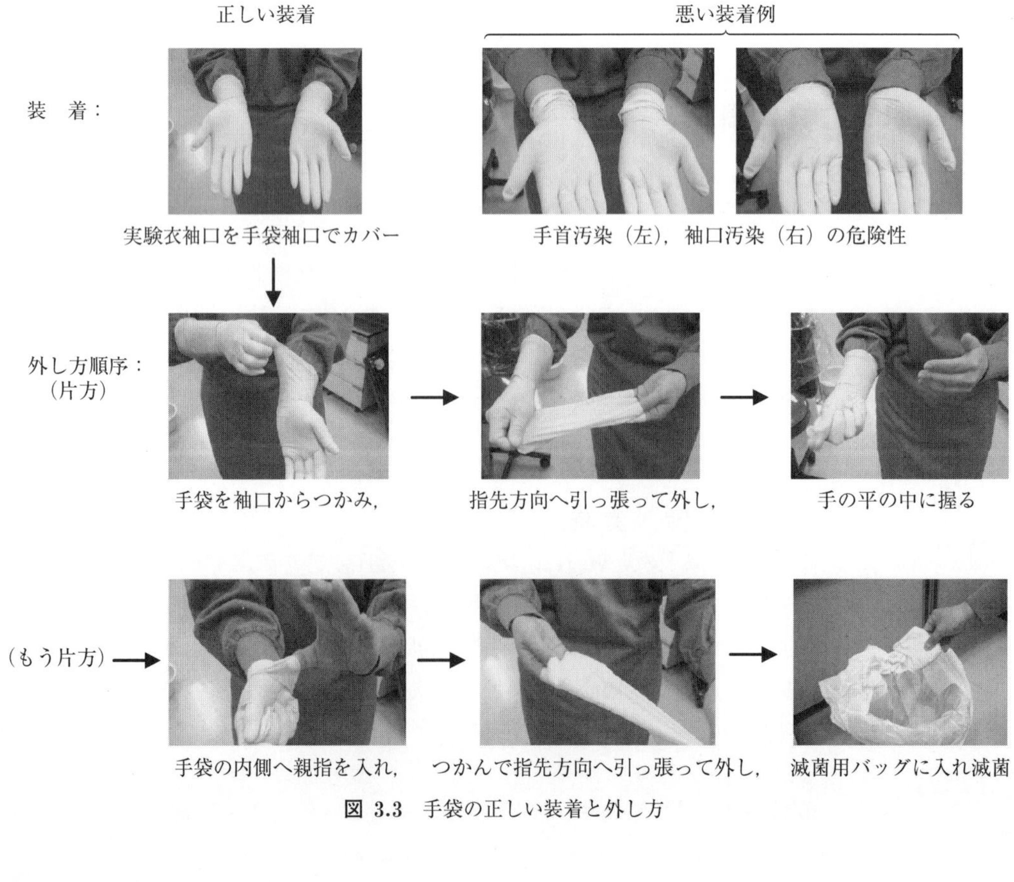
正しい装着
悪い装着例
装　着：
実験衣袖口を手袋袖口でカバー
手首汚染（左），袖口汚染（右）の危険性
外し方順序：
（片方）
手袋を袖口からつかみ，
指先方向へ引っ張って外し，
手の平の中に握る
（もう片方）
手袋の内側へ親指を入れ，
つかんで指先方向へ引っ張って外し，
滅菌用バッグに入れ滅菌

図 3.3　手袋の正しい装着と外し方

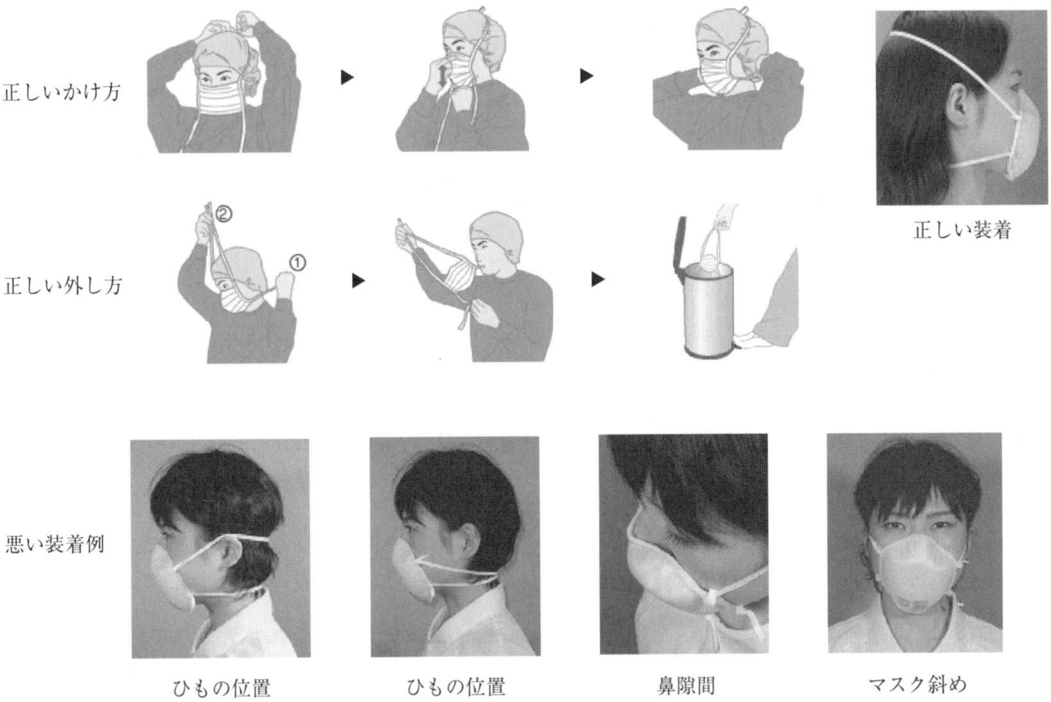

図 3.4　マスクの正しいかけ方と外し方（スリーエムヘルスケア(株)，興研(株) の資料より）

3.3.2　実 験 作 業 時

a.　安全キャビネットの使用

① BSL-1 であっても，エアロゾルを発生する操作や日和見感染のおそれがある病原体の取扱い時は安全キャビネット内で作業する．

②病原体の一次容器を開封する操作は，すべて安全キャビネット内で行う．

③病原体を接種したシャーレやマイクロプレートの観察は，安全キャビネット内で行う．

b.　汚染物と非汚染物の処理

①病原体で汚染された器具と非汚染器具の廃棄場所を一緒にしない．

②病原体汚染物は，実験終了後，速やかにオートクレーブ滅菌あるいは消毒剤処理をする．

③非汚染物が汚染物と混ざったおそれがある場合は，すべてオートクレーブ滅菌する．

c.　病原体の持ち運び

①室内であっても病原体を一次容器のまま持ち運ばない．必ず試験管立て等のラックに入れ，両手で持ち運ぶ．

② BSL-2 以上の病原体は，移送容器の中に入れ，両手で運ぶか，トレー等の台車を用いて運ぶ．

3.3.3 実験終了後退出時

1) 実験に使用した器具の整理整頓，実験台の消毒，床の清掃・消毒，履物の消毒をきちんと行う．

2) 汚染物の消毒，滅菌処理をきちんと行う．

3) 手指消毒：手指消毒は衛生管理の基本であるにもかかわらず，実験者任せになっていることが意外に多い．手指を介した汚染・感染の危険性が高いことを自覚し，理に適った手指消毒技術を習得し実践しなければならない．

具体的には，実験室の出入口付近にアルコール性擦式消毒剤を置き，図 3.5 のように消毒薬を適量手の平にとり，手の平，指の間，手の甲，親指，手首にすり込む．ぱたぱたと手を振って速く乾かそうとすると，完全な消毒ができない．また，ノロウイルスのようにアルコール擦拭剤では効きにくい病原体があることに注意する．なお，使用期限が過ぎた手指消毒剤は使わないこと．

4) 手洗い（衛生的手洗い）：かつては洗面器のような器に消毒液を入れて使い回すベースン法も行われていたが，消毒剤に耐性を示す MRSA 等の出現の結果，ベースン法は使われなくなった．現在は流水による手洗いとアルコール製剤による擦拭法が行われている．手洗いで注意すべきことは，個人任せにして自己流の手洗いをしてはいけないことである．組織単位で手洗い手技の訓練プログラムをつくり，その習得と実施に努め，ルール化することが望ましい．

手指消毒のための手洗い[7]は，一般的（日常的）手洗い（social hand-washing），衛生（学）的手洗い（hygienic hand-washing）及び手術時手洗い（surgical hand-washing）に分けられている．一般的（日常的）手洗いは手指の汚れと通過菌の除去，衛生的手洗いは通過菌の除去・殺菌，手術時手洗いは通過菌の除去・殺菌と常在菌の低減を目的とする．通過菌とは，非常在菌，すなわち実験等の際に付着する汚染菌を意味する．常在菌は皮膚深部に生息する病原性の低い菌が主体で，表皮ブドウ球菌（*Staphylococcus epidermidis*）や *Propioni-*

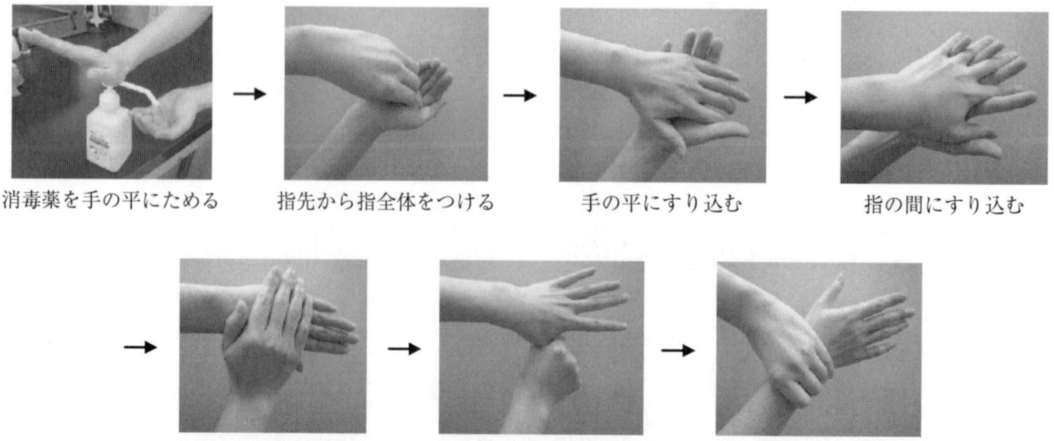
消毒薬を手の平にためる
指先から指全体をつける
手の平にすり込む
指の間にすり込む
手の甲にすり込む（反対側も）
親指に次いで手首にねじるようにすり込む（反対側も）

図 3.5 アルコール擦式剤による手指消毒法（文献6）を改変）

bacterium acnes 等である．

実験室での手指消毒は，衛生的手洗いが基本である．衛生的手洗いは，洗い残しのないように行うことが肝要であるが，一般的に手の平や甲はよく洗われるが，指の間，親指の付け根，指先，爪先，手首などの洗い方が不十分になりがちなことが知られている（特に爪先）．それをふまえた効果的な手洗い手技（図3.6）が確立されており，手順に従って各ステップを数秒かけて行う．WHOの実験室バイオセーフティ指針[8]では10～15秒以上かけて行うと示されているが，わが国の食品分野では，液体石けんを用いて図3.6の手順で約30秒かけて行うことが推奨されている[9,10]．なお，手技の確立には，蛍光剤を用いて手洗いし，蛍光の残り具合によってチェックする方法がある．手順に従って洗った後，石けんは流水でよく落とした後，ペーパータオルで十分にふき取る．非接触で止水できない蛇口の場合，洗浄消毒後の手指を再汚染しないためには，手首かひじで閉める（アーム式の場合）か，あるいは蛇口の栓をペーパータオルで覆って閉める．

なお，図3.6の手順に従って液体石けん（非薬用）で手を洗っただけでは，汚れはとれるが菌の除去は十分でないことが多い（図3.7参照）．したがって，液体石けんで手洗い後，ペーパータオルでふき取ってから速乾性のアルコール剤による手指擦拭が行われる．手指消毒用のアルコール剤には，第四級アンモニウム塩（塩化ベンザルコニウム：ウエルパス等），クロルヘキシジン（ヒビスコール液A等），あるいはポビドンヨード（PVI）を添加しているものが用いられている．これは，アルコールの速攻的な殺菌作用と添加消毒薬の持続的な殺菌作用といった特有の効果を期待したものである．なお，アルコールは手荒れを引き起こすので，皮膚保護剤が添加されている．要注意なことは，例えばノロウイルスのようにアルコールや第四級アンモニウム塩，あるいはクロルヘキシジンがあまり

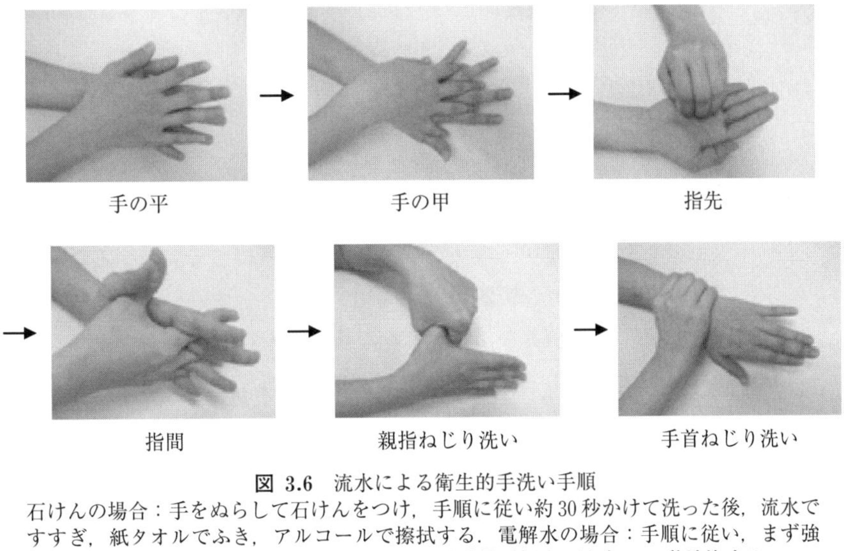

図 3.6　流水による衛生的手洗い手順
石けんの場合：手をぬらして石けんをつけ，手順に従い約30秒かけて洗った後，流水ですすぎ，紙タオルでふき，アルコールで擦拭する．電解水の場合：手順に従い，まず強アルカリ性電解水の流水で15秒洗い，続いて強酸性電解水の流水で15秒洗浄する．

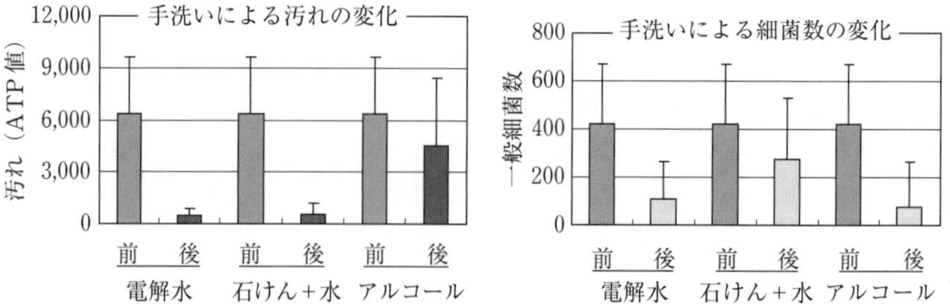

図 3.7　電解水，石けん及びアルコール製剤による手指洗浄の汚れ除去と除菌の効果（n 数＝約 60）

効果的でないウイルスや細菌がいることである．さらに，MRSA 等の中には消毒薬耐性を獲得しているものがあるので注意しなければならない．

文　　献

1）化学同人編集部編，新版 実験を安全に行うために，p. 1，化学同人（1993）．
2）バイオメディカルサイエンス研究会編，バイオセーフティの事典―病原微生物とハザード対策の実際―，pp. 4-55，みみずく舎/医学評論社（2008）．
3）北村　敬，小松俊彦監訳，実験室バイオセーフティ指針（WHO，第 3 版），pp. 5-82，バイオメディカルサイエンス研究会（2006）．
4）日本細菌学会編，病原体等安全取扱・管理指針，pp. 1-11，日本細菌学会（2008）．
5）松田和久訳，職業感染制御研究会監訳，針刺し事故防止の CDC ガイドライン―職業感染事故防止のための勧告―，p. 11，メディカ出版（2001）．
6）大野義一朗監修，感染対策マニュアル，pp. 2-36，医学書院（2007）．
7）小林寛伊編，改訂 消毒と滅菌のガイドライン，pp. 22-26，へるす出版（2004）．
8）北村　敬，小松俊彦監訳，実験室バイオセーフティ指針（WHO，第 3 版）p. 90，バイオメディカルサイエンス研究会（2006）．
9）薄井香織，他，防菌防黴，**34**，371-376（2006）．
10）2009 年度食品衛生指導員巡回指導資料，pp. 6-7，日本食品衛生協会（2009）．

3.4　消毒と滅菌

バイオセーフティ実験室で仕事をする人は，取り扱う微生物等の危険度を理解し，理に適った取扱い技術を十分に習得して実践することに加えて，同じ設備や機器・器具を複数の人が共用することを念頭におき，実験室の衛生管理や，実験終了後の確実な消毒や滅菌を実施しなければならない．ここでは，実験室においてよく使用される消毒剤を中心に消毒について述べるとともに滅菌について概説する．

3.4.1　消毒と滅菌の概念

消毒（disinfection）とは，病原微生物を減少あるいは減弱させて感染を防ぐための処理を意味し，非病原菌の残存・混入は問題としない．ちなみに，日本薬局方（第14改正）[1]では，「人畜に対して有害な微生物又は目的とする対象微生物だけを殺滅すること」，WHO実験室バイオセーフティ指針（第3版，2004）[2]では，「微生物を殺すための物理的あるいは化学的手段．必ず胞子（芽胞）を殺すということではない」と書かれている．

CDCガイドライン（1985年）[3]では，処理可能な微生物に基づき高水準，中水準及び低水準に区分し，以下のように規定している．高水準消毒（high-level disinfection）は，大量の芽胞を除き，すべての微生物を殺滅する．中水準消毒（intermediate disinfection）は，芽胞以外の菌をすべて殺滅する（なかには殺芽胞性のものがある）．低水準消毒（low-level disinfection）は，芽胞，結核菌等の抵抗性菌，消毒剤耐性菌を除き，殺滅する．

表3.1は，用途に応じて消毒剤に求められる事項を要約したものである．物性，有効性，安全性及び利便性がキーワードで，12項目が留意（チェック）事項となっている．近年は，有効性とともに安全性（人体と環境に対する安全性及び耐性菌の低出現頻度）が重視されている．なお，消毒剤という言葉は，英語のdisinfectant（生体以外に適用）とantiseptic（生体に適用）を包含している．

消毒に関連する用語として，殺菌と除菌がある．殺菌は，紫外線殺菌やオゾン殺菌のように，微生物にダメージを与えて生命（増殖）力を奪うことを意味し，完全殺菌は滅菌と同義ということができる．除菌は，科学的には液体や気体中の微生物をフィルター等で物理的に除去すること（filtration）を指すが，行政的（日本）には未認可の殺菌剤による微生物処理（decontamination）を指している．

一方，滅菌は芽胞を含むすべての微生物を殺滅することを意味する．乾熱や高圧蒸気（オートクレーブ）等の加熱，γ線や電子線の照射，ろ過，あるいは酸化エチレンや過酸化水素プラズマ，ホルムアルデヒド等のガスによる方法がある．

表 3.1 用途に応じて消毒剤に求められる事項

	事項	手術	手洗い	器具
物性	水に対する溶解性	○	○	○
	不快な臭気や色のないこと	△	○	○
有効性	広範囲な有効性	○	○	○
	効果の持続性	○	—	—
	タンパク質による効力低下	○	○	○
安全性	人体に対する安全性	○	○	△
	消毒対象器材への影響	—	—	○
	廃棄処理方法の容易性	—	○	○
	廃棄に伴う環境への影響	○	○	○
	耐性菌の出現頻度	○	○	○
利便性	使用方法の簡便性	○	○	○
	経済性	—	△	△

○：必要，△：要考慮，—：不要．

3.4.2　消毒剤の種類と活性

表3.2は，高水準，中水準及び低水準の消毒剤の大まかな抗菌スペクトル（抗菌範囲）を示している．一般的に消毒剤に対して，一般細菌，酵母真菌，糸状真菌，ウイルス・結核菌，芽胞細菌の順に抵抗性であるが，高水準及び中水準の消毒剤は広範囲の抗菌スペクトルを示す．すなわち，グルタラール（グルタルアルデヒド），フタラール（オルトフタール酸），過酢酸といった高水準消毒剤は，すべてに有効である．通常，これらは医療分野において内視鏡の洗浄消毒に使われる．中水準消毒剤には，次亜塩素酸ナトリウム，消毒用エタノール，ポビドンヨード，過酸化水素など実験室でもよく使われるものが含まれ，芽胞菌に対する効果が高水準消毒剤より劣るものの，それ以外に対しては広く有効性を発揮する．低水準消毒剤の塩化ベンザルコニウム（第四級アンモニウム塩）やクロルヘキシジンは，一般細菌に次いで真菌（酵母）に有効性を示すが，結核菌や芽胞菌には無効である．また，塩化ベンザルコニウム塩やクロルヘキシジンに対して耐性化したMRSA等が存在することにも留意すべきである[4)]．

ウイルスに関しては，一般的に脂質二重膜からなるエンベロープの有無（図1.4参照）によって消毒剤抵抗性が異なり，エンベロープのないものの方がより抵抗性である（表3.2）．塩化ベンザルコニウム（第四級アンモニウム塩）やクロルヘキシジン等の低水準消毒剤とクレゾール石けん液（結核に有効なので中水準に分類されている）は，エンベロープを有するウイルスにのみ有効である．高水準消毒剤と中水準消毒剤（クレゾール石けんを除く）はエンベロープの有無に関係なくウイルスに有効であるが，いくつかのエンベロープのないウイルスに対

表 3.2　消毒剤の抗菌スペクトル

レベル	消　毒　剤	一般細菌	結核菌	真菌	芽胞菌	ウイルス*1	
						なし	あり
高水準	グルタラール	○	○	○	○	○	○
	フタラール	○	○	○	○	○	○
	過酢酸	○	○	○	○	○	○
中水準	次亜塩素酸ナトリウム	○	○	○	△	○	○
	次亜塩素酸水*2	○	○	○	△	○	○
	消毒用エタノール	○	○	○	×	△	○
	ポビドンヨード	○	○	○	×	○	○
	過酸化水素	○	○	○	△	○	○
	クレゾール石けん液	○	○	△	×	×	○
低水準	両面界面活性剤	○	△	△	×	×	○
	第四級アンモニウム塩	○	×	△	×	×	○
	クロルヘキシジン	○	×	△	×	×	○

○：有効，△：限定的有効，×：無効．

*1　エンベロープ（脂質二重膜）の有無．有：ヘルペス，インフルエンザ，麻疹，風疹，HIV，SARSコロナ，日本脳炎，黄熱，デング，ムンプス，天然痘．無：アデノ，肝炎，狂犬病，ポリオ，コクサッキー，エコー，ロタ，ノロ，ハンタ，ラッサ，エボラ等．

*2　酸性電解水ともいわれ，食品添加物（殺菌料）指定のものは次亜塩素酸（有効塩素）を10～60 ppm含む．

して有効性が低いので注意を要する．例えば，HBV（B型肝炎ウイルス）はフタラールや過酢酸に抵抗性である．また，ノロウイルスに対してエタノールは有効性が低く，次亜塩素酸ナトリウム（sodium hypochlorite）も高濃度（有効塩素 0.1%＝1,000 ppm）でなければ十分な有効性を示さない[5]．なお，次亜塩素酸水（hypochlorous acid water）[6]は，化学的に次亜塩素酸ナトリウムと同類であるが，酸性のため活性成分比率が高く，低有効塩素濃度ながら 0.1% の次亜塩素酸ナトリウムに匹敵する殺菌活性，抗ノロウイルス活性（ネコカリシウイルス）を示す[7]．

図 3.8，3.9 は，次亜塩素酸ナトリウム希釈液と次亜塩素酸水の関係を示している．次亜塩素酸ナトリウムは，高濃度（市販製品 4% 以上）のものを用途に応じて希釈して使用するが，図 3.8 に示すように，pH 7.5 以上のアルカリ性で有効塩素濃度は 100 ppm 以上である．その際の有効塩素の成分は，図 3.9 にみられるように，90% 以上が殺菌活性の微弱な次亜塩素酸イオン（OCl^-）で，殺菌成分である次亜塩素酸（欧米では HOCl，日本では HClO と表記）は 10% 以下である．一方，次亜塩素酸水（酸性電解水）は，概念的に pH 2.2～7.5 で有効塩素濃度が 10～100 ppm の範囲（図 3.8）のものであるが，有効塩素の 90% 以上が HOCl（図 3.9）であるため，1,000 ppm の次亜塩素酸ナトリウムと同等以上の殺菌活性（特に糸状真菌に高活性）を示すことで特徴づけられる（なお，次亜塩素酸ナトリウム液に塩酸等を加えて pH を中性～酸性にすると，HOCl の比率が急増し殺菌活性が著しく高まる）．次亜塩素酸水という名称は，強酸性電解水（pH 2.7 以下：有効塩素濃度 20～60 ppm）と微酸性電解水（pH 5.0～6.5：有効塩素濃度 10～30 ppm）が食品添加物（殺菌料）に指定されたときに命名された．電解装置を用いて食塩水（0.2% 以下）や塩酸水（2～6%）を電解することによって生成し，希釈せずにそのまま使用する．ただし，有効塩素濃度が低いため有機物汚染があると容易に反応し効果が著減するので，次亜塩素酸水の殺菌力を有効に発揮させるには，汚染有機物を除去してから流水使用する[7]．

次亜塩素酸が殺菌成分である消毒剤としては，ジクロロイソシアヌル酸ナトリ

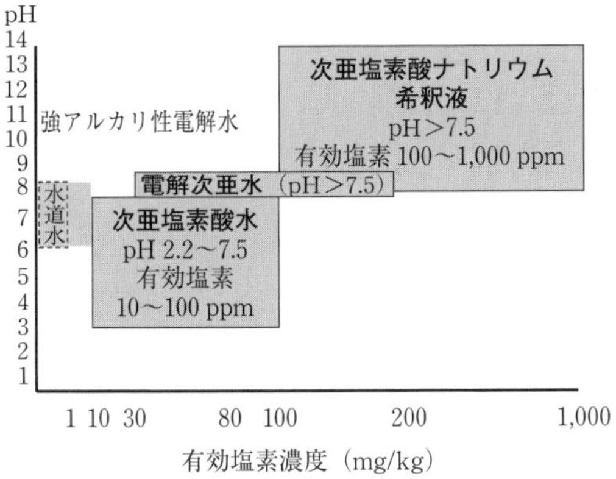

図 3.8 次亜塩素酸ナトリウムと次亜塩素酸水の関係

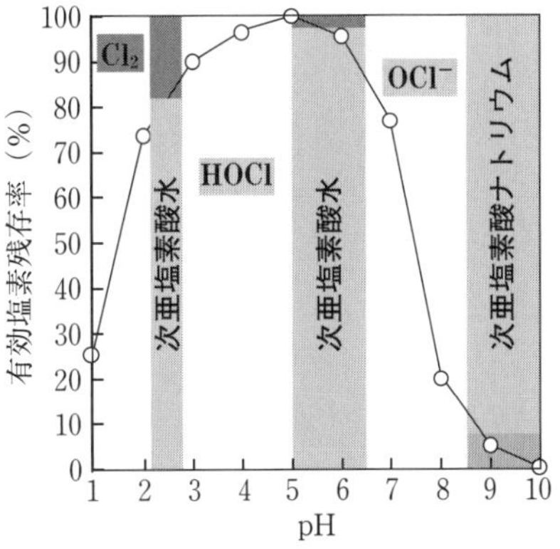

図 3.9 次亜塩素酸ナトリウムと次亜塩素酸水における次亜塩素酸（HOCl）の存在比率

ウムもある．この化合物は水と反応すると1分子から HOCl を2分子生じ，次亜塩素酸ナトリウムと同様の抗菌スペクトルを示す．塩素系の殺菌剤としてはこのほかに二酸化塩素があるが，用途は飲料水消毒が主である．

次亜塩素酸ナトリウムや次亜塩素酸水は，耐性菌の出現がこれまでなく，次亜塩素酸から生ずるヒドロキシラジカル・OH が核酸，タンパク質，細胞膜に多面的に作用するという作用機序をふまえると，今後も耐性菌の出現はきわめて起きにくいとされている[7]．

ポビドンヨード（PVI）も，次亜塩素酸ナトリウムと同様の抗菌スペクトルを示す．その殺菌主因は水溶液中で PVI から生ずる遊離ヨウ素（I_2）であるが，PVI 濃度が高いとヨウ素は解離しにくいので，10％ のものを 100 倍希釈して 0.1％ としたときに，遊離ヨウ素濃度は最高（24 ppm）になることが知られている．PVI も有機物の多い場合はそれを除去してから作用させる必要がある[8]．

エタノールは，タンパク質変性や溶菌等の作用により広範な消毒効果を示す（表 3.2）が，ノロウイルスやエンテロウイルスなどエンベロープのないウイルスにはあまり効果的ではない．70～80％ が最も効果的というエビデンスがあり，消毒用エタノール（エタノールに精製水を 76.9～81.4 vol％ 加えたもの）または自己調製した 70～80％ エタノールを使用するが，水分の多い（状態の）ものに使用すると希釈され，効果は低下することに留意する．

過酸化水素は，7.5％ や 3％ の溶液が使用されている．広範囲の抗菌スペクトルを示し，7.5％ 溶液は 20℃, 60 分間，浸漬使用する（6 時間で芽胞を殺菌できる）．3％ 過酸化水素はオキシドール（オキシフル）で，カタラーゼによって分解しなければウイルスにも有効である．

表 3.3 には，病原体レベルに応じてよく使用されている消毒法を要約した．次亜塩素酸ナトリウム（NaClO），消毒用エタノール（EtOH），グルタルアルデヒド（GA）は，レベル 2～4 の病原体すべてに使用されている．レベル 2 の病原体に対しては，上記に加えて 2.5％ ポビドンヨード，0.3％ 過酢酸，3％ 過酸化水素，第四級アンモニウム塩，両面界面活性剤及び熱水が使われている．

表 3.3　病原微生物の不活性化・消毒と滅菌の一般的方法（文献 9）より作成）

病原体レベル	不活化・消毒	滅　菌
2（ウイルス・細菌・真菌）	0.02～1％ 次亜塩素酸ナトリウム，消毒用エタノール，2％ グルタルアルデヒド：30～60 分，2.5％ ポビドンヨード，0.3％ 過酢酸，3％ 過酸化水素，第四級アンモニウム塩，両面界面活性剤，熱水（80～100℃，10 分）	オートクレーブ（121℃，15 分）
3（ウイルス・細菌・真菌）	0.02～1％ 次亜塩素酸ナトリウム：10～60 分，消毒用エタノール：60 分，0.5～2％ グルタルアルデヒド：60 分	オートクレーブ（121℃，15 分）
4（ウイルス）	0.05～1％ 次亜塩素酸ナトリウム：10～60 分，消毒用エタノール：60 分，0.5～4％ グルタルアルデヒド：60 分	オートクレーブ（121℃，15 分）

目的に適う消毒剤を十分量浸した清潔な布等を用いて消毒対象を清拭する．消毒対象が液体の場合は，十分量の消毒剤を混入し，10分以上静置する．空中や床等に噴霧することもあるが，噴霧は不確実な消毒法である．ただし，実験台の全面をぬれるほど噴霧した場合は効果が期待できる．

3.4.3 消毒剤の使用対象適性

消毒剤の使用にあたっては，殺菌適正に加えて使用対象に対する消毒剤の安全性あるいは有害性を考慮しなければならない．表3.4は消毒剤の使用対象適正を示しているが，低水準消毒剤が最も使用対象が広く，高水準消毒剤が最も限られており，殺菌力の強さと裏腹の形になっている．低水準消毒剤は排泄物処理を除いて環境（床や机等），器具，手指，粘膜に使用できるが，高水準消毒剤の使用対象は器具中心である．中水準消毒剤の中では，次亜塩素酸水の使用対象が最も広く，次亜塩素酸ナトリウムが使用できない金属器具，手指・粘膜にも使用できる．ポビドンヨードは器具や排泄物に向かず，エタノールは粘膜や排泄物に使われない．なお，エタノールはフェノールが皮膚に接触したときフェノールの中和に有効である．過酸化水素は眼科器材への使用がほとんどで，実験室ではあまり使用されていないが，ユニークな使用として恒温水槽に0.1%程度になるよう加えておくと，かなりの期間，水槽を清潔に保つことができる．

手指消毒に使用できるのは，低水準消毒剤や中水準消毒剤である．エタノールは第四級アンモニウム塩やクロルヘキシジンと組み合わせて手指消毒に用いられることが多い（速乾性アルコールローション：ウエルパスやヒビスコール液A）．ポビドンヨード[10]もエタノールとの組み合わせで手指消毒に使われる．クレゾール石けん液（フェノール類）は，0.5～1%の濃度で手指消毒に使えることになっているが，フェノール類として5 ppm（0.0005%）の排水規制があるため，病院において排泄物の消毒や結核菌の消毒が必要な場合にしか使われていな

表 3.4 消毒剤の使用対象適性

レベル	消毒剤	環境	金属器具	非金属器具	手指皮膚	粘膜	排泄物汚染
高水準	グルタラール	×	○	○	×	×	△
	フタラール	×	○	○	×	×	×
	過酢酸	×	△	○	×	×	×
中水準	次亜塩素酸ナトリウム	○	×	○	×	×	○
	次亜塩素酸水	○	△	○	○	△	△
	消毒用エタノール	○	○	○	○	×	×
	ポビドンヨード	×	×	×	○	○	×
	過酸化水素	△	○*	×	×	×	×
	クレゾール石けん液	△	×	×	×	×	○
低水準	両面界面活性剤	○	○	○	○	○	△
	第四級アンモニウム塩	○	○	○	○	○	△
	クロルヘキシジン	○	○	○	○	×	×

○：可，△：条件付き可，×：不可．
* 眼科用器材．

い．次亜塩素酸ナトリウムはアルカリ性のため，皮膚・粘膜に害を及ぼすので手指の消毒には用いられないが，次亜塩素酸水は酸性で低濃度であり，皮膚・粘膜への影響が少ないので，手洗いに使用できる（3.3 節参照）．

3.4.4 消毒剤の安全性と有害性

一般的に，殺菌力の高さと毒性の強さは相関するといわれている．低水準，中水準，高水準の順に消毒剤の毒性は高くなる．高水準消毒剤では，グルタラールは，肺や気管支に局所的炎症や中枢神経障害（めまい，無気力，運動失調），皮膚過敏症（発疹，発赤）を起こす．内視鏡の洗浄消毒従事者の中には，長期にわたってミストを吸い込むことによる健康障害を起こす例が報告されている．過酢酸は粘膜刺激性があり，蒸気が眼や呼吸器系に障害を与える．中水準消毒剤では，次亜塩素酸ナトリウムは，アルカリ性のために接触性皮膚炎を起こし，また塩素による呼吸器刺激障害を起こす．誤って目に入った場合は，水道水で流水洗浄する．次亜塩素酸水は，酸性で低有効塩素濃度のため人の全身を洗っても健康障害は起きないほど安全性が高い．ポビドンヨードも安全性が高く，実験室的消毒においては過敏症（発疹）や接触皮膚炎がまれに報告される程度である．エタノールは，脱脂作用による手荒れや可燃性であることに留意する．低水準消毒剤では，第四級アンモニウム塩で発疹など皮膚過敏症状や粘膜刺激症状，両性界面活性剤で粘膜刺激症状が知られている．

消毒対象に対する注意事項として，金属腐食性がある（表 3.5）．酸化力の強い塩素系消毒剤は注意を要する．

表 3.5　消毒剤の有機物による不活性化と金属腐食性

有機物による不活性化		金属腐食性	
されやすい ↑	次亜塩素酸水	強い ↑	過酢酸
	次亜塩素酸ナトリウム		次亜塩素酸ナトリウム
	ポビドンヨード		次亜塩素酸水
	過酢酸		ポビドンヨード
	塩化ベンザルコニウム		クロルヘキシジン
	クロルヘキシジン		塩化ベンザルコニウム
	両性界面活性剤		両性界面活性剤
	グルタラール	↓ 弱い	グルタラール
↓ されにくい	クレゾール石けん液		

3.4.5 滅　　菌

滅菌法には，乾熱や高圧蒸気（オートクレーブ）等の加熱，γ 線や電子線の照射，ろ過，あるいは酸化エチレンや過酸化水素プラズマ，ホルムアルデヒドやオゾン等のガスによる方法があるが，実験室作業者による滅菌は加熱による方法が一般的である．

湿熱に対して微生物は一般的に，内生芽胞のないグラム陰性細菌や陽性細菌は比較的低温（60°C, 30 分）で死滅するが，芽胞をもつ細菌（*Bacillus* や *Clost-*

ridium 系統）は耐熱性なので高圧蒸気滅菌をしなければならない．高圧蒸気滅菌の条件は，115°C, 30 分，121°C, 20 分，126°C, 15 分，130°C, 10 分とされている．熱が浸透しにくいものや耐熱性のものは，より長時間処理する．オートクレーブの性能チェックは定期的に行うが，指標菌として *Geobacillus stearothermophilus* が用いられる．ガラス器具や金属器具など耐熱性のものの滅菌は，乾熱で行うことができる．基本的な条件は，180°C, 1 時間以上とするのが一般的である．

一方，各種ガスはクリーンルーム等の滅菌に用いられるが，ここではホルムアルデヒドやオゾンについて簡潔に紹介する（全体的なことについては文献 11）を参照）．ホルムアルデヒド（HCHO）ガス滅菌は，古くから使われてきた．タンパク質の変性を起こすアルキル化剤である（ホルマリンは HCHO の 37% 水溶液）．HCHO は浸透力が強く，対象素材の内部まで滅菌できるが，これは，酸化エチレン（EO）ガスや γ 線による滅菌と同様である．ただし，HCHO は毒性が高く，0.08 ppm 以下という残留濃度制限があり，これをクリアすることは難しい．

オゾン（O_3）ガスや過酸化水素（H_2O_2）は HCHO 燻蒸に代わる滅菌剤として開発されてきた．これらの滅菌因子は OH ラジカル（·OH）である．オゾンガスは，細菌，カビ，酵母など広範な微生物に殺菌作用を示すが，湿度，温度，pH によって影響を受ける．十分な殺菌作用には 80% 以上の相対湿度が必要であり，高温ほど高くなる（あまり高温になると分解）．半減期は，20°C で 12～14 時間である．8% オゾンガス濃度，湿度 90%, 25°C の条件で，EO ガス 650 mg/L（55°C）の 4～5 倍の滅菌効果が得られているが，浸透力は EO ガスよりも劣る．オゾンの毒性の最少濃度は 0.4 ppm で，現場での残留濃度を 0.1～0.2 ppm に設定しているところが一般的である．

文　献

1) 厚生労働省，第 14 改正日本薬局方（2001）．
2) 北村　敬，小松俊彦監訳，実験室バイオセーフティ指針（WHO，第 3 版）pp. 80-94，バイオメディカルサイエンス研究会（2006）．
3) 小林寛伊編，改訂 消毒と滅菌のガイドライン，pp. 7-133，へるす出版（2004）．
4) 笹津備規，日本細菌学雑誌，**51**，755-765（1996）．
5) 森　功次，他，感染症学雑誌，**80**，496-500（2007）．
6) 官報第 3378 号，平成 14 年 6 月 10 日，厚生労働省令第 75 号・厚生労働省告示第 212 号，次亜塩素酸水（Hypochlorous Acid Water）．
7) 堀田国元，機能水研究，**5**，1-8（2010）．
8) バイオメディカルサイエンス研究会編，バムサ消毒・滅菌シリーズ 1，ポビドンヨード製剤の適正使用に関するガイドブック Q&A，バイオメディカルサイエンス研究会（2009）．
9) バイオメディカルサイエンス研究会編，バイオセーフティの事典―病原微生物とハザード対策の実際―，医学評論社（2008）．
10) 岩沢篤郎，中村良子，機能水医療研究，**1**，1-8（1999）．
11) 新谷英晴，*Pharm. Tech. Jpn.*，**26**，1625-1631（2010）．

3.5　感染防護具と安全機器

3.5.1　感染防護具（バイオハザード対策用個人防護具）の有用性

バイオハザード対策の基本として，病原体取扱い時に，作業者自身が病原体に曝露されないこと，すなわち作業者が病原体と接触あるいは吸入することを防止することが重要である．病原体の感染ルートを遮断し，被曝量を最少にするために個人防護具（personal protective equipment：PPE，個人用曝露防止器具）ならびに安全機器，器具の使用が有効である．

病原体の感染経路は表3.6のように大別できる．粘膜系（眼粘膜，口腔，鼻腔，性器等）は多くの病原体にとって易感染部位である．呼吸器系も同様であり，さらに呼吸器感染する病原体は少量でも感染が成立する傾向もある．

表 3.6　病原体の感染形態

接触感染	保菌者との直接接触や，接触した物品や排泄物，吐物等に含まれる病原体が付着し，それに接触することや経口摂取することによる感染	MRSA，VRE，大腸菌O157感染症など多くの病原体
飛沫感染	患者が咳，くしゃみ，喀痰，会話等をするとき，病原菌が細かい水滴とともに周囲に飛び散り，これを吸入したヒトに呼吸器系の感染が起こる．直径5 μmより大きい粒子で，せいぜい数mの範囲で感染するものをいう	髄膜炎，肺炎（ジフテリア菌，マイコプラズマ，百日咳），ウイルス感染症（アデノウイルス，インフルエンザウイルスによる感染症，流行性耳下腺炎，風疹）等
空気感染	病原微生物を含む直径5 μm以下の飛沫核が長時間空中を浮遊して，空気の流れにより離れた場所まで飛散して感染を起こすことをいう．ヒトからヒトへの感染のみならず，環境からヒトへの感染も考慮する必要がある	結核，麻疹，水痘，レジオネラ肺炎（一次感染）
病原菌媒介生物による感染	蚊，ハエ，ネズミ，その他の害虫によって伝播するもの	マラリア，黄熱病，日本脳炎，発疹チフス，ワイル病，フィラリア症等

3.5.2　バイオハザード対策用個人防護具とは

病原体の直接接触防止及び呼吸器からの吸入防止には，防護すべき部位のラッピングが有効である．

バイオハザード対策用個人防護具（以下，バイオハザード対策用PPE）の基本構成は，全身や特定汚染部分をカバーする防護服や手袋等と呼吸用保護具の組み合わせである．

a.　バイオハザード対策用防護服

バイオハザード対策用防護服には，全身を包み込む全身防護服や非全身形の部分防護服があり，特定汚染部分をカバーする部分防護具を併用することもある．

全身防護服には，気密服，陽圧服，密閉服がある．気密服は，空気の送風方式

表 3.7　バイオハザード対策用防護具関係規格

既存 ISO	対応する JIS	規格名称（英文は ISO 規格，日本語は JIS 規格のタイトル）
	JIS T 8122:2007	生物学的危険物質に対する防護服—種類及び試験方法（＊対応する ISO 規格なし） JIS 規格の英文タイトル：Protective clothing for protection against hazardous biological agents—Classification and test methods
ISO 16603:2004	JIS T 8060:2007	Clothing for protection against contact with blood and body fluids—Determination of the resistance of protective clothing materials to penetration by blood and body fluids—Test method using synthetic blood（血液及び体液の接触に対する防護服—防護服材料の血液及び体液に対する耐浸透性の求め方—人工血液を用いる試験方法）
ISO 16604:2004	JIS T 8061:2010	Clothing for protection against contact with blood and body fluids—Determination of resistance of protective clothing materials to penetration by blood-borne pathogens—Test method using Phi-X 174 bacteriophage（血液及び体液の接触に対する防護服—防護服材料の血液媒介性病原体に対する耐浸透性の求め方—Phi-X 174 バクテリオファージを用いる試験方法）
ISO 22609:2004	JIS T 8062:2010	Clothing for protection against infectious agents—Medical face masks—Test method for resistance against penetration by synthetic blood (fixed volume, horizontally projected)（感染性物質に対する防護服—フェイスマスク—人工血液に対する耐浸透性試験方法（一定量，水平噴出法）
ISO 22610:2006		Surgical drapes, gowns, and clean air suits, used as medical devices, for patients, clinical staff and equipment—Test method to determine the resistance to wet bacterial penetration
ISO 22612:2005		Clothing for protection against infectious agents—Test method for resistance to dry microbial penetration
ISO 6529:2001	JIS T 8030:2005	Protective clothing—Protection against chemicals—Determination of resistance of protective clothing materials to permeation by liquids and gases（化学防護服—防護服材料の耐透過性試験）
ISO 6530:2005	JIS T 8033:2008	Protective clothing—Protection against liquid chemicals—Test method for resistance of materials to penetration by liquids（化学防護服—防護服材料の液体化学物質に対する耐浸透性試験方法）
ISO 13982-1:2004	JIS T 8124-1:2004	Protective clothing for use against solid particulates—Part 1: Performance requirements for chemical protective clothing providing protection to the full body against airborne solid particulates (type 5 clothing)（固体粉塵に対する防護服—第 1 部：浮遊固体粉塵防護用密閉服（タイプ 5 化学防護服）の性能要求事項）
ISO 13982-2:2004	JIS T 8124-2:2008	Protective clothing for use against solid particulates—Part 2: Test method of determination of inward leakage of aerosols of fine particles into suits（固体粉塵に対する防護服—第 2 部：微粒子エアロゾルに対する全身化学防護服内部への漏れ率試験方法）
ISO 13994:2005	JIS T 8031:2010	Clothing for protection against liquid chemicals—Determination of the resistance of protective clothing materials to penetration by liquids under pressure（化学防護服—防護服材料の加圧下における耐液体浸透性試験）
ISO 16602:2007	JIS T 8115:2010	Protective clothing for protection against chemicals—Classification, labelling and performance requirements（化学防護服）
ISO 17491:2002（廃版）	JIS T 8032:2005	Protective clothing—Protective against gaseous and liquid chemicals—Determination of resistance of protective clothing to penetration by liquids and gases（化学防護服—防護服完成品の耐浸透性試験） ＊ ISO 17491:2002 は廃版．＊ JIS T 8032:2005 は，ISO 17491:2002 の MOD 規格 ＊ ISO 17491:2002 は，規格が 5 分割され，1，2，5 部は審議中，3，4 部は既発行
ISO 17491-3:2008		Protective clothing—Test method for clothing providing protection against chemicals—Part3: Determination of resistance to penetration by a jet of liquid (jet test)
ISO 17491-4:2008		Protective clothing—Test method for clothing providing protection against chemicals—Part4: Determination of resistance to penetration by a spray of liquid (spray test)
ISO 22608:2004	JIS T 8034:2008	Protective clothing—Protection against liquid chemicals—Measurement of repellency, retention, and penetration of liquid pesticide formulations through protective clothing materials（化学防護服—防護服材料の液状農薬に対する耐浸透性（反発性，吸収性及び浸透性）の測定方法）
	JIS T 8116:2005	化学防護手袋（＊対応する ISO 規格なし） JIS 規格の英文タイトル：Protective gloves for use against chemicals
	JIS T 8117:2005	化学防護長靴（＊対応する ISO 規格なし） JIS 規格の英文タイトル：Protective boots for use against chemicals

によって次の3種類がある．

自給式呼吸器を服内に装着した自給式呼吸器内装形気密服，自給式呼吸器を服外に装着した自給式呼吸器外装形気密服，及び服外から呼吸用空気をホースで送り込む送気式気密服（呼吸用保護具併用形を含む）である．

陽圧服は，自給式呼吸器や外部から呼吸用空気を供給し，衣服内を陽圧に保つ全身服であるが，袖や足元が開放型のものである．

密閉服は用途によって，液体ジェット防護用，液体スプレー防護用，微粒子防護用及びミスト防護用がある．また，形状によってカプセル形，フード付きカバーオール形，カバーオール形及び上下形等がある．

詳細については，JIS T 8122：2007（表3.7）を参照されたい．

b. 呼吸用保護具

呼吸器感染のリスクのある場合は，呼吸用保護具を用いる．一般的に使用されるろ過式呼吸用保護具には，防塵マスク，防毒マスク，PAPR（powered air purifying respirator，電動ファン付き呼吸用保護具）（図3.10，3.11）がある．サージカルマスクは，患者保護のためのみにデザインされており，作業者の呼吸防護用のものではない．

呼吸用保護具は，フィルターを交換することによりガス，蒸気，粒子あるいは微生物に対応できる．フィルターと呼吸装置の組み合わせが適正であることが必須である．呼吸用保護具は，作業者ごとに個別にフィットテストを行い，さらに

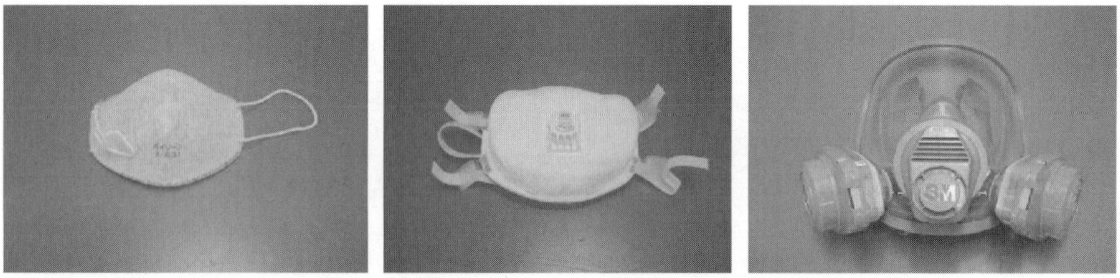

図 3.10　呼吸用保護具（左よりN95マスク，N95排気弁付きマスク，HEPA付き全面マスク）

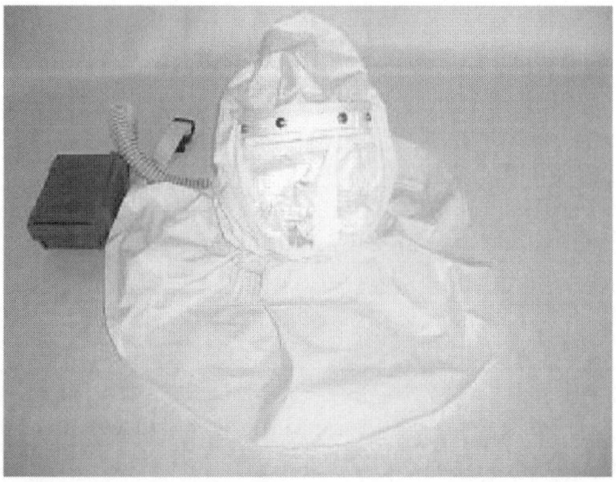

図 3.11　PAPR

実験室区域外では装着すべきではない．

3.5.3　バイオハザード対策用個人防護具の選択

バイオハザード対策用PPEの使用に際しては，リスクに応じた適切な防護性能を有する防護器具，防護服等を選択することが重要である．

防護対象とする病原体の感染ルート，感染量，粒子としての性質等を総合的に判断して選択する必要がある．そのためには，それぞれのバイオハザード対策用PPEの防護性能に関する情報を入手することが必須である．

a.　バイオハザード対策用個人防護具の防護機序

バイオハザード対策用PPEに求められる機能は，人体に接触あるいは吸入する病原体量を感染必要量（感染が成立する病原体の最少量）以下に制御することである．

一般的には，病原体は1個の粒子として考えてよいと思われる．そのため，バイオハザード対策用PPEに求められる主要な防護性能は，病原体の粒子としての浸透（penetration）防止機能である．浸透とは防護具の素材の間隙を粒子が通過することをいい，透過（permeation）は分子レベルの化学変化を伴って素材を通過することをいう．病原体の曝露防止には浸透防止機能が重要である．

b.　バイオハザード対策用個人防護具の性能

（i）　バイオハザード対策用防護服：防護服については，その構成材料（布）と縫合部，完成品のそれぞれにおいて，粒子浸透に対する防護機序の確立とその性能評価が必要である．特にマスクの場合よりも加圧下での浸透防止性能が要求され，対象液体の圧力，衣服内圧力，ひじ，ひざ等の動きに伴う圧力，物を持ち上げたり，押し付けたりする際の圧力等があげられる．また，液体等が防護服表面に長時間付着することもあり，長時間にわたる破過の有無を検証することも必要であろう．

現在バイオハザード対策用の防護服素材の規格としては，表3.7に示したものがある．防護服の材料等の性能に関する試験方法を定義したものが多い．現在のところ，バイオハザード対策用防護服の完成品の性能評価方法はいまだ確立されていないが，現状では化学防護服用の規格を応用することで対応も可能であろう．

（ii）　呼吸用保護具：呼吸用保護具には，作業環境空気中に浮遊する有害粒子をろ過して清浄化するフィルター方式のものや，清浄な呼吸空気を外部より供給するものがある．わが国の厚生労働省の防塵マスクの規格では，フィルター方式の使い捨て式マスクにDS 1，DS 2，DS 3，DL 1，DL 2，DL 3，取替え式防塵マスクにRS 1，RS 2，RS 3，RL 1，RL 2，RL 3がある．対象粒子が固体のものはDS，RS（食塩粒子）と標示され，液体のものはDL，RL（フタル酸ジオクチル粒子）と標示される．粒子捕集効率は，1（80％以上），2（95％以上）及び3（99.9％以上）に分類される（表3.8）．

結核対策用には米国CDCがNIOSHのN 95防塵マスクを，SARSコロナウイルス対策用にはNIOSHのN/R/P 95/99/100，CEのFFP 2/3，P 2防塵マス

表 3.8 国内防塵マスク規格

	規格	試験粒子	粒子捕集効率
取替え式マスク	RS1	固体粒子（食塩粒子）	80%以上
	RS2		95%以上
	RS3		99.9%以上
	RL1	液体粒子（フタル酸ジオクチル粒子）	80%以上
	RL2		95%以上
	RL3		99.9%以上
使い捨て式マスク	DS1	固体粒子（食塩粒子）	80%以上
	DS2		95%以上
	DS3		99.9%以上
	DL1	液体粒子（フタル酸ジオクチル粒子）	80%以上
	DL2		95%以上
	DL3		99.9%以上
	試験気流流量：85 L/min	試験粒子径（個数基準の幾何平均径） 固体粒子：0.06〜0.1 μm 液体粒子：0.15〜0.25 μm	粉塵濃度：質量基準，散乱光方式測定器で測定

クを推奨している．わが国では，RS 2/3，DS 2/3 がそれに相当する．病原体に対する防護性能を評価する際には，これらの防塵マスクとしての性能がそのまま応用できると思われる．

ただし，呼吸用保護具としてのいわゆる防護マスクと医療関係で用いるサージカルマスク（手術用マスク）とは使用状況とその条件，求められる機能が異なる．N 95 等は，作業者が空気中の粒子を体内に吸入しないためのマスクである．一方，サージカルマスクは手術時等に医療従事者が患者を汚染しないことと，同時に医療従事者が患者のもつ病原体に曝露されないことを目的としたものである．さらに，空気中の浮遊粒子のみならず血液等の液体の噴出や飛沫，漏れ等にも対応することも必要である．サージカルマスクの使用については，医療従事者（使用者）と患者との関係を考慮することが特に重要である．

3.5.4 バイオハザード対策用個人防護具の使用

バイオハザード対策用 PPE は，感染性エアロゾル，飛沫等の曝露や接種の危険性を最小にするための一次バリアーであり，作業内容によって防護服及び防護具を選択し，使い分ける．

汚染血液や体液等の直接接触を避けるには，手袋，防護服，ゴーグル，フェイスシールド等を着用する．足元を保護するための防護靴も重要である．これら手袋，防護服も，対象とする液体内に含まれる病原体の浸透防止機能が確立したものを選ぶ必要がある．またバイオ系の実験室においても，種々の化学薬品を使用することも多く，化学物質曝露に対する備えも必要である．

感染性エアロゾルは長時間空気中に漂い，気流によって拡散する．感染性エアロゾルの呼吸器からの吸入防止には，対象粒子に対する捕捉効率の確立した呼吸用保護具を使用することが大切である．

a.　防　護　服

感染性材料取扱い中は，防護服を着用すべきである．実験室を出る前に，防護服を脱衣し，さらに手を洗う．防護服は，実験室区域外で着用すべきではない．

b.　白衣，ガウン，カバーオール，プラスチックエプロン

白衣はすべてのボタンをかける．長袖の前着あるいはカバーオールは，白衣より防護効果が高く，微生物学実験や生物学的安全キャビネット（BSC）を用いた作業に適している．プラスチックエプロンは，液体に対してより強力な防護が必要な場合に，白衣やガウン等の上に着用する．いずれのものも実験室区域外で着用すべきではない．

c.　ゴーグル，安全眼鏡，フェイスシールド

作業内容によって，飛沫や飛来物等から眼と顔面の防護のために適切なものを選択し，使用する．ゴーグル，安全眼鏡あるいはフェイスシールドは，実験室区域外で装着すべきではない．

d.　手　　　袋

感染性材料を取り扱っているときには，常に手の汚染の可能性がある．使い捨てのラテックス，ビニールまたはニトリルの手袋が広く使用されている．感染材料の取扱い後，BSC 作業後及び実験室を退室する際には，手袋を廃棄し，さらに手を洗う．使用した使い捨て手袋は，感染性実験廃棄物として廃棄，処理する．

ラテックス手袋（特にパウダー付きのもの）は，皮膚炎や即時型過敏症等のアレルギーの発生も報告されており，注意が必要である．切創の危険性がある場合には，ステンレスメッシュの手袋を装着するが，針等の突き刺しは防護できないので注意を要する．手袋は，実験室区域外では装着しない．

e.　靴

足を衝撃や飛沫等から防護するために，つま先の開いていないものを使用する．使い捨ての靴カバーの使用も有用である．

3.5.5　安全機器，安全器具

感染性材料を取り扱う際には，感染性エアロゾルの発生防止と拡散防止に注意を払わねばならない．感染性エアロゾルは，通常の実験操作（感染性試料の混合，混入，研摩，振とう，攪拌，超音波処理，遠心等）により容易に発生する．たとえ安全機器・器具を使用する場合でさえ，BSC 内で感染性材料を取り扱うことが最良である．

a.　電動式ピペット

ピペット操作には，電動式ピペット（ピペットエイド，図 3.12）を使用する．口によるピペット操作は禁止である．電動式ピペットが正常に機能するために

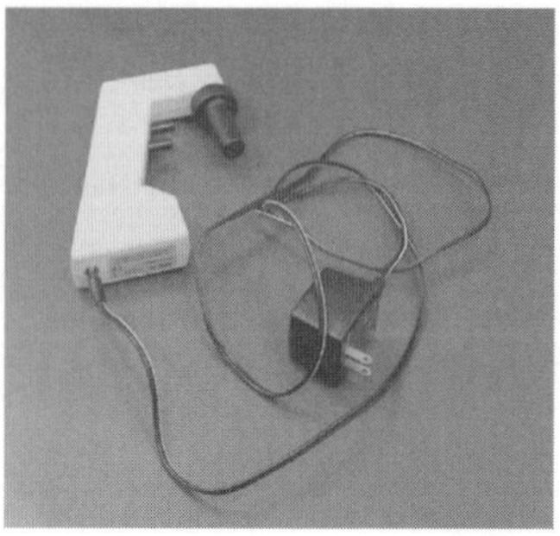

図 3.12 ピペットエイド

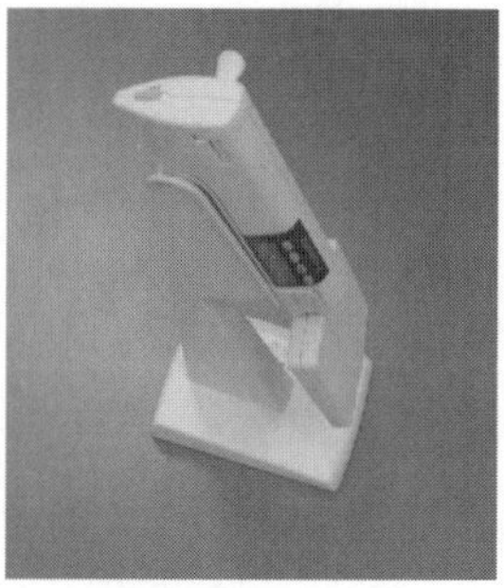

図 3.13 目盛付きピペッター

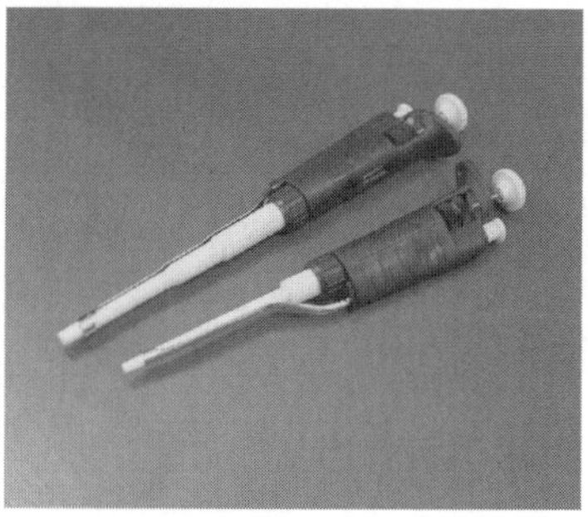

図 3.14 目盛付きピペッター

は，点検とメンテナンスが必要である．電源不良，電池の消耗，ピペットを固定するガスケットの磨耗や緩み，内部フィルターの詰まり等により，ピペットから液体が漏れる可能性がある．

目盛付きピペッター（図 3.13，3.14）では，定期的な目盛の校正とメンテナンスが必要である．ピペッターの汚染防止のためには，フィルター付きピペットチップが有用である．

b. ホモジナイザー，シェーカー，ブレンダー，ソニケーター及び遠心機

ホモジナイザー，シェーカー，ブレンダー等の粉砕装置，攪拌装置や遠心機等は，エアロゾルの発生と漏洩のリスクが高い．

ホモジナイザー等は，BSC 内で使用し，ふたの開閉も BSC 内で行う方がよい．ソニケーターは，特にエアロゾル発生，漏洩のリスクが高く，必ず BSC 内，あるいは専用のシールド内で使用すべきである．BSC 作業台表面，シールド内面及びソニケーターの表面は，使用のつど除染すべきである．遠心機は，密閉式のローターやバケットを使用し，試料のセット及び取出しは BSC 内で行う．

c. 運搬容器，輸送容器

実験室間，他施設間の感染性材料の運搬や輸送のためには，内容物が漏洩しない密閉性と堅牢性を備えた専用の運搬容器，輸送容器が必要である．さらに，これら容器の内側には，内容物が外側に漏洩しないように，十分な量の吸収剤を入れておく．梱包は三重構造以上を基本とする．公共交通機関を使用する場合には，それらの運搬基準や規則に従う．国内外を問わず航空機輸送の場合には，IATA（国際航空運送協会）の規則に従う必要がある．

3.6 病原体等の保存・保管と輸送

はじめに

2007（平成 19）年の感染症法の改正以降，法に指定された病原体等（分離・培養・同定された病原体とともに毒素を含む）の保存・保管と輸送に関して国内法に規定されたルールが明確化され，病原体等を取り扱う専門家ならびにその施設等において法の遵守のための取組みが行われている．ここでは，感染症法を含む関連法規によって，病原体等の保存・保管，輸送において留意すべき点を中心に概説する．なおここでは，保存とは実験計画が終了した場合のことであり，保管とは実験計画進行中に出し入れを行う場合のことである．

3.6.1　病原体等の保存

病原体等の保存は，一般的にその病原体ごとの特性と保存目的に合わせた容器，保存用培地，温度等の保存環境をもって，病原体等に付随する由来，継代数等の記録とともに行われる．

3.6.2　法令によって求められる病原体等の保管

一般的な病原体等の保存方法に加え，感染症法によって特定病原体等に指定されたものについては，それらを保有するために守るべき法的要件が規定されている．

特定病原体等は一種から四種に分けられ，特定一種病原体については現在国内で所持することはできないため，ここでは触れない．また，本節では二種～四種病原体等の所持のための施設的，技術的要件の解説にとどめ，所持のために必要な許可申請，届出における法的事務手続きについては割愛する．なお，特定二種病原体等は保有に関して事前に許可が必要であり，特定三種病原体等においては保有後１週間以内に保有施設としての届出が求められている．

二種及び三種病原体等の保管においての施設的な要件は，アクセスコントロールとして，保管施設（庫）を指定する管理区域内に設定される実験室（検査室，製造施設）内に施錠ができる状況で設定する．また，通行制限等の措置も求められている．四種病原体等の保管においては，管理区域内に施錠のできる保管施設（庫）を設置する．これらの施設要件をもとに，特定病原体等の保管の運用技術の要件として，密封容器の使用，常時施錠，バイオハザードマークの表示が求められている．

病原体等の保管台帳は法律により一種から三種までに義務づけられているが，四種及び特定病原体以外においても，実験室や検査室での保存状況を把握するためには必要である．

これらの情報に関しては，厚生労働省のホームページ「感染症法に基づく特定病原体等の管理規制について」[1)]を参照し，法的に不明な点がある場合は，同ホームページにある厚生労働省健康局結核感染症課病原体等管理対策担当に問い合わせるとよい．

3.6.3　病原体等の輸送

病原体等の感染性物質の運搬・輸送は，感染症法の改正によって突然困難な状況になったと考える研究者や医療関係者が多いが，施設間の感染性物質の運搬・

輸送に関しては，それ以前から航空法や内国郵便約款等において明確なルールが規定されていた．感染性物質の運搬・輸送は，必ずしも病原体の専門家によって行われるものではなく，輸送業者等の複数の非専門家がその行為に関わる．病原体等を施設間で移動させようとする者は，病原体の輸送に関わるそれらの非専門家の輸送中の安全についても心を配ることを忘れてはならない．国内において病原体等を運搬・輸送する際は，感染症法にもとづく輸送とそれ以外に大別されるが，保管と同様に，厚生労働省のホームページ「感染症法に基づく特定病原体等の管理規制について」[1]も熟読，参考されたい．

3.6.4　病原体等感染性物質の輸送分類（マトリックス）

病原体等の輸送にあたり，その取扱いに関しては感染症法に規定されているものとそうでないものに大別され，感染症法によって規定される病原体等は特定一種～四種病原体等に分類，具体的に病原体等の種類がリスト化されている．

日本国内の輸送の場合も，航空機を利用する際は，航空機に積載されている間は感染症法の規定ではなく，航空法に規定される危険物に関する規則に従う．すなわち，国際民間航空機関の「航空機による危険物の安全輸送に関する技術指針」と国際航空輸送協会の「危険物規則書」に従い，WHOの「感染性物質の輸送規則に関するガイダンス，2009-2010版（日本語版）」[2]もそれに準拠している．感染症法により輸送ルールが適用される病原体等とは分離・同定されたものである．一方，WHO感染性物質の輸送規則に関するガイダンスによると，感染性物質とは，病原体を含むことがわかっているか，またはそれを合理的に予測される物質をいい，臨床検体も含んでいる．航空輸送やWHOのガイダンスにおいては，感染性物質はカテゴリーA，カテゴリーB，適用除外品に大別される．

しかしながら図3.15に示すように，輸送における取扱いは，感染症法の特定病原体と航空法のカテゴリー分類における感染性物質で一致していない．

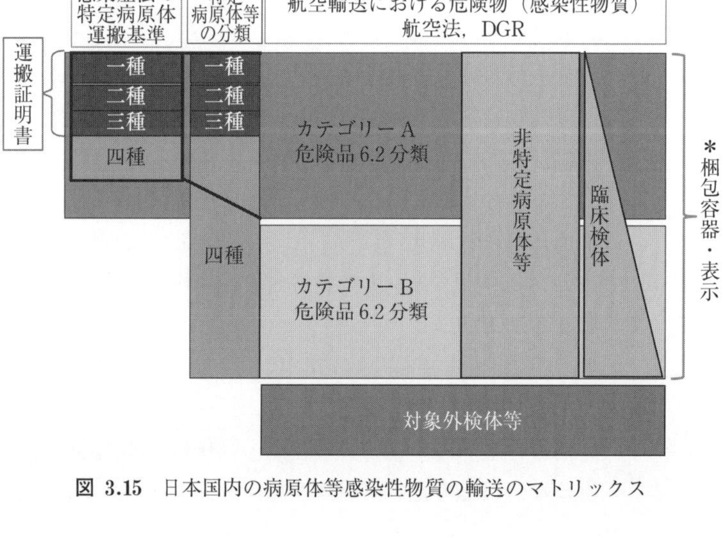

図 3.15　日本国内の病原体等感染性物質の輸送のマトリックス

3.6.5　病原体等の輸送のための梱包・表示

病原体等の輸送のための包装は，一次容器，二次容器，外装容器から構成される三重包装を基本とする．一次容器は，輸送する病原体等を入れる防水性で密閉性の最初の容器である．一次容器にはクライオチューブ等が一般的に用いられるが，液体のリーク等を考慮し，アウターキャップのものを用いることが望ましい(図 3.16)．破損した場合に液体全部を吸収するための備えとして，十分量の吸収剤とともに包装する．

二次容器と外装容器は，病原体の種類によって国連規格容器（カテゴリーA)，一定の基準を満たした容器（カテゴリーB）を用いる．毒素は専用の容器を用いる．特定病原体等に指定されたものには，すべて航空法にも規定されるカテゴリーAの感染性物質用の国連規格容器を用いる．二次容器は，一次容器を保護するための耐久性があり，防水性で密閉性の二番目の容器をいい，クッション材で包んだ複数の一次容器を入れることができる．次いで，二次容器を適切なクッション材，内容物項目リストとともに，輸送時に物理的な損傷など外部からの影響を防護する出荷用の外装容器に収める（図 3.17，3.18)．

さらに，保冷が必要な場合には，上記三重包装をオーバーパックに入れ，三重包装とオーバーパックの間にドライアイス等の保冷資材を入れる．保冷のためのドライアイスは，気化によって急激に膨張し，梱包の仕方によっては爆発を起こす危険物であるため，気化したガスがうまく抜けるような梱包を行う．

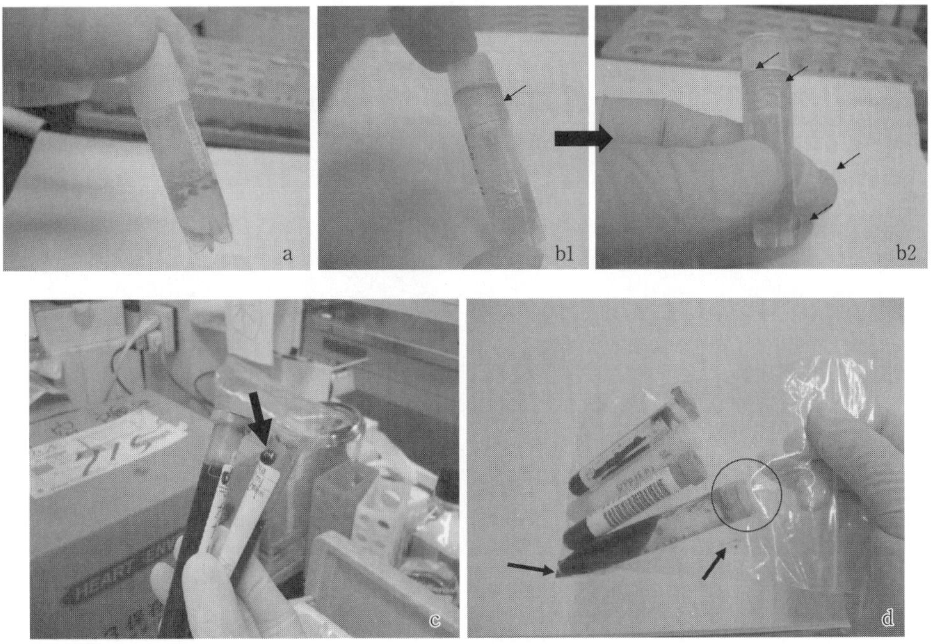

図 3.16　一次容器の選択と不適切な具体例
a：インナーキャップのクライオチューブに適切な液体量を入れた場合，b1：インナーキャップ一次容器のねじ部に液体が浸入，b2：インナーキャップ一次容器を緩めた際にねじ部の液体が飛散，c：いったん開封したシールタイプの真空採血管をパラフィルムでシールした場合，d：スナップオンのインナーキャップからのリーク例．

1．基本三重包装

- 一次容器：検体を入れるプラスチック製品で，アウターキャップとチューブの間を粘着テープ等でシールする．
- 吸水紙（ないし吸水ポリマー）は一次容器内の溶液を全量吸収できるもので，一次容器を包むか，二次容器内に入れる．
- 二次容器：プラスチック容器製品で，一次容器と吸水紙及び緩衝材を入れ，ふたをして密閉する．爆発する危険があるので，二次容器内にはドライアイスを入れてはいけない．
- 三次容器（UN 番号がついた外装の段ボール）に二次容器を入れる．必要に応じてアイスパックやドライアイスをオーバーパック容器（四次容器に相当）内に入れる．
- 必要なラベル（ドライアイスは必要）や伝票等を三次容器ないしオーバーパックの外側に貼付する．

2．病原体等は UN 2814 容器を，臨床検体は UN 3373 容器を使う．兼用製品もある．

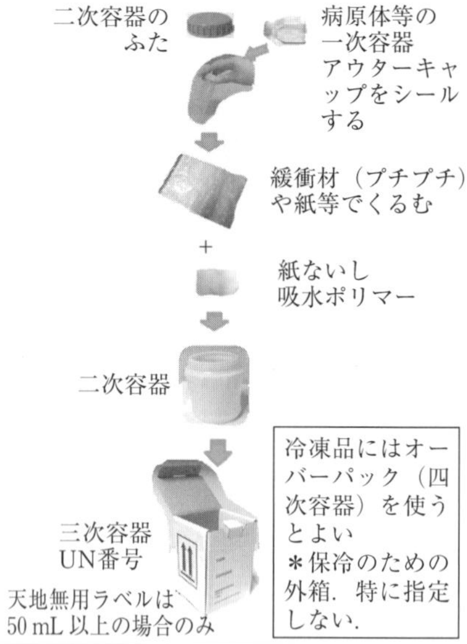

図 3.17　病原体等ないし臨床検体や凍結未固定組織検体の輸送容器の包装方法の流れ

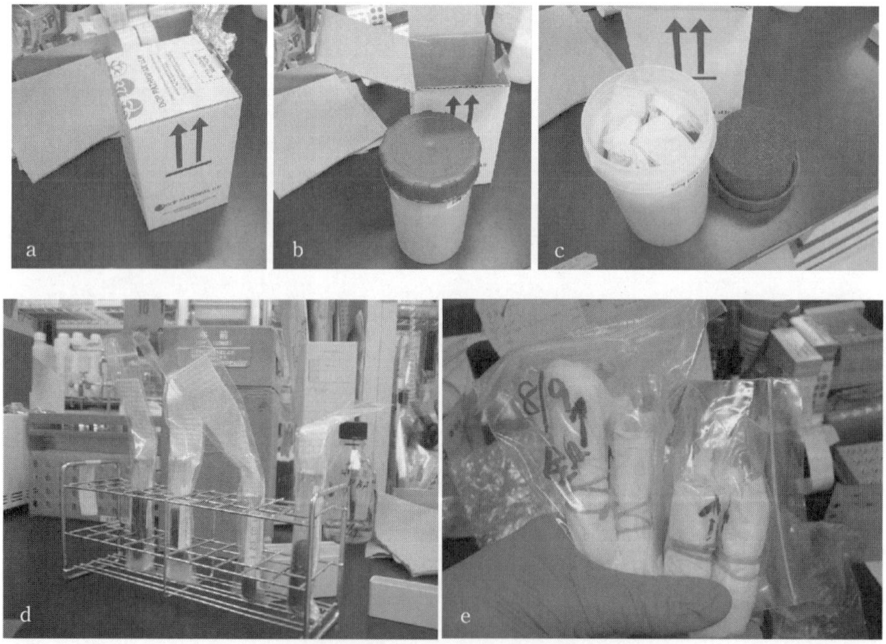

図 3.18　国連規格容器を用いた基本三層梱包の具体例

a：三次容器（UN 番号が印刷された外装のダンボール），b：三次容器から取り出した樹脂性の二次容器（三次容器とセット），c：吸収剤と適切なクッションとともに二次容器に入れられた一次容器，d, e：個々の一次容器が直接触れ合うことのないよう吸収剤により包む．

三重包装の外装容器とオーバーパックには，発送人，受取人，緊急時の対応人それぞれの住所連絡先を記載し，危険物を示すマーク等を添付する．

航空輸送においては，輸送できる病原体の量等も上限があるため，これらの要件の詳細については，さらにWHOの「感染性物質の輸送規則に関するガイダンス，2009-2010版（日本語版）」[2]を熟読されたい．

3.6.6 特定病原体輸送の事例

病原体の輸送・移動には，感染症法改正により様々な規制が設けられている．そのため，手続きや要求項目が煩雑で病原体輸送の迅速性等において障害となっている．航空機を用いることが輸送経路として時間的にも最も早い．地方都市の研究所（以下，A研究所）がもつ特定三種病原体を首都圏にあるB研究所に分与することを想定事例として，必要事項のリストアップと時系列に沿った手順の整理，リストアップされた項目で浮かび上がる問題・疑問・課題についての解決方法を以下に示す．

表3.9は，感染症法上の規則に準拠して特定病原体等を運搬するにあたり必要な手続きの流れを示している．すなわち，事前に必要な事項（カラム1），事務手続き（カラム2），運搬当日の実務（カラム3），運搬完了後の事務（カラム4）の順に大別して示した．また，それぞれの項目を実施する際に該当する担当者（担当機関）を横に並べ，○印を記した．

3.6.7 特定病原体等の運搬のために必要な事前事項

この段階では，A研究所とB研究所相互に，分与依頼，保有施設で規定される分与手続き，分与される病原体の使用制限に関する相互施設の同意書（Material Transfer Agreement）の締結が必要である．特定病原体の場合，そのレベルに応じて，保有することの事前許可，事後届出のための施設基準を満たすための事務手続きが必要である．

並行して，A研究所所在地ならびにB研究所所在地の公安委員会，地元空港と羽田空港の航空会社貨物担当と普段から連絡をとり事前調整・確認を行うことがきわめて重要である．また，特定病原体等の保有施設は公表されていないため，関係することを知らない自治体の公安委員会もあることを念頭に入れ，自らの施設を所管する公安委員会の担当窓口がどこかを含め，情報の収集と整理をしておく必要がある．

届出書類の様式や運搬届出書の記載の方法については，厚生労働省のホームページ等で入手可能である．

搬送従事者に関して，特定三種病原体等の場合，緊急時に病原体等が拡散しないよう適切な対応ができる「同行者」を運行責任者が兼ねることができるが，ドライバーを含めると車両当たり2人が必要であり，予備車両に対しても申請時に同数の人員を確保する必要がある．特定病原体の運搬に関わることができる「同行者」の講習会は，厚生労働省により定期的に開かれている．

表 3.9　A研究所からB研究所への特定三種病原体の搬送フロー（想定）

			手続きの流れ ＼ 関係機関	実施主体 A衛生研究所 （荷送人）（運搬者）	B研究所 （荷受人）	出発地公安委員会 発地管轄	到着地公安委員会 着地管轄	地元航空貨物営業所	羽田空港航空貨物営業所	運搬委託業者 （運搬者）	備　考
1	運搬計画以前に必要な事項		検査依頼手続き（運搬日に間に合うこと）分与依頼，同意書，保有許可，etc	○	○						検査依頼手続き
			関係者事前確認	○	○	○	○	○	○	△	病原体等輸送の実施について
			携行資器材準備	○							
	経過日数										
2	1日		運搬届出書作成・運搬委託業者宛て誓約書作成	○							
	2日										
	3日		A研所長印押印	○							
	4日		県警確認･警視庁確認（発地･着地）	○		○					
	5日		委託業者社長印取得							△	
	6日		↓								
	7日		↓								
	8日										
	9日		届出書受取り	○							
	10日		予備日								
	11日	1日	届出書公安委員会提出（発地県）			○				△	持参
	12日	2日	↑								
	13日	3日									
	14日	4日									
	15日	5日									
	16日	6日	審査期間（2週間）								
	17日	7日	（同一自治体内：1週間）								
	18日	8日									
	19日	9日									
	20日	10日									
	21日	11日									
	22日	12日						○	○		空港貨物への事前確認
	23日	13日									
	24日	14日	↓								
	25日	15日	運搬証明書引取り（発地県公安委員会）							△	直接手渡し
	26日	16日	予備日								
3	27日	17日	運搬日・危険物貨物申告書	○ 梱包・運搬・申告	○	○	○	○ 申告書提出	○	△運搬	B研究所へ着
4	28日	18日	運搬証明書返却（発地）	○		○				△	

○当日の関係者
△運搬を専門業者に委託した場合

その他の留意事項等

届出対象病原体等運搬届出書
危険物貨物申告書
誓約書（資料：運搬委託業者宛て，運搬委託申込を兼ねる）
身分証明書（危険物貨物申告時及び受取り時提示）

積載方法については，すでに各所で示されている国連規格容器，ラベル，表示の使用，何らかの方法により第三者が容易に持ち去ることができないような措置（図 3.19）を書類の「積載方法」に記載する．

羽田空港から B 研究所への移動は車両で行うが，A 研究所が東京都で使用できる車両を有していない場合，専門輸送業者に委託することになる．一種～三種の届出の必要な特定病原体の運搬には，公共交通機関はもちろんのこと，タクシー及びレンタカーも使用できない．A 研究所が適合車両を有している場合，すべての経路を自ら運搬できるが，都内の交通情報に乏しいときは現実的に困難であろう．

書類及び書類の記載に必要な携行品等の必要物品をそろえることは容易であるが，それらを実際に使用することが必要となった場合の，適切な使用方法ついての情報と訓練が運搬者に必須である（表 3.10）．

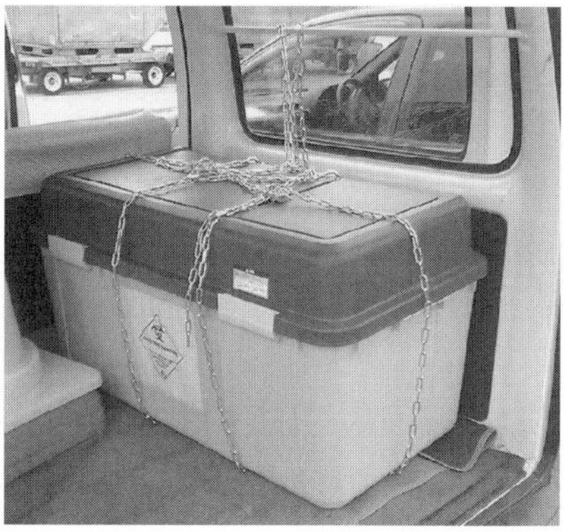

図 3.19　第三者が容易に持ち去ることができないような措置
オーバーパックが入るプラスチック容器を金属チェーンで梱包し，南京錠で施錠（例）．

表 3.10　携行資器材の名称及び個数（例）

No.	品　　名	個　数
1	シート（運搬容器を覆うことができるもの）	1 枚
2	立入り制限用ロープ	約 20 m/車両
3	使い捨てマスク	5 個
4	保護眼鏡（ゴーグル）	5 個
5	使い捨てビニール手袋	5 個
6	中和剤（0.1% 次亜塩素酸ナトリウム溶液）	500 mL/本
7	ビニール袋（大）	5 枚
8	紙タオル	1 束/車両
9	消火器	1 式/車両
10	標識（立入り禁止用）	1 式/車両
11	赤色合図灯	1 本/車両
12	発炎筒	1 本/車両
13	赤旗	1 本/車両
14	イエローカード B（経口感染等の細菌等用）	1 枚/人

3.6.8　運搬届出書の提出

運搬届出書は，運搬しようとする施設（A 研究所）と運搬の委託を受けた業者の責任者の決済のうえ，出発地の公安委員会へ提出する．輸送中，複数の自治体を経由する場合においても，宛先をそれぞれの公安委員会宛てにした同じ内容の届出書を出発地の公安委員会にまとめて提出する．事前に所管の公安委員会との確認が完了していれば，審査期間は同一自治体内での運搬の場合は 1 週間，複数の自治体を経由する場合は 2 週間である．

3.6.9　航空貨物における危険物申告書

公安委員会での審査の間に，当該空港の貨物カウンターに危険物申告書の記載事項についての再確認を行う．国内の航空輸送においては，全日本空輸（ANA）と日本航空（JAL）が実施しているが，それぞれ異なる危険物申告書を用いており，記載の仕方も若干異なる．国際輸送の一般的な申告書とも若干異なるので，事前の確認が必要である．現在，JAL に関してはホームページから入手可能である．最寄りの空港の貨物カウンターで入手することもできる．また，航空機に搭載する際には運送状等も記載する．

3.6.10　運 搬 証 明 書

公安委員会での審査後，運搬証明書が交付されたら，必要な人員と適切な梱包機材，車両をもって運搬となる．二つの研究所間の運搬を A 研究所と運搬業者の二者で運搬される事例を示してきたが，交付される運搬証明書は「一通」である．そのため，羽田空港の貨物カウンターまたは発地空港貨物カウンターにおいて，荷物とともに運搬証明書を直接手渡すことが必要となる．

この事例の受け渡しは羽田空港貨物カウンター（着地空港）で行われることを想定しているため，航空機搭載のための危険物申告書等は A 研究所の運行責任者が発地空港の貨物カウンターに提出する．この後，着地空港貨物カウンターで A 研究所の運行責任者が梱包品を受け取り，その場で運搬委託業者の運行責任者に荷とともに運搬証明書を手渡し，以後運搬委託業者によって運ばれる．運搬完了後直ちに，運搬証明書に記載され内容どおりに目的地に運ばれたことの連絡を公安委員会にする．運搬証明書の返却は着地所管の公安委員会で可能である．

3.6.11　特定四種病原体等と非特定病原体の輸送

現在，国内において特定四種病原体等と非特定病原体等の感染性物質の輸送に関しては，航空輸送のカテゴリー A の梱包で「ゆうパック」による輸送が可能である*．しかし，これは陸送のみで行われるため，保冷等の輸送条件が必要な際は，温度管理が十分可能な量の保冷材の使用が必要となる．また，「危険物」と朱書きする．しかしながら，このことが十分に郵便局や集荷担当者に周知されていない場合もあることから，集配局等に依頼することがよいであろう．もし，窓口または集荷担当者に受付けを断られた場合には，「ゆうパックお客さま相談センター」に確認してもらうとよい．その他，特定病原体等の輸送を受託している国内輸送業者において，特定一種～三種病原体等を除くこれらの感染性物質の輸送も航空機を使用した輸送を行っているが料金は高めとなる．

3.6.12　病原体等の輸出入

病原体等を輸入する場合，輸出国の許可とともに，日本では感染症法によって特定二種以上の病原体については輸入許可が必要であり，特定病原体以外でも家畜伝染病予防法や植物防疫に関わる許可の必要の有無等の確認が必要とされる．また，輸出においては，外為法の貿易管理令による輸出制限品に該当しないか，輸出先が輸出制限の国ではないかどうかを確認し，必要に応じて許可を得なければならない．また，四種以外の特定病原体等の場合，航空機の国内線と国際線の両方を使うことになる場合，対象品の輸出入の流れにおいて，感染症法，航空法が国内輸送と国際輸送とで交互に関係してくることも多く，感染性物質の流れを必要以上に煩雑にしているといえる．

おわりに

病原体等を含む感染性物質を施設の外で運搬する場合，病原体の非専門家によって運ばれていることが多いことを改めて認識して欲しい．すなわち，輸送中に何らかのアクシデントが発生し，梱包の不備が原因で搬送中に感染性物質が容器から漏洩した場合，運搬従事者の安全に対して配慮をする責任は感染性物質を発送した者にある．このことから，感染性物質を輸送しようとする者は，その感染性物質のリーク時のリスクを客観的に判断し，適切な準備と手続きを遺漏なく実施しなければならない．

文　献

1) 厚生労働省，感染症法に基づく特定病原体等の管理規制について．
http://www-bm.mhlw.go.jp/bunya/kenkou/kekkaku-kansenshou 17/03.html

2) 国立感染症研究所訳・監修，感染性物質の輸送規則に関するガイダンス，2009-2010 版（日本語版）．http://www.nih.go.jp/niid/docs/guidance_transport.pdf

＊ 2012 年 6 月にルールが変更されています．地域の保健所または地方衛生研究所，国立感染症研究所バイオセーフティ管理室にお問い合わせ下さい．

3.7　感染性廃棄物の処理

はじめに

微生物を取り扱う実験室あるいは医療機関等から排出される廃棄物には，病原体が含まれている液体やそれが付着している固体があり，それらは「感染性廃棄物」として法律に基づいて適正に処理することが定められている．

感染性廃棄物の排出量は廃棄物の全体からみると決して多量ではないが，その性質上，処理を誤ると重大な事態をもたらすことは周知のとおりである．

一般的に，廃棄物は「誰かがどこかで処理しているのであろう」と考えがちであるが，ここでは感染性廃棄物の排出者として熟知しておくべき法の背景と適正処理の実際について記す．

3.7.1　感染性廃棄物の定義

感染性廃棄物は「廃棄物の処理及び清掃に関する法律（昭和45年法律第137号）」（通称：「廃棄物処理法」又は「廃掃法」）に以下のように定義されている．

「感染性廃棄物とは，医療関係機関等から生じ，人が感染し，若しくは感染するおそれのある病原体が含まれ，若しくは付着している廃棄物又はこれらのおそれのある廃棄物をいう．」

この定義からわかるように，感染性廃棄物が人へ及ぼす危害についてかなり慎重かつ広範囲に考えられていることである．ここで注目すべき点の一つは，「医療関係機関等」とは何かである．

医療機関といえば，まず病院や診療所，そして臨床材料等を扱う衛生検査所，介護保健施設がある．さらに助産所，動物診療施設，医学・歯学・薬学・獣医学系の大学や試験研究機関及び学術研究または製品の製造，技術の改良・考案・発明等に関わる試験研究を行う研究所等が，環境省令及び規則で広範囲に定められているが，ここに記載のない保健所や医療関連の各種教育施設等も含み，直接的であれ間接的であれ，微生物に接する機会のあるほとんどの施設が医療関係機関等に該当するといえる．ただし，最近，社会問題となった「鳥インフルエンザ」あるいは「口蹄疫」等のウイルスに感染し，殺処分された家禽や家畜等は感染性の廃棄物ではあるが，その処理については廃棄物処理法ではなく他の関連法の適用となる．しかしながら，バイオセーフティに関わる専門技術者としては，感染性の廃棄物がどの法律に適用されるかを問わず関連法規を理解し，習得した知識と技術を駆使してあらゆる感染防止対策に取り組むべきである．

3.7.2　感染性廃棄物の法制定に至る経緯

病原体の発見以来，実験室感染や廃棄物による感染事故が増加したことは，歴史的事実である．日本で感染性廃棄物がクローズアップされたのは，1987年に三重大学病院の医師が針刺し事故の疑いにより，B型肝炎で死亡した事件が契機となっている．当時，厚生省（現厚生労働省）は，関係機関の専門家による検討会を経て「医療廃棄物ガイドライン」（1989年）をまとめ公表した．

1991年には廃棄物処理法の改正により「特別管理廃棄物」が設けられ，その中に感染性廃棄物が明確に位置づけられた．その際，多種多様の医療系廃棄物が対象となるこのガイドラインが見直され，感染性廃棄物に特化した「廃棄物処理法に基づく感染性廃棄物処理マニュアル」（以下，マニュアル）（1992年）が発行された．

医療系廃棄物及び感染性廃棄物による事故（疑いを含む）あるいは違法行為

表 3.11　針刺し事故及び感染性廃棄物等に関する新聞報道等（抜粋）

No.	表　記（タイトル）	報道紙（誌）	報道年
1	三重大でB型肝炎感染．研修医2人死亡．患者から？看護婦も発病	朝日新聞	1987
2	Transmission of *Mycobacterium tuberculosis* from medical waste, Johnson, K. R., *et al.*	*JAMA*, **284**(13)	2000
3	廃棄注射針でHIV感染か．国内初報告，病院清掃業者が死亡	東京新聞	2001
4	B型肝炎で4人死亡．宮城，院内感染の疑いも	朝日新聞	2002
5	茅ヶ崎市立病院，器具使い回し肝炎．心臓検査5人感染，18人に疑い	〃	2007
6	針換えず肝炎感染か．島根の診療所37人を採血，厚生省全国調査へ	〃	2008
7	採血に使う器具使い回し数万人．熊本の医療機関1年で	〃	2008
8	私はC型肝炎，血液に注意して	〃	2009
9	廃棄の血液を再利用．日赤委託の処理業者，血清取り出し売却	〃	2009
10	鳥インフルでまた2人死亡．インドネシア	〃	2009
11	豚インフル60人死亡．メキシコ市	〃	2009
12	新型インフル世界的流行．WHO正式宣言	〃	2009
13	蓮田高の敷地内，地中から注射針，ガラス片も	〃	2010
14	組み換え大腸菌処理せず流す？ 香川大	〃	2010
15	口蹄疫，驚異の感染力．風に乗って250 km，黄砂にも付着？	〃	2010

は，古くから今日に至るまで散見されている．また，感染性廃棄物としてその取扱いに最も注意を要する注射針による「針刺し事故」は，医療関係者のみならず廃棄物処理関係者も含めて依然として発生し，新聞等で報道されている（表3.11）．

このような実態から廃棄物関係の所管が環境省に移管された以降も，「マニュアル」の一部改訂が重ねられ（2004，2009年），当マニュアルは感染性廃棄物を適正に処理するためのよりどころとなっている．

なお，感染性廃棄物に深く関わりのある国際条約として「有害廃棄物の越境移動及び処分の規制に関する条約」（1989年）がある．これは，スイスのバーゼルにおいて国連環境計画によって採択さたことから「バーゼル条約」といわれている．この条約については紹介にとどめるが，廃棄物に関わる専門技術者として知っておくべき国際条約である．

3.7.3　感染性廃棄物の判断基準

感染性廃棄物として最も注意すべき材料は，血液等（血液，血清，血漿，体液・精液等）である．病原体（主としてウイルス）に汚染された血液等は，針刺し事故等のようにその取扱いを誤ると感染を起こす大きな原因となる．

このような血液等の臨床材料や，微生物実験等によって使用された器具あるいは液体等に病原体が付着あるいは含まれているか否かの判断は，外観では見分けることができない．また，判断基準が人によって異なることがあっては問題を起こす原因となる．

そこで，環境省では感染性廃棄物の判断基準として，改訂マニュアル（2009年）に以下の内容を示すこととなり，これが現在の基準となっている．

感染性廃棄物の判断基準は，廃棄物の「形状」，「排出場所」及び「感染症法の種類」の三つの観点から客観的かつ段階的に行うことが基本とされている．

1）「形状の観点」の具体的な例として，血液等（血清，血漿，体液等）や病理系（臓器，組織，皮膚等）の廃棄物及び病原体に関連した試験・検査等に使用された器材等がある．これらはその形状から容易に判断できる感染性廃棄物となる．

なお，輸血用血液製剤は感染性がなくても外見上の見分けがつかないことから，廃棄に際しては感染性廃棄物として扱うこととされている．

2）「排出場所の観点」では，感染症法により入院措置が講ぜられる一類，二類感染症，結核病床，新型インフルエンザ等感染症，指定感染症及び新感染症の患者に関わる病床等（手術室，緊急外来室，集中治療室，採血室，透析室，微生物及び病理関係の臨床検査室）において治療，検査等に使用後，排出された廃棄物が対象となる．

3）「感染症の種類の観点」では，前項2）に三類感染症を加え，さらに四類及び五類感染症の治療または検査等から排出された，①医療器材（注射針，メス，ガラス製器材），②使い捨て製品（注射器，透析チューブ，カテーテル，輸液点滴セット，手袋，リネン類等），③衛生材料（ガーゼ，脱脂綿等），④その他（検体標本）の廃棄物が対象となる．

この三つの観点から判断できない場合は，専門知識を有する者（医師，歯科医師及び獣医師）の判断により，感染性廃棄物とされることがある．

また，動物実験あるいは動物の診療行為等の関係から動物の血液等の扱いについては，血液等を介してヒトに感染する人獣共通感染症に罹患または感染している場合を除き，感染性廃棄物として取り扱う必要はない，とされている．

以上から明らかなように，感染性廃棄物の判断基準は，医療施設からの廃棄物を対象とし，感染症法と関連させて示されているが，血液や病原体等の取扱いは医療行為以外に試験研究開発等でも使用される機会が増えている．したがって，これらを取り扱う実験室及び研究室等においても感染症法の理解と合わせて本基準を準用し，適切な判断がなされるべきである．

3.7.4 感染性廃棄物処理の基本

感染性廃棄物は廃棄物の一種であることから，その処理は「廃棄物処理法」が基本となる．廃棄物処理の基本は廃棄物の区分に始まる．日本では，廃棄物を「産業廃棄物（産廃）」と「一般廃棄物（一廃）」に大区分し，それぞれ「特別管理廃棄物（特管物）」とそれ以外の各廃棄物に区分される（図3.20）．

感染性廃棄物は，爆発性があるもの（揮発油，灯油等）や，毒性があるもの（pH値によるなど）等と同様，特管物の一種である．特管物で産業廃棄物（廃掃法で6種類，環境省令で14種類）に該当するものは「特別管理産業廃棄物（特管産廃）」，それ以外は「特別管理一般廃棄物（特管一廃）」として区分される．

このような区分は廃棄物処理上，重要であるが，感染性廃棄物の区分に際してはやや複雑な面があるので以下に特管物の具体例を示し，参考に供したい．

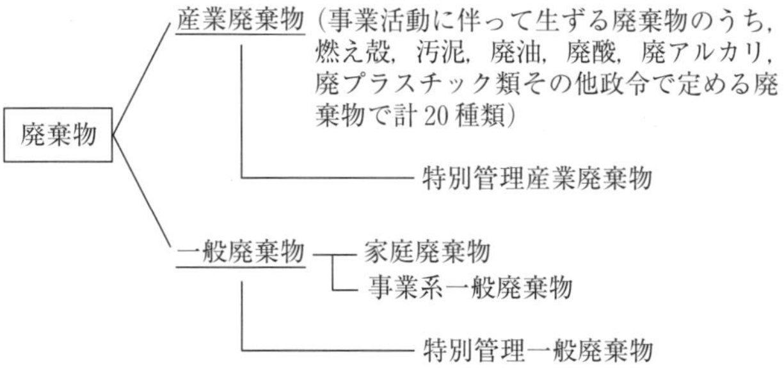

図 3.20　日本における廃棄物の区分

①特別管理産業廃棄物（感染性廃棄物）

血液，血液検査廃液，検査室・実験室等の排水処理施設から発生する汚泥，注射針，メス，使い捨て手袋，試験管，シャーレ，アンプル，瓶，ゴム，その他．

②特別管理一般廃棄物（感染性廃棄物）

血液が付着したガーゼ，臓器（組織，細胞），培地，実験動物の死体，喀痰，排泄物，その他在宅医療・介護・看護に伴って排出される廃棄物．

注）医療関係機関等の事業活動によって特別管理一般廃棄物として区分される廃棄物の中には，「産業廃棄物」に区分されるものがある（例：動物の死体）．

3.7.5　感染性廃棄物処理の責任と実際

a.　感染性廃棄物の処理責任

廃棄物は「産廃」と「一廃」に区分される（図3.20），これらの処理責任は，前者は「排出事業者」，後者は「市町村」にある．これは，処理責任の所在を明らかにしているものであり，実際の処理は許可を受けた専門業者に委託できることとなっている．

感染性廃棄物の処理にあたり，排出者は施設の内外を問わず，実際の処理にあたる作業者らがバイオセーフティの知識を必ずしも有していないことや，万一の事故発生等を想定して排出時点から対策を講じる責任がある．

そこで廃棄物処理法では，医療関係機関等に「特別管理産業廃棄物管理責任者」をおき，施設内管理体制の充実をはかるよう定めている．特別管理産業廃棄物管理責任者の資格要件は，「医師，歯科医師，薬剤師，獣医師，保健士，助産師，看護師，臨床検査技師，衛生検査技師及び歯科衛生士」等の国家資格による医療従事者のほか，法令等で定められた一定の条件を備えた者も含まれる．なお，本管理責任者は当該施設の管理者等によって任命される．

本責任者の主な責務は，①施設内における感染事故等の防止，②感染性廃棄物の処理過程に関わる具体的な実施細目の作成，③医療従事者及び清掃作業員，患者，訪問者等へ必要事項の周知徹底をはかる，などである．

b.　感染性廃棄物処理の実際

感染性廃棄物の処理にあたって最も重要なことは，直接の排出者である実験者自身が，廃棄物の発生から最終処分されるまでの過程を認識し，それに必要な知識を備えることである．

感染性廃棄物は施設内で処理することが大原則であるが，施設内に焼却施設等の処理施設がない場合や，それがあっても性能からみて有効な処理が期待できない場合，さらに周辺地域の生活環境に問題があると考えられる場合等は委託処理される．感染性廃棄物の処理は，一般の家庭ごみ等と同様，以下の過程をとる．

排出⇒分別⇒保管⇒収集・運搬⇒中間処理⇒最終処分

この過程で排出から保管までは「施設内」，保管から最終処分までは「外部委託」による処理となる．以下，処理過程に従って感染性廃棄物処理の実際について記す．

（i）　排　出：感染性廃棄物が発生する作業に際して，廃棄物の種類や施設内外における処理過程を考え，適切な廃棄容器を準備する．特に注射針等の鋭利物についてはこれが重要である．また，実験室内及び施設内の廃棄物集積場所等をゾーニングする際，廃棄物容器の配置場所を含めてあらかじめ決めておく．

（ii）　分別・梱包（容器，標識）

1)　分別；感染性廃棄物に関わる分別で事前に考慮すべきことは，「感染性のあるもの」と「感染性のないもの（非感染性）」との区別である．感染性廃棄物はわずかであっても非感染性廃棄物に混入させてはならないが，両者が混在した廃棄物のすべてを「感染性廃棄物」として取り扱えば分別しなくてもよい．

また，感染性廃棄物は形状に応じて３種類（「血液等の液状あるいは泥状のもの」，「プラスチック，繊維くず等の固形状のもの」，「注射針，破損ガラス等の鋭利状のもの」）に分別することが基本とされているが，医療機関等における廃棄物の排出状況や，どのような性状にも耐えうる安全性に配慮された廃棄容器を使用することが可能であれば，これらを勘案した上で，必ずしも分別しなくてよい．逆に，感染性廃棄物を３種類以上に細分化して処理する利点も考えられるが，容器の個数や作業効率等に影響を及ぼすことにもなるので，分別方法の検討が必要である．

分別された感染性廃棄物は，その種類によっては自施設で滅菌処理を施すことなく密閉した状態で専門業者に委託処理されるケースもある．しかしながら，研究機関等では実験室に配備されている滅菌器で滅菌を施すなど，一次処理として徹底した発生源対策が講じられているのが一般的である．

このように発生源で感染性を失わせる処理は，以後の処理過程における万一の事故発生時の対策としても大きな意味がある．

2)　梱包（容器，標識）；廃棄物の処理で容器の選択は重要である．分別に使用する容器（梱包）は，廃棄物の形状と保管及び収集運搬等を考慮して選択しなければならない．容器は，３種類の分別に合わせて「密閉性」，「収納性」，「難損傷（貫通）性」を基本要件とし，これに加えて材質，形体，容量，重量等を加味して選定する．　分別された容器には色別のバイオハザードマーク（「液状，泥状」＝赤，固形状＝橙，鋭利状＝黄）を表示することが推奨されている．同じく，自施設で滅菌処理が施された非感染性廃棄物の容器に「非感染性廃棄物」ラベルを表示することが推奨されている．

一般の廃棄物を廃棄する際に，何カ所かのごみを一つの容器（ごみ袋）に移し替えてまとめる行為はよくみられる光景であるが，感染性廃棄物に関しては，このような移し替え行為は絶対に禁止すべきである．

なお，感染性廃棄物の処理を専門業者に委託した場合，収集運搬過程で車両の「積替え」が行われる場合がある．この積替えは一定の条件下で認められているが，排出者として承知しておくべき事項である．

3） 保管；施設内で発生した感染性廃棄物は，収集運搬（搬出）されるまで施設内で一時的に保管される．一時保管の場所は，実験室内と施設内集積保管場所の両方がある．

実験室内の保管は，作業動線及び交差汚染防止に配慮した廃棄容器の配置場所（定位置）や「感染性廃棄物の表示」，「保管期間（時間）及び処理方法」等を勘案する．

集積保管場所では，「保管期間（短期間）」，「注意書（立入り禁止，持出し禁止，取扱い，異常時連絡先）」，「腐敗防止策（低温庫）」，「流出・漏水・悪臭発生等の防止措置」，「害獣・害虫・野鳥等の侵入防止策」，「保管場所の消毒・洗浄設備」，「施錠，囲い設備」，「運搬搬出時の注意事項」等の対策を講じる．

4） 収集運搬；容器に収められた感染性廃棄物の収集運搬は，施設内と施設外の2段階の作業がある．施設内で実験室内から施設の集積保管場所へ運搬する場合は，まず実験室からの移動ルートと手段（カートを使用）を決め，移動中の落下，破損等に注意する．

この運搬作業は，実験者自身で行われることが望ましいが，一般作業員等に行わせる場合は施設内において感染防止に関する十分な指導教育が必要である．施設外での収集運搬は，一般に専門業者に委託して行われる．この作業を行う感染性産業廃棄物の収集運搬は，都道府県知事または政令市長によって許可された「特別管理産業廃棄物収集運搬業」の業者でなければならない．なお，一般廃棄物の収集運搬業の許可権者は，市町村長または特別区長である．

収集運搬の委託処理にあたり，排出事業者の基本的責任は，法で定められた「委託基準」を内容とする委託契約の締結とマニフェスト（産業廃棄物管理票）の交付であるが，ここでは処理を委託する際に現場で留意すべき事項を参考のために記す．

①内容物の飛散や流出（放出）がないこと，②車上への移動が容易であること，③車上及び運搬中の振動に安定であること，④非感染性廃棄物と混載がないこと，⑤業者が感染性廃棄物を保管しないこと，⑥運搬途中の積替えがなく中間処理場へ直行していること（積替え許可条件あり），⑦必要に応じて車両の消毒が行われていること，⑧収集運搬車両に許可された業種が明記されていること，などである．

5）中間処理；この言葉は，一般に馴染みは薄いが，廃棄物処理分野では重要な処理過程である．中間処理とは，収集された廃棄物を廃棄物処分業者が最終処分場に移す前に有害物の危険性をなくし，廃棄物を減量化するなどの処理を行うことである．したがって，感染性廃棄物は中間処理によって最終的に滅菌されることになる．

中間処理の方法は，①焼却滅菌，②溶融滅菌，③高圧蒸気滅菌，④乾熱滅菌，⑤その他（消毒）であるが，これらのうち最も一般的な方法は焼却処理（梱包容器のまま焼却炉に投入）である．

これら処理方法について，それぞれ有効性と安全性及び環境に配慮した条件が法令及び規則として定められており，処分業者はそれらを遵守する義務を負っているが，委託処理を依頼した排出者としては，書面及び目視によってそれを確認する責任がある．なお，滅菌消毒の条件及び処理が有効であることの確認方法（生物指標の使用）等について，感染性廃棄物処理に特化すべき事項はないので割愛する．

6）最終処分；中間処理された廃棄物は，埋立てにより最終処分されるが，廃棄物の区分（種類）により埋立て方法は異なる．この埋立て処理は，単に土中に廃棄・埋め立てるのではなく，廃棄物の特性を考慮して造成された「埋立て構造の異なる処分場（遮断型，安定型，管理型）」のいずれかに廃棄処分される．感染性廃棄物についても，感染性がないように処理されていることを前提として，中間処理後の性状（状態）が一廃か産廃かによって最終の埋立て処分場が決まる．ここで述べた焼却滅菌によって生じた灰は，産廃として処分される．

おわりに

廃棄物の処分は，他人事のように思われていないであろうか．少なくとも感染性廃棄物については決してこのようなことではいけない．バイオセーフティの知識ならびに技術を習得する実験者らは，排出した感染性廃棄物がどのような過程を経て処理されるかを知っておかなければならない．その上で排出後の事故防止に配慮した対策を，排出時点から具体的に講じなければならない．

感染性廃棄物の処理については国際的な統一基準があるわけでもなく，広く地球環境問題とも関連しているが，法律や規則をよりどころとして自主規制が強く求められる分野である．

文　献

1）環境省，廃棄物処理法に基づく感染性廃棄物処理マニュアル（website より）（2009）．
2）白戸四郎，医療施設の廃棄物管理，理工図書（1997）．
3）田中　勝，他，感染性廃棄物処理ハンドブック，日本医療企画（2000）．
4）日本臨床衛生検査技師会編，医療廃棄物処理マニュアル，薬事日報社（1992）．

3.8 実験室の施設，設備・機器の管理

3.8.1 基 本 事 項

バイオセーフティ実験室の施設，設備・機器の管理は，異常運転，破損，性能劣化等による実験従事者への感染の防止，実験室外への汚染防止，及び現状の機能をそのまま保ち続け，実験・研究を継続的に行える環境をつくるために行う．

a. 責任と教育

施設の長（所長等）は実験室管理責任者を定め，実験室管理責任者は機器管理体制を定め，施設保守管理の教育訓練を行う．保守点検作業員は，バイオセーフティ施設の維持管理及び保守点検に関する教育訓練を受ける必要がある．

b. 管理対象と記録

1) 実験室管理責任者は管理対象を定め，各々の点検担当者，点検内容，点検頻度，点検不具合時の報告者・連絡先と対処・是正内容ならびに是正確認者を点検記録として管理する．点検記録はあらかじめ定めたチェックリストにより行う．

2) 定期点検を保守専門業者に委託する場合，①点検の範囲（対象装置），②点検の頻度，時期，③点検体制と点検員の資格，④異常発見時の処置，⑤点検記録の提出，⑥その他必要な事項を明示した文書に従って行う．

3) 設備・装置の定期点検記録は，期間を定めて保管する．

c. 機器管理の考え方

1) 実験に影響を与えるおそれのある空調設備，重要ユーティリティ設備について，当該性能の管理規格を設定し管理する．また，その性能を適切に監視記録する．

2) 当該性能の監視記録により，管理規格から逸脱した場合の対応方法をあらかじめ定めておく．

3) 施設の使用者は正常な運転状態（音や外観）をよく観察し，確認しておくことが機器管理の基本となる．

4) 保守点検作業は，物理的封じ込め機能を担う機器を中心に行う．

5) 保守点検を外注する場合は，定期点検のほか緊急の場合も，人の安全面に留意した十分な打ち合わせを行い計画的に実施するようにし，実施内容の記録を残す．

6) 生物材料等を扱ったもの，生物材料に汚染されたおそれのあるものの保守点検を行う場合は，必要な消毒または滅菌が行われたことを必ず確認してから行う．

7) 実験室管理責任者は，施設管理者及び一次封じ込め装置の保守・修理作業者も必要な健康診断を定期的に実施するよう指導し，確認する．

3.8.2　一次バリアー：安全キャビネットの機器管理

a.　安全キャビネットの分類

病原体等を取り扱う安全キャビネットは，基本構造によって，クラスI，II，IIIに分類される[1,2]．安全キャビネットの基本性能は，安全キャビネットの作業空間と外部の隔離性能であり，その性能は，クラスI，IIは気流バランス（細菌試験）試験性能を確認したときの気流の状態を，クラスIIIは作業空間の密閉度を，それぞれHEPAフィルターの透過率とともに維持する必要がある（図3.21）．

クラスIIはさらに用途に応じて，大きくタイプAとタイプBに分類される（細分類あり）[2]．以下にクラスIIキャビネットを中心に記述する．

b.　気流バランス（細菌試験）

キャビネット開発時，以下の細菌芽胞を用いた気流バランス試験を実施する．

（i）　作業者の安全性試験：キャビネット内で発生した汚染エアロゾルのキャビネット外への漏出の評価．

（ii）　試料保護試験：実験室に存在するエアロゾルのキャビネット内への混入の評価．

（iii）　試料間の相互汚染防止試験：キャビネットの作業台上の気流の乱れの評価．

上記試験を実施し，エアロゾルの漏洩，混入，気流の乱れが十分に少ないことを確認する．気流バランス試験はキャビネット開発時の形式検査で実施し，形式検査に合格したキャビネットと同構造で製作されたキャビネットは，作業空間の吹出し風速，前面開口部の流入風速が，気流バランス試験に合格した風速と同じであれば，気流バランス試験に適合したものとみなしている．詳細は，日本工業規格 JIS K 3800「バイオハザード対策用クラスIIキャビネット」[2]を参照されたい．

c.　点検項目，実施時期

JACA No.17 D「バイオハザード対策用クラスIIキャビネット現場検査マニュアル」では，クラスIIキャビネットの検査を，形式検査，受渡検査，設置後検査，維持・管理検査の四つに分類している（表3.12）[3]．

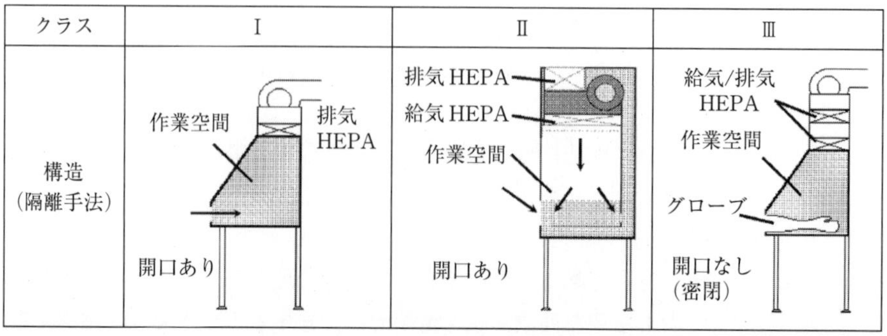

図 3.21　安全キャビネットのクラス分類

表 3.12　クラスⅡキャビネットの検査項目

<table>
<tr><th rowspan="2"></th><th rowspan="2">本体の気密構造
（密閉度検査）</th><th rowspan="2">HEPA
フィルター</th><th colspan="3">気流バランス</th></tr>
<tr><th>作業者の安全性</th><th>試料保護</th><th>相互汚染防止</th></tr>
<tr><td>形式検査</td><td>必須</td><td>透過率検査</td><td colspan="3">・細菌芽胞による気流バランス試験
・風速検査（吹出し風速，流入風速）
・気流可視化装置による気流方向検査</td></tr>
<tr><td>受渡検査</td><td>必須</td><td>透過率検査</td><td colspan="3">・風速検査（吹出し風速，流入風速）</td></tr>
<tr><td>設置後検査</td><td>推奨</td><td rowspan="2">透過率検査</td><td colspan="3" rowspan="2">・風速検査（吹出し風速，流入風速）</td></tr>
<tr><td>維持・管理検査（年１回）</td><td>a.　密閉度に関するプリナムを開けた後は必須
b.　数年に１回（推奨）</td></tr>
</table>

クラスⅡキャビネットの使用者が計画すべき検査項目を，「設置後検査」，「維持・管理検査」に記載している．点検頻度は，通常，年１回，腐食性物質を取り扱う場合は年２回とする．

クラスⅡキャビネット規格は，国内ではJIS K 3800，米国ではNSF/ANSI 49が世代により数回改訂されているが，形式検査時に細菌芽胞による気流バランス試験を実施した時点の規格に基づき，製作・評価・定期検査を実施する．

キャビネットの点検は，使用者が実施することは困難であり，訓練を受けた技術者が専用の機器を使用して点検する必要があるので，専門業者に発注する．

（ｉ）　本体の気密構造（密閉度検査）：搬入時，運搬の影響で気密性が破れることがあるので，移設時も検査が必要である．HEPAフィルターの交換，ファンの点検など，プリナム（エアロゾルを含む気流が到達する空間）の密閉度に影響を与える部分の開放後は，検査が必要である．

（ii）　HEPAフィルター透過率検査：キャビネットのHEPAフィルターは，定格風量で粒径が0.3 μm粒子にて99.97％以上の粒子捕集率をもち，かつ稼働試験によってすべての箇所における最大透過率が0.01％を超えないもの，通称，99.99％以上スキャンテスト合格品を用いる．

検査時もキャビネット組込み状態にて走行試験を実施し，透過率が0.01％を超える部位がないことを確認する．HEPAフィルターの目詰まり状態を管理する目的で差圧計がついているキャビネットもあるが，HEPAフィルター交換の判定は差圧ではなく，透過率と風速である．

（iii）　風速検査（吹出し風速，流入風速）：日本工業規格JIS K 3800では，気流バランス試験（細菌試験）を満足する気流状態の風速を，選定風速値と称している．風速検査実施時は，選定風速値±0.025 m/sの管理が必要となる．気流バランス試験を満足する風速の値は，各メーカーのキャビネットの仕様書に記載してあるので，その値での管理が必要となる．

1)　吹出し風速検査；風速を測定する位置は，JIS K 3800に概略の規定はあるが，詳細の測定位置は，キャビネットのメーカーがキャビネットの型式ごとに，気流バランス試験を満足する選定風速値を決定する際に，専用の測定位置を決定する．点検時は，メーカーが指定した測定位置での検査が必要となる．

2)　流入風速検査；キャビネットに流入する風量は，キャビネットから排気される風量と同じであるため，風量としての基準はキャビネットの排気側で測定した値が基準となる．ダクト接続により室外排気をする場合，この風量に合わせる必要がある．

キャビネット設置状態では，排気口で風速を測定することが不可能な場合があるので，作業開口部での流入風速の評価も必要となる．排気口及び作業開口部での風速測定位置も，吹出し風速同様に各メーカーがキャビネットの型式ごとに専用の測定位置を決定する．

吹出し風速，流入風速とも風速計は JIS K 3800 に規定した精度だけではなく，メーカーが指定したプローブを用いることも重要である．これは測定する目的が風量をはかることではなく，気流バランス試験を満足する気流の状態が再現されているかどうかを判定することが目的だからである．

2009 年に改定された JIS K 3800：2009[2] では，風量直接測定器を基準の測定器と定め，風速計のプローブの違いによる測定誤差を排除している．

(iv)　気流可視化装置による気流方向検査：発煙管やミスト発生装置による気流方向検査は必須ではないが，キャビネット設置状態での空調吹出し空気等の外乱影響を判定する上では有効である．

(v)　その他：定期点検実施時は，感電防止と製品寿命判定のため，電気部品の絶縁抵抗を測定する．判定基準は各キャビネットメーカーの基準により判定する．

3.8.3　二次バリアー

表 3.13～3.16 に記す点検項目，点検間隔，点検方法等は一般的な例であり，当該施設の特性，リスクに応じて定める必要がある．

(i)　陰圧維持装置の保守点検（表 3.13）：使用者が実施，または専門業者へ依頼する．

(ii)　ダクト系の保守点検（表 3.14）：使用者が実施，または専門業者へ依頼する．

(iii)　フィルター類の保守点検（表 3.15）：密閉交換型のフィルターの交換は，必ず専門業者によって行う．交換の手順，廃棄方法については専門業者の手

表 3.13　陰圧維持装置の保守点検

点検項目	点検間隔	点 検 方 法
1)　排気ファン	6カ月ごと	・Vベルトの交換，振動状況，軸受発生音，軸受給油
2)　給気ファン	6カ月ごと	・Vベルトの交換，振動状況，軸受発生音，軸受給油
3)　制御盤	使用ごと	・警報テスト，予備機の作動確認（5分以上），盤面スイッチ類のセット状態確認
4)　差圧計，電流，電圧計	使用ごと	・日常点検のうえ記録する

表 3.14　ダクト系の保守点検

点検項目	点検間隔	点　検　方　法
1）露出ダクト（機械室，屋上を含む）	1カ月ごと	・シール材の亀裂，接続フランジ部の緩み，異常振動の有無等のチェックを行う
2）隠蔽ダクト（天井内ダクト）	1年ごと	・シール材の亀裂，接続フランジ部の緩み，保温材のはがれ，異常振動の有無等のチェックを行う ・最低年1回行うのが安全である
3）風量調整ダンパー	1カ月ごと	・試運転調整において設定済みのため，通常は操作厳禁とする ・設定開度は事前に目印をしておき，ときどきチェックする

表 3.15　フィルター類の保守点検

点検項目	点検間隔	点　検　方　法
1）排気用 HEPA フィルター	1年ごと 寿命目安： 2～4年	・フィルター交換時はリークテストが必要（交換フィルターの性能検査証明書を入手しておく） ・室内発塵量によって寿命は大幅に変わる ・フィルターを交換する前には，ホルマリン燻蒸など有効な方法によって滅菌を行う ・フィルターユニットに差圧計が装備されている場合は，一般に初期圧損の1.5～2倍の圧損を交換の目安とする ・フィルターの交換は専門業者に依頼する
2）給気用 HEPA フィルター	1年ごと 寿命目安： 3年	・フィルター交換時はリークテストが必要（交換フィルターの性能検査証明書を入手しておく） ・フィルターを交換する前には，消毒液で消毒し，取り外した後すぐにビニール等でくるむ ・フィルターを廃棄する前には，ホルマリン，またはオートクレーブで滅菌を行う ・フィルターの交換は専門業者に依頼する
3）給気用中性能フィルター	1年ごと 寿命目安： 1年	・中性能フィルター以下は，リークテストを通常行わない ・一般的には，交換時期は差圧計の指示が初期圧損の1.5～2倍を目安とする ・フィルターの交換は専門業者に依頼する
4）プレフィルター	2週間ごと	・再生可能，定期的に洗浄するか交換する ・予備フィルターを準備し交換後，次の交換時期までに洗浄・乾燥をして再利用する ・給気する空気の汚染具合により，交換頻度に考慮する ・粘着性付着物（油煙等）によりフィルターの洗浄が困難な場合は新品交換を考慮する ・外気取入口の防鳥・防虫網をチェックする
5）フィルターユニットケーシング	1カ月ごと	・点検時に各差圧計表示値を記録する ・フィルターユニットケーシングに破損等がないかどうかを確認する

表 3.16 建築上の隔離と一方向気流の保守点検

点検項目	点検間隔	点　検　方　法
1）エアータイト型ドア	毎日	・気密性を有するドアのシールガスケットの破損劣化がないかどうかを確認する ・ロックドアハンドルの締付けに遊びがないかどうかを確認する
2）内装パネル	毎日	・内装パネルのコーキングがはく離していないかどうかを確認する
3）一方向気流	毎日	・陰圧維持装置が正常であれば，常に外部から室内への一定方向気流が保持される ・日常の点検を忘れないようにする

順書等による．

（iv）建築上の隔離と一方向気流の保守点検（表 3.16）：使用者が実施，または専門業者へ依頼する．

（v）両面オートクレーブの保守点検：高圧蒸気滅菌装置は，第一種圧力容器の法定点検が必要である．保守点検，清掃などの取扱いは，納入メーカーの取扱説明書を優先する．

（vi）排水滅菌装置の保守点検：高圧蒸気滅菌装置は，第一種圧力容器の法定点検が必要である．保守点検，清掃などの取扱いは，納入メーカーの取扱説明書を優先する．

（vii）その他器材の保守点検：器材メーカーなど調査のうえ，定期点検対象とする器材，必要な点検項目を定める必要がある．

おわりに

バイオセーフティ実験室で最も重要なのは，一次バリアーの完全性である．二次バリアーの封じ込めは，万一の場合でも病原体等が環境に拡散するのを防ぐ手段であり，一次バリアーを担う機器・装置からの実験室への拡散を防止することが特に大切である．

したがって，安全キャビネットは気流バランス（細菌試験）試験を満足することが重要である．また，風速及び HEPA フィルターの漏れは，目で見えない事項なので，定期的な保守点検を計画し実施されたい．

文　献

1）CDC/NIH, Primary Containment for Biohazards: Selection, Installation and Use of Biological Safety Cabinets, 2nd ed. (2000).
2）日本規格協会，日本工業規格 JIS K 3800 バイオハザード対策用クラスIIキャビネット（2009）．
3）日本空気清浄協会，JACA No.17 D バイオハザード対策用クラスIIキャビネット現場検査マニュアル（2009）．

4. 動物実験におけるバイオセーフティ

はじめに

動物実験におけるバイオセーフティを解説する前に，実験動物とはどのようなものかを知っていただきたい．実験動物は，その目的のために繁殖・育成された動物に限ることが原則である．マウス，ラット等の小動物の多くは，バリアーシステムと呼ばれる清浄度の高い施設で繁殖・育成され，その動物種特有の感染症，あるいはその動物種が保有している可能性のある人獣共通感染症の汚染を定期的に検査し，検査対象の病源体に汚染されていないSpecific Pathogen Free（SPF）という保証のある動物である．微生物学的なコントロールが十分にされた，清浄度の高い動物である．

一方，イヌ，サル等の大型動物は，微生物学的コントロールがされていないコンベンショナルというグレードであるが，特定の感染症についてある程度，検査されている場合が多い．サルは人獣共通感染症を保有している可能性があり，実験動物の中では最もバイオセーフティに注意しなければならない動物種である．実験用のサルは輸入されることが多いが，ヒトへの危険性の高いエボラ出血熱及びマールブルグ病を国内へ入れないために，「感染症の予防及び感染症の患者に対する医療に関する法律」（感染症法）によって厳重に規制されている．実験動物としてサルを輸入する場合，農林水産省・厚生労働省が認めた輸出国から輸入前検疫，輸入後検疫を経て入手する．また，サル以外のすべての動物の海外からの輸入に際しても，感染症法によって輸出国側の証明を含む輸入届出が義務づけられている．

「動物の愛護及び管理に関する法律」が2005（平成17）年に改正され，動物を科学上の利用に供する場合，実験動物への福祉を実践することが求められている．実験動物の健康のために，感染症に汚染されない環境を整備するとともに，病原体を動物に感染させる実験においては，バイオセーフティと動物福祉のバランスを考慮する必要がある．

4.1 動物実験におけるバイオリスクと対策

4.1.1 動物実験においての配慮

病原体の取扱いの有無にかかわらず，動物実験施設は他の施設とは独立し，動物実験施設としての機能をもつこと，及び動物実験施設としての適切な管理運営が行われる必要がある．通常の動物実験施設において，一般的に配慮すべき事項を図 4.1 に示す．大きく分けると，施設内の動物とヒト（従事者）の関係，また施設内と施設外（地域の住民及び動物）の関係が存在する．施設内では，飼育中の動物に対して微生物汚染をさせない，従事者に動物由来の微生物汚染をさせない，という双方向の配慮が必要である．また，施設外との関係では，動物施設からの空調，排水，廃棄物等の排出で施設外に対して害を及ぼさない，飼育中の動物の逸走の防止，施設外からの野生動物や昆虫の侵入防止，という配慮が必要である．

動物に病原体を感染させる実験を行う場合，一般的な配慮に加えて，感染動物から施設内の他の動物及び従事者に感染を広げない，施設外に病原体を出さない，というシステムの構築が必要である．感染実験における従事者には二つの範疇がある．一つは動物の飼育に従事する飼育者であり，病原体そのものを取り扱うことはないが，感染動物に接する機会がある．もう一つは研究者である．研究者は実際に病原体を動物に接種したり，感染動物の解剖をするなど，直接病原体を取り扱う．従事者はその作業に応じて，病原体に関する教育・訓練を受け，知識と技術を習得するべきである．

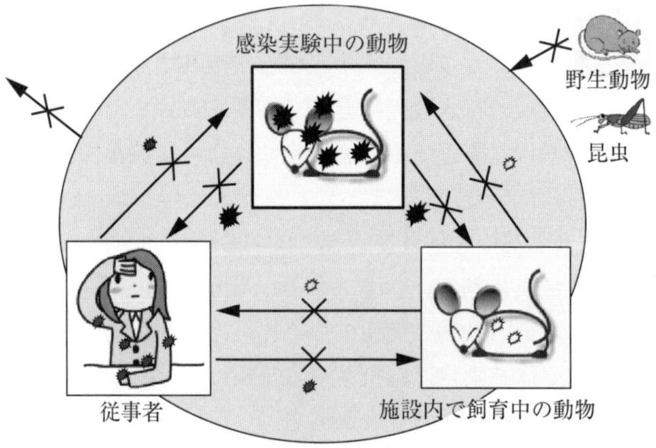

図 4.1 動物実験においての配慮

4.1.2 動物実験に関わる曝露経路

動物実験におけるバイオセーフティ対策を立てる上で，病原体を感染させた動物からどのような経路で病原体が排出されるか，また従事者に病原体が曝露され

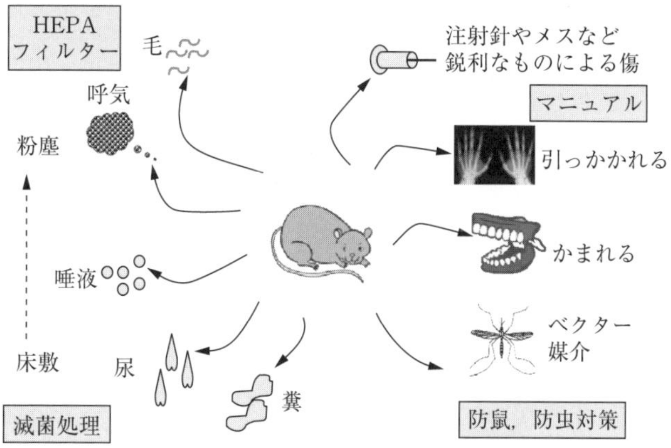

図 4.2　動物実験に関わる曝露経路

るかを前もって知っておくことが重要である（図 4.2）．呼吸器感染を起こす病原体は呼気中に，毛に付いた病原体は毛とともに浮遊する可能性がある．唾液，尿，糞便に排出される場合は小動物飼育ケージの床敷に含まれ，床敷は粉塵になりやすく空中に浮遊する可能性がある．動物実験では鋭利な機材（メスや注射針等）を使用することが多く，それらによる傷，また動物を取り扱うのでかまれる，引っかかれるなどの曝露事故がある．さらに野生動物や昆虫によるベクター媒介がある．それぞれの病原体の曝露経路を考慮して，対策を立てることが有効である．

4.1.3　曝　露　対　策

空中に浮遊する可能性のある病原体を感染させた動物の飼育，また病原体の接種や感染動物の解剖などエアロゾルを発生する可能性のある作業は，安全キャビネットや陰圧制御の飼育装置を使用し，排気を高性能フィルターでろ過する．マウス，ラットなど床敷を使用するケージでは，使用済みの床敷をケージや給水瓶とともに，またハンギングのケージを使用する場合は汚物を吸収シート等で受けて，高圧蒸気滅菌する．高圧蒸気滅菌できないものは，使用する病原体に有効な消毒剤で病原体を不活性化する．

鋭利な機材による曝露事故への対策として，注射針はリキャップするときに誤って自分の指を刺す針刺しが多いので，リキャップをしないで専用容器に注射針を捨てる．また，メス等の廃棄も専用容器を使用するなどのシステムを構築する．かまれる，引っかかれるなどへの対策は，動物の取扱いに習熟するとともに，適切に麻酔を使用する．

4.1.4　アニマルバイオセーフティ

病原体のバイオセーフティは，①リスク評価項目を定めてリスク評価を行い，②その評価に基づいてリスク分類を定め，③その分類に見合ったバイオセーフティ（操作，装置，封じ込め）を実践する．バイオセーフティレベル（BSL）は，通常，実験室で病原体を取り扱う場合について，病原体ごとにこの過程を経て決定される．実験室で病原体を取り扱う場合は，試験管内の閉じられた空間で実験操作を行うが，病原体を動物に感染させる実験は，試験管内操作とは状況が大きく異なる．病原体を動物に感染させる場合は，アニマルバイオセーフティレベル（ABSL）として，実験室で病原体を取り扱う場合に加えて，動物の感染実験に特有の評価項目についてリスク評価を加えて，リスク分類を定める（表 4.1）．

動物実験におけるリスク評価項目として，まず，取り扱う病原体を動物に接種した場合，動物の感受性がどれくらいか，すなわち動物の体内で病原体が増殖するかどうかがポイントである．また，増殖する場合，動物の体内から病原体が排出されるのか，排出されるとすればどのような経路でどのくらいの量が排出されるのかを評価する．取り扱う病原体が，感染動物から次の動物あるいはヒトにどのような経路で伝播するのか，あるいはしないのか，呼吸器系からか，経口感染か，皮膚・粘膜等への直接接触か，などについて動物実験開始前に十分な情報を入手する必要がある．動物実験施設の管理の観点から，実験動物間での伝播があるか，伝播の範囲が広いか，早いか，また，感染した動物の症状はどのようなものか，なども追加評価すべき項目である（表 4.2）．

実験室の BSL 分類にこれらの動物実験に特有の評価項目を加えてリスク評価を行い，各病原体の ABSL 分類を決定する．リスク評価項目が追加されたことにより，BSL と ABSL が異なり，ABSL が BSL より 1 ランク高くなる病原体がある．

表 4.1　病原体等のリスク群分類の基準

リスク評価項目によるリスク評価

↓　［動物実験におけるリスク評価項目］

病原体の BSL 分類

↓　［病原体の ABSL 分類］

実験室の BSL 分類，実験手技及び運用，安全機器，安全設備基準

［病原体等取扱い動物実験施設の ABSL 分類，実験手技，安全機器及び設備基準］

表 4.2　実験動物を使用する動物感染実験におけるリスク評価項目

1．取り扱う病原体の実験動物間での感染・伝播様式
2．取り扱う病原体を実験動物に接種する場合の感受性
3．接種した病原体の体外への排出機構及びその量
4．感染動物が野外へ出た場合，同種野生動物への感染及びヒトへの伝播

国立感染症研究所の病原体等安全管理規程より．

4.2　動物実験施設と設備

4.2.1　感染症法における動物施設の記載

厚生労働省は感染症法により，病原体及び毒素を特定してそれらの管理体制を明文化している．しかし，感染症法は特定した病原体（一種～四種病原体）に限っての安全管理や生物テロを未然に防止する観点から設けられたものであるので，全般的なバイオセーフティに関しては自主的に取組みを行うよう，留意事項の中で指導している．また，感染症法は動物実験に関してあまり多くは触れていない．感染症法関連の省令，政令等の中で動物実験施設に関する記載は以下のとおりである．

・飼育設備は，実験室（検査室，製造施設）の内部に設けること．
・動物に対して一種～四種病原体等を使用した場合は，当該動物を実験室からみだりに持ち出さないこと．
・飼育設備には，当該動物の逸走を防止するために必要な措置を講ずること．

4.2.2　ABSLのガイドライン

病原体の安全な取扱いについて，感染症法で特定された病原体は感染症法，遺伝子組換え生物に関しては「遺伝子組換え生物等の使用等の規制による生物の多様性の確保に関する法律」（カルタヘナ法）を遵守する．しかし，感染症法及びカルタヘナ法で規制される病原体はごく一部であり，多くの病原体は各施設の自主的な管理となる．自主管理を行う場合の参考となるバイオセーフティのガイドラインは，国内外で複数のものが作成されている．国際的な基準として，

・世界保健機関（WHO）:「実験室バイオセーフティ指針（Laboratory Biosafety Manual)」第3版（2004）
・米国疾病予防管理センター（CDC）:「微生物学・医学実験室のバイオセーフティ（Biosafety in Microbiological and Biomedical Laboratories, BMBL)」第5版（2007）

があり，どちらのガイドラインにもアニマルバイオセーフティが詳しく解説されている．BMBLには各病原体のABSL分類が記載されている．

国内では，

・国立感染症研究所:「病原体等安全管理規程」

が感染症法の定める感染症発生予防規程の例示とされ，厚生労働省のホームページにリンクされている．また，国立大学動物実験施設協議会の「感染動物実験における安全対策」等が参考となる．

4.2.3　アニマルバイオセーフティの基本

アニマルバイオセーフティにおいても，バイオセーフティの基本的な考え方は

同様で，大きく三つの要素からなる．

第一の要素は，実験操作や運営等のソフト面である．設備や装置がいかに優れていても，操作や運営といったソフトがしっかりしていなければ優れた施設は役に立たない．したがって，この第一の要素は最も重要である．この要素の中でアニマルバイオセーフティに特徴的なのは，メスや注射針など鋭利なものの処理，咬傷や引っかき傷の防止対策，動物の汚物の処理等で，それぞれに対応したマニュアルを整備する必要がある．

第二の要素は，従事者と病原体の接触を防ぐための装置や防護具で，一次バリアーと呼ばれる．生物学的安全キャビネット，ガウン・帽子・マスク・手袋・履物等の防護具は実験室のバイオセーフティと同様であるが，動物実験施設ではオーバーオールがよく使われる（図 4.3）．陰圧制御の飼育装置は，アニマルバイオセーフティに特徴的なものであり，後で詳しく述べる．

第三の要素は，病原体を施設外に出さないための設備である．入室者制限，陰圧制御の空調及びフィルターによるろ過，レベルによって二重の扉で構成された

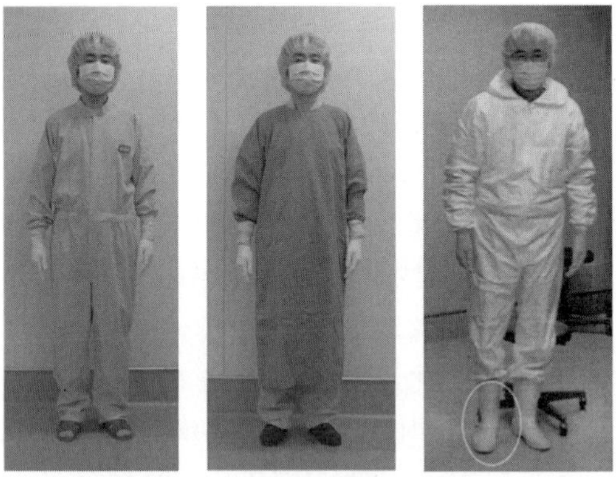

図 4.3　個人防護具
キャップ，マスク，前着またはつなぎ，グローブ，専用履物，必要に応じてフェイスマスク，レスピレーターを着用する．

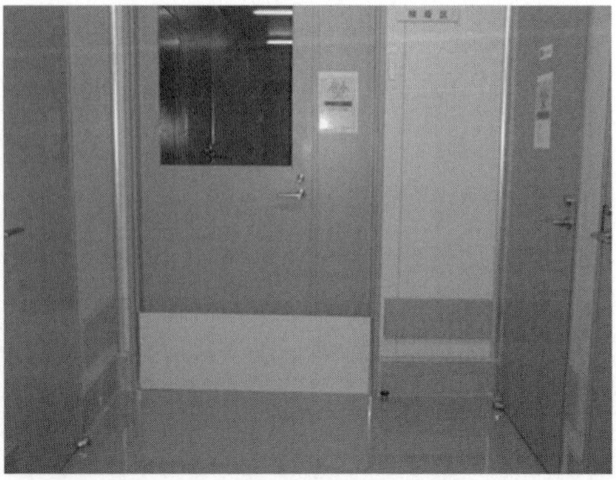

図 4.4　鼠返し

前室，オートクレーブ等で，二次バリアーと呼ばれる．アニマルバイオセーフティでは，施設から動物が逸走しない対策が必要となる．逸走対策の一例として，鼠返しと呼ばれる「板」を出入口下部につけるなどの対策があげられる（図4.4）．

4.2.4 アニマルバイオセーフティレベル分類

ABSL 分類は BSL 分類と同様に 4 段階あり，封じ込めレベルの低い方から ABSL-1，最もレベルの高い ABSL-4 となる．病原体ごとの動物に関するリスク評価の追加により，病原体によっては BSL より ABSL が 1 ランク高くなる場合もある．また，病原体を実験動物に感染させる研究に加えて，実験動物が人獣共通感染症に汚染している場合にもこの ABSL が適用される．現在，日本では実際に稼動している ABSL-4 施設は存在しないので，ここでは ABSL-3 までの解説を行う．

a. ABSL-1

リスクグループ 1（低リスク）に属する病原体の動物実験は，通常の動物実験施設（ABSL-1）で行う．

霊長類を飼育する動物実験施設では，霊長類が人獣共通感染症を保有している可能性があるという観点から，病原体を使用しない場合であっても ABSL-2 程度の封じ込めをすることが望ましい．また，通常の着衣に加えて，目や顔を覆うフェイスマスクの使用が推奨される．

b. ABSL-2

リスクグループ 2（中等度リスク）の病原体の動物実験は，ABSL-2 で行う．ABSL-2 は ABSL-1 の条件を満たした上で，さらに下記の条件が追加される．

- 入室は許可された者に限る．
- 国際バイオハザード標識を表示する．
- エアロゾルを発生するおそれがある作業は，生物学的安全キャビネット内で行う．
- リスク評価に応じて，陰圧制御の飼育装置など一次バリアーを施して飼育する．
- 動物実験施設内にオートクレーブを設置する．
- 滅菌を要する器材を施設内で運搬する場合は，密閉容器に入れる．
- 糞尿・使用後のケージ等は滅菌処理する．
- メスや注射針など鋭利な器材は専用の収容容器に入れ，汚染器材として適切に取り扱う．
- 動物死体を滅菌処理する．
- 感染防御のための防護用具を着用する．
- 施設から退室する場合は手を洗う．
- 施設内でけがをした場合は適切に処置し，報告をする．
- 従事者は病原体及び感染動物の取扱いについて教育訓練を受ける．

c. ABSL-3

リスクグループ3（高リスク）の病原体の動物実験は，ABSL-3で行う．ABSL-3はABSL-2の条件を満たした上で，さらに下記の条件が追加される．ABSL-3では特別な施設設備が要求され，システムを毎年点検して機能を保障する必要がある．

・立入り者を厳重に制限する．
・二重の扉により構成された前室を設ける．
・一方向性（陰圧）の気流を常に確保する．
・排気はHEPAフィルターでろ過する．
・ABSL-3管理区域内にオートクレーブを設置する．
・すべての作業を生物学的安全キャビネット内で行う．
・動物は陰圧制御の飼育装置で飼育する．

4.2.5 滅菌処理

ABSL-2及びABSL-3では，動物死体，実験に使用した機材，動物からの汚物，使用済みケージ類は，洗浄及び廃棄の前に滅菌処理が必要である．これらの滅菌処理は飼育及び動物実験のサイトで行われることが望ましいが，ABSL-2では，施設内に設置されたオートクレーブまで密閉容器に入れて運ぶことも許容範囲である．ABSL-3では，飼育及び動物実験のサイトで滅菌処理される必要がある．病原体の不活性化に消毒剤を使用する場合は，汚物など動物由来の物質により，消毒剤の効果が薄れることに注意が必要である．

4.2.6 飼育装置

実験室操作に使われる生物学的安全キャビネットは規格が統一されているが，感染動物用の飼育装置は規格がなく，それぞれの施設が封じ込めレベル及び動物種に応じて飼育装置を選択しているというのが現状である．様々なタイプがあるが，原則は陰圧制御ができることである．

a. グローブボックス

完全に密閉されたキャビネットに，HEPAフィルターを通した給排気で換気するタイプである．キャビネット内の作業は，前面に取り付けたゴム手袋を通して行う（図4.5）．キャビネット内での動物飼育は，それぞれの動物種に合わせて工夫する必要がある．感染性エアロゾルが発生しやすい病原体など，危険度が高い場合に使用される．

b. 生物学的安全キャビネット

クラスII規格の生物学的安全キャビネットの中で動物を飼育する（図4.6）．飼育スペースを考慮して，キャビネット内部を改造する場合もある．床敷から出る粉塵でフィルターが詰まりやすいので，HEPAフィルターを通す前にプレフィルターを装着することが望ましい．

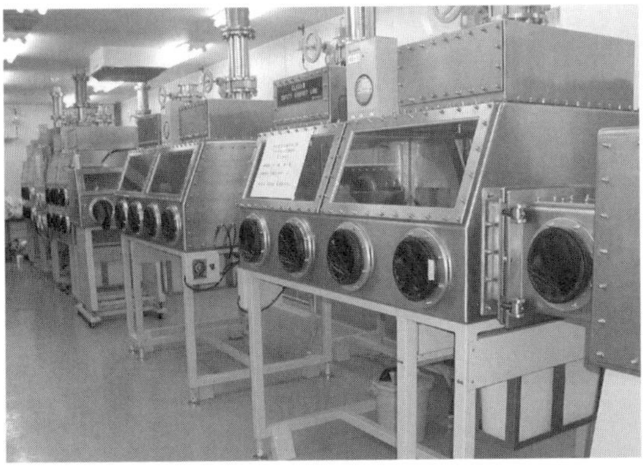

図 4.5 グローブボックス

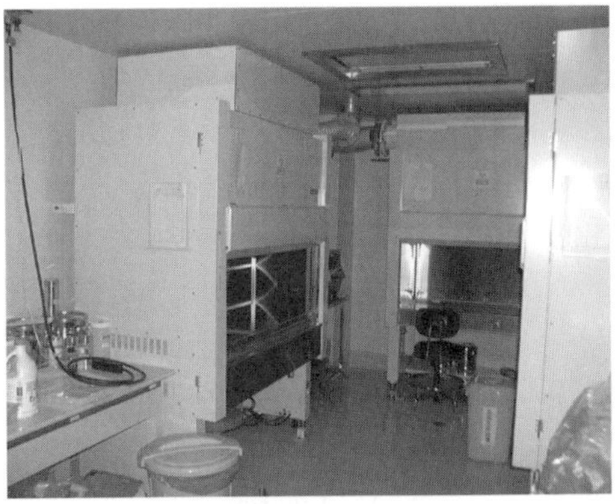

図 4.6 動物飼育用生物学的安全キャビネット（左部）

c. 個別換気システム（アイソレーションラック）

陰圧制御のできるラックは，様々なタイプが国内外のメーカーから販売されている．マウスやラット等の飼育ではケージ単位で個別に給排気するものが主流である．感染動物の飼育のために陰圧に制御するよう設計されている必要がある（図 4.7，4.8）．

d. スーツラボ

陰圧制御の飼育装置は，動物を封じ込めることで従事者が病原体に曝露されるのを防ぐが，動物種によっては，動物を飼育装置に封じ込めた状態で飼育することが難しい場合もある．海外では，従事者側を陽圧制御のスーツ（いわゆる宇宙服）で隔離する施設（スーツラボ）がある．スーツラボは動物の封じ込めが必要ないので，封じ込めの難しい動物種では飼育が容易である．現在，このシステムは日本にまだ導入されていない．

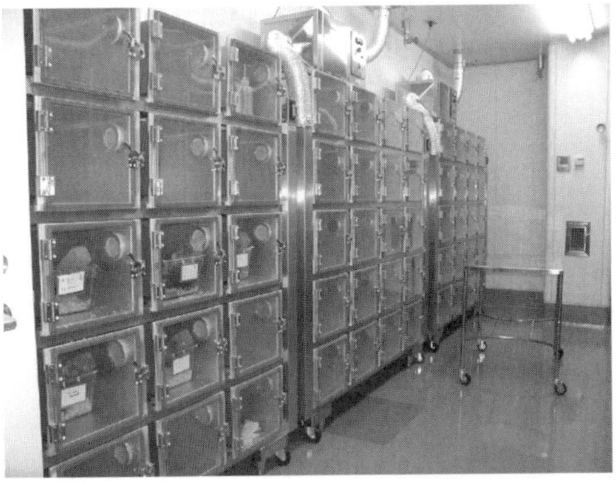

図 4.7 個別換気システム（1）

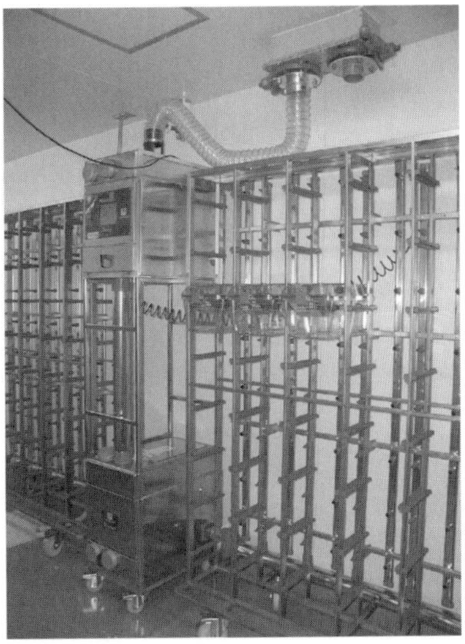

図 4.8 個別換気システム（2）

4.2.7 実験動物が保有している可能性のある人獣共通感染症

感染実験を行う場合は，取り扱う病原体がわかっているのでその対策を立てればよいが，実験動物が人獣共通感染症を潜在的に保有している可能性も忘れてはならない．小動物の人獣共通感染症は，サルモネラ，マウス及びハムスターではリンパ球性脈絡髄膜炎ウイルス，ラットでは腎症候性出血熱ウイルス等があげられる．サルモネラは多くの動物が保有していて，ヒトにかかった場合は食中毒の症状を呈する．リンパ球性脈絡髄膜炎ウイルスは長い間，日本の動物施設で発生がなかったが，2005 年に輸入マウスに起因して動物施設で汚染が発生した．腎症候性出血熱ウイルスは極東に生息する野生のラットが保有していて，1970～1984 年に日本の動物実験施設の従事者が多数感染したが，現在の実験動物はブリーダーにより十分な検査が行われている．

動物施設でサルに細菌性赤痢，結核が診断された場合は，感染症法に基づき，地方自治体に届け出なければならない．細菌性赤痢の届出は輸入後，検疫施設を中心に毎年 30～50 件程度発生している．届出の対象ではないが，マカカ属サルでは B ウイルスを注意すべきである．

詳しくは 1.3 節を参照．

おわりに：動物感染実験の倫理

国際的な動物実験の福祉理念として，「replacement（できる限り動物を供する方法に代わりうるものを利用する）」，「reduction（できる限りその利用に供される動物の数を少なくする）」，「refinement（できる限り動物に苦痛を与えない方法によってしなければならない）」という三つの原則がある．三つの頭文字をとって，3 R と呼ばれている．日本では，「動物の愛護及び管理に関する法律」（動愛法）にこの 3 R の理念が明文化されている．動愛法のもとに，「実験動物の飼養及び保管並びに苦痛の軽減に関する基準」（飼養保管基準），文部科学省，厚生労働省，農林水産省の「機関等における動物実験等の実施に関する基本指針」（基本指針），日本学術会議の「動物実験の適正な実施に向けたガイドライン」等が策定され，動物の福祉が実践されている．

まず，実験動物の健康の保持のために，実験動物が感染症に汚染されないよう飼養環境を整備する．また，病原体を取り扱うという特殊な状況であっても，動物実験における動物福祉は適正に実施されなければならない．動物への感染実験を行う場合，陰圧制御の飼育装置やアイソレーター等で動物を飼育するので，動物にストレスを与えないような飼養保管を心がける．病原体の感染によって動物がどのような症状を呈するのかを前もって予測し，重篤で苦痛を伴う症状が予測される場合には，苦痛を軽減する適切な方法をとる必要があろう．実験動物を激しい苦痛から解放するために，安楽死処置をもって実験を打ち切るタイミング（人道的エンドポイント）を導入することも必要である．

今後はますます動物福祉に配慮し，かつ確実なバイオセーフティの実践が求められる．

5. 遺伝子組換えとカルタヘナ法

5.1 カルタヘナ法とバイオセーフティ

はじめに

遺伝子組換え生物が自然環境内に生着し，増殖し続けると生態系に影響を与え，自然環境を破壊したり，在来生物へ悪影響を与える可能性がある．また，ヒトが遺伝子組換え微生物に曝露し，新たな感染症を発症するかもしれない．これらのリスクを回避し，安全に遺伝子組換え生物を使用するために，遺伝子組換え生物の使用方法は法律で規制されている．国内で遺伝子組換え生物を作成したり，輸入して使用したり，あるいは国外へ輸出する場合はすべて，この法律に従わなければならない．

5.1.1 法律制定の経緯

遺伝子組換え技術は1970年代に米国で開発されたが，進化と淘汰の過程を経ずに創出される人工生物の病原性，安全性に関して多くの研究者が懸念をもった．1975年には米国アシロマに各国の研究者が集まって，安全性確保の方策が討議され（アシロマ会議），遺伝子組換え生物を環境中に放出させない装置，実験室の使用を基盤とする「物理的封じ込め」と，環境中での生存能の低さを基盤とする「生物的封じ込め」の概念が示された．この考え方をもとに，1976年には米国NIHが「組換えDNA実験ガイドライン」を策定した．わが国では1979年にNIHガイドラインに沿って，「大学等における組換えDNA実験指針（文部大臣告示）」と「組換えDNA実験指針（内閣総理大臣決定）」がつくられた．これらの指針のもとで研究が行われ，安全性に関する知見の集積をふまえて適宜，指針の改定が行われてきた．

その後，遺伝子組換え技術は，遺伝子機能と表現型の関連を解析する分子生物学発展の基盤となり，さらに遺伝子組換え生物の産業への応用が進められてきた．生育が早く収量が多い小麦やトウモロコシ等の農作物の作出に遺伝子組換え技術が使われるようになり，「物理的封じ込め」の及ばない自然環境での遺伝子組換え生物の利用が始まった．

遺伝子組換え生物を自然環境中で生育させると，自然界の生物に様々な影響を与えるおそれがある．例えば，組換え生物の種子が拡散し周辺の自然種を駆逐する場合や，花粉が飛散して周辺の自然種を交雑体に変えてしまう場合，組換え生物の産生する有害物質により周辺の自然種が減少する場合等が考えられる．このようなリスクから自然界の生物の多様性を守り，生物を継続的に資源として利用し，その利用から生ずる利益を公平に分かち合うことを目指す国際的な枠組みが必要となった．

1999 年 2 月にコロンビアのカルタヘナ市でこの問題に関する最初の国際会議が開かれ，以後，数回の討議を重ねて「生物多様性に関する条約（カルタヘナ議定書）」が 2003 年 12 月に発効された．この議定書では，遺伝子組換え生物は，環境やヒトの健康への影響に適切に配慮して利用すれば，人類にとって多大な利益をもたらすとの認識の上で，遺伝子組換え生物の国境を越える移動における手続き，安全な移送等が規定されている．

わが国では，2003 年 6 月に「遺伝子組換え生物等の使用等の規制による生物の多様性の確保に関する法律」をつくり，2003 年 11 月に議定書を締結した．2004 年 2 月 19 日に議定書と法は全面的に施行され，これまで指針に沿って行われていた実験は，法律のもとで規制されることとなった．法律には罰則規定があり，違反には最高 1 年以内の懲役または 100 万円以下の罰金が科せられる．2009 年 2 月までに，米国を除く 153 カ国が締約している．

5.1.2 カルタヘナ議定書

議定書の目的は，Living Modified Organism（LMO）の使用等による生物の多様性への悪影響を防ぐこととされている．ヒトの健康に対する影響も考慮すべきとされ，すべての LMO の国境を越える移動，取扱い，使用等に適用される．ただし，遺伝子組換え生ワクチンのようなヒトの医薬品である LMO には，WHO で定めた制度“WHO Certification Scheme on the Quality of Pharmaceutical Products Moving in International Commerce”を適用することとし，カルタヘナ議定書の取決めからは除外される．

LMO とは，「生物を，遺伝素材を移転，複製する能力をもつすべての生物学上の存在と位置づけ，遺伝子工学技術（生理学的な生殖や組換えの障壁を越える技術であって，生体外核酸加工技術及び異なる科の生物の細胞融合を起こす技術）によってつくられた遺伝素材の新たな組み合わせをもつ生物」と定義されている．

環境への意図的な導入を目的とする LMO の種子等の最初の輸出者（輸出国）は，輸入国に事前に通告し，輸入国の許可を得なければならないことが定められている．事前通告にはリスク評価に必要なすべての情報（LMO の性質と識別情報，安全な取扱方法，責任者の連絡先等）を文書で提供すること，及び輸入国はリスク管理に必要な措置をとるための法制度の整備が求められている．事前通告を受けた輸入国は，90 日以内に通告の受領を確認してリスク評価を開始し，270 日以内に輸入可否を回答しなければならない（図 5.1）．同じ LMO の二度目以降の輸出入には，この制度は適用されない．

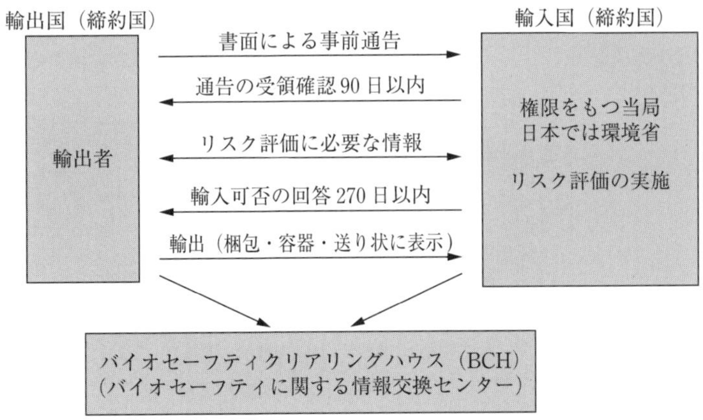

図 5.1　環境への意図的な導入を目的とする遺伝子組換え生物等の輸出入

拡散防止措置をとって使用する LMO の輸出においては，輸入国が制定した基準に従って使用される場合，上記の事前通告制度は適用されない．輸出者は，文書による情報の提供が必要である．

食用，飼料用，加工用を目的とする LMO の輸出入は，環境への導入を目的とする LMO とは異なる取扱いが定められている．輸入国は，これらの LMO の取扱いに関する法整備を行い，各国の枠組みに沿って輸入の可否を決め，それを各国のバイオセーフティに関する情報交換センターであるバイオセーフティクリアリングハウス（Biosafety Clearing House：BCH）を通じて公開することとされている．日本版 J-BCH のホームページは，http://www.bch.biodic.go.jp/である．

5.1.3　カルタヘナ法

カルタヘナ法は遺伝子組換え生物等の使用等の規制による生物の多様性の確保に関する法律で，カルタヘナ議定書に合わせて国内法が整備された．科学技術の進歩による情報の蓄積によって細部の修正がしやすいよう，細かい部分は省令と告示で示されている（図 5.2）．

a.　遺伝子組換え生物とは

カルタヘナ法において，遺伝子組換え生物となりうる生物は「核酸を移入し，または複製する能力のある一つの細胞または細胞群，ウイルス及びウイロイド」と定義されている．細胞群には，多細胞生物の個体が含まれる．自然条件で複製する能力の有無が生物と非生物の区分に重要であり，動植物の個体はもちろん，動植物の胚，種芋，挿し木は生物であり，種なし果実や動物の臓器，培養細胞（ES 細胞を含む）は生物ではない．ただし，ヒトの個体，胚は遺伝子組換え生物となりうる生物から除外されている．哺乳類の受精卵は，仮腹に導入すれば個体に育つことから生物とされており，ここでいう自然条件とはいわゆる自然環境ではなく，人為的でない環境を意味している．

遺伝子組換え生物とは，「細胞外において核酸を加工する技術，または，異な

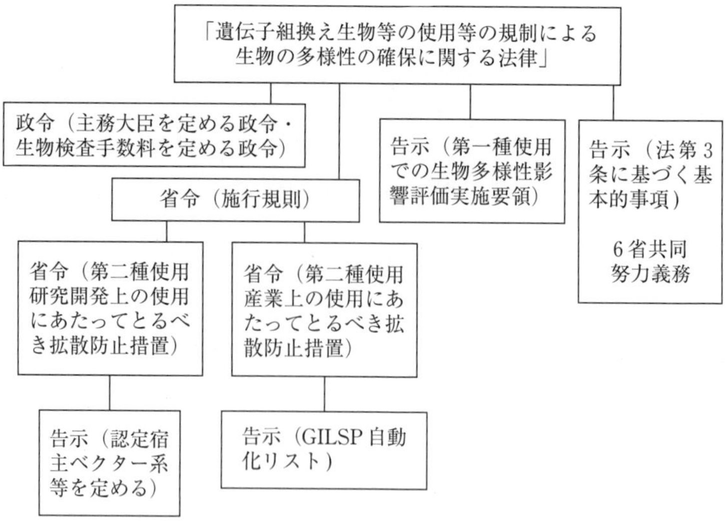

図 5.2　カルタヘナ法の運用体系
GILSP：優良工業製造規範

る科に属する生物の細胞を融合する技術によって得られた核酸またはその複製物をもつ生物」と定義されている．その上で，細胞に核酸を移入する場合に，同種の生物の核酸の移入をセルフクローニング，異種間であっても自然条件において核酸を交換する種の生物の核酸の移入をナチュラルオカレンスとし，これらの移入技術によって生じた生物は，遺伝子組換え生物から除外されている．しかし，セルフクローニングとナチュラルオカレンスの定義は必ずしも明確でない．

定義に従えば，PCRを使って塩基配列を変化させた遺伝子断片をゲノムに導入した変異ウイルスは，細胞外において核酸を加工する技術によって得られた核酸をもつことになり，特に異種生物由来の核酸を導入しなくても，遺伝子組換えウイルスに該当する．ただし，同様の変異体が自然界に存在すれば（文献等によって証明できる場合），ナチュラルオカレンスとして扱うことができる．ノックアウト動物が単に遺伝子を欠失しているだけなら遺伝子組換え生物に該当しないが，外来核酸の挿入で遺伝子を不活化すれば，遺伝子組換え生物となる．遺伝子組換えウイルスを動物に接種し，ウイルス核酸が動物染色体に組み込まれることなく複製している場合は，遺伝子組換えウイルスを保有している動物となる．組換え核酸が生殖系列に入らなくても，染色体に組み込まれれば，その動物は遺伝子組換え動物に該当する．組換え核酸そのものは生物ではないので，DNAワクチンやsiRNAを接種された動物は，これらの核酸が染色体に組み込まれず，細胞内での複製もなければ，遺伝子組換え生物に該当しない．

動物培養細胞は生物として扱わないため，核酸の導入で作出された組換え培養細胞は，カルタヘナ法の規制対象とならない．外来核酸をもつ組換えレトロウイルスを細胞に感染させ，細胞染色体に外来核酸を導入する場合，組換えレトロウイルスは遺伝子組換え生物に該当するが，ウイルスが消滅した後の組換え細胞は，法の対象ではない．

b. 遺伝子組換え生物の使用とは

遺伝子組換え生物の使用とは，食用，飼料用，実験材料用としての使用，栽培等の育成，加工，保管，運搬，廃棄ならびにこれに付随する行為がすべて含まれる．ここでいう保管と運搬は，実験中の一時的な実験室内での保管や移動は含んでいない．

c. 第一種使用と第二種使用

遺伝子組換え生物の使用は，環境中に放出する場合を第一種使用，環境への拡散防止措置をとる場合を第二種使用と区分されている．組換えDNA技術で作出した除草剤耐性や，害虫抵抗性のダイズやトウモロコシを畑で栽培する場合，環境浄化機能をもたせた微生物を土壌の改良に使う場合等が第一種使用に，疾患モデルマウスを動物実験施設内で使う場合や，有用物質を産生する遺伝子組換え微生物を施設内で培養する場合が第二種使用に該当する．

d. 第一種使用の手続き

第一種使用の場合は，当該遺伝子組換え生物の第一種使用がすでに承認され，適切な使用規定が示されている場合は，この規定に従って使用する．未承認の場合は，その「遺伝子組換え生物」を第一種使用した場合に，自然種にどのような影響があるかを説明した生物多様性評価書と適切な使用方法等を記載した申請書を主務大臣に提出し，承認を得なければならない．学識経験者からなる委員会の審議を経て承認される．承認済みの第一種使用等の情報や承認申請に必要な書類は，J-BCHのホームページに掲載されている．いったん承認されても，その後の知見の集積に基づいて使用方法が変更されたり，使用が中止されたりすることもある（図5.3）．

e. 第二種使用の手続き

第二種使用で求められる拡散防止措置は，施設（大学や研究所，製造所）の構造と設備に依存するため，施設の長の責任のもと，施設全体で取り組む課題であ

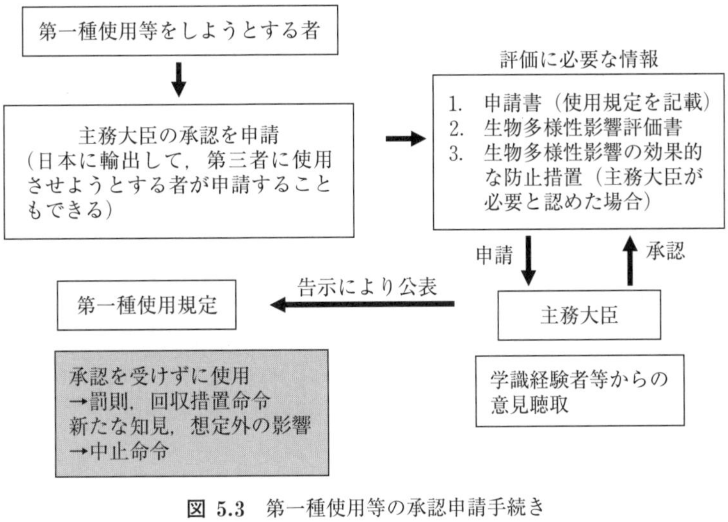

図 5.3 第一種使用等の承認申請手続き

る．研究開発段階で使用する場合にとるべき拡散防止措置については文部科学省令で，産業利用する場合の措置は財務省，厚生労働省，農林水産省，経済産業省，環境省等の省令で定められている．研究開発では，性質が十分解明されていない遺伝子組換え生物を扱うことが多く，その後十分に性質が明らかになり，有用性があるもののみが産業利用されるとの立場から，研究開発段階での拡散防止措置と産業利用する場合の措置は，区別されている．

各施設の長が責任者となり，安全委員会等を組織して適切な拡散防止措置のレベルを科学的に判断し，実験従事者の教育訓練，健康への配慮，記録の保存等をはかることが求められている．

（ｉ） 研究開発での使用

1） 使用方法の区分；第二種使用を実験，保管，運搬に分けて，それぞれに適切な拡散防止措置が定められている．実験における使用はさらに，微生物使用実験，大量培養実験，動物使用実験，植物使用実験に分けられている（図 5.4）．微生物使用実験は大腸菌や酵母等を宿主とする実験で，容量が 20 L を超える培養装置を用いる場合を大量培養実験とする．培養の総量ではなく，装置の大きさが滅菌等の措置に影響を与えることが考慮されている．例えば 30 L の培養タンクで 15 L の培養を行えば大量培養実験に該当し，10 L のフラスコ 10 本を使って 30 L の培養を行っても大量培養実験に該当しない．動物使用実験は，遺伝子組換え動物を作成したり使用する動物作成実験と，遺伝子組換え微生物を動物に接種して保持させる動物接種実験に分けられる．植物使用実験も同様である．トランスジェニックマウスを購入して繁殖する場合は，自分で作成しなくても動物作成実験となる．

2） 実験における拡散防止措置のレベル；微生物使用実験は，P 1～P 3 の 3 段階の拡散防止措置が定められている．P 1 レベルの措置では，通常の生物の実験室等を使い，扉と窓を閉め，関係者以外がみだりに立ち入らない措置（表示

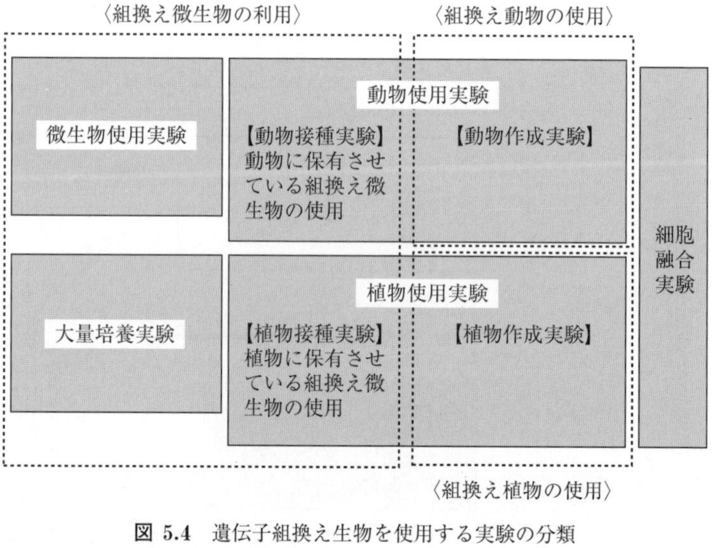

図 5.4　遺伝子組換え生物を使用する実験の分類

等）を講じる．エアロゾルの発生は最小限にとどめ，廃棄物や遺伝子組換え生物等が付着した設備・実験台における遺伝子組換え生物を不活化する措置が求められる．実験の過程で遺伝子組換え生物等を実験室から持ち出す場合は，遺伝子組換え生物が漏出しない容器を使う．実験者は取扱い後に手洗い等を行うことが求められており，実験室内に手洗い設備が必要である．

P２レベルでは，P１レベルの措置に加え，エアロゾルが発生しやすい操作を行う場合は実験室内に安全キャビネットを設置し，遺伝子組換え生物の不活化にオートクレーブを使う場合は，実験室のある建物内にオートクレーブを設置する．実験室の入口に「P２レベル実験中」の表示を出す．

P３レベルでは，P１レベルの措置に施設等の要件が大幅に追加されている．前室を設置し，実験室の床，壁，天井には水洗や燻蒸が可能な材質を用いなければならない．前室の前後の扉を同時に開けてはならない．実験室または前室の主な出口に，足等で操作可能または自動式の手洗い設備が必要である．実験室は陰圧とし，実験室からの排気はHEPAフィルターでろ過されない限り，実験室・建物内の他の部屋に再循環されない措置が求められ，排水も遺伝子組換え生物を不活化後に排出できる措置が求められている．エアロゾルが発生する可能性がある操作を行う場合は安全キャビネットを設置し，操作後または汚染時にはただちに不活化措置を講じる．オートクレーブを実験室内に設置する．真空吸引ポンプを使う場合は，消毒液トラップ付きのものを使う．専用の長袖の前着と保護履物等を着用する．実験室の入口に「P３レベル実験中」の表示を出す．

大量培養実験はLSC，LS１，LS２の３段階の拡散防止措置が定められている．LSCレベルでは実験区域を設定し，実験区域に「LSCレベル大量培養実験中」の表示を出す．他の要件はP１レベルと基本的に同様である．

LS１レベルでは，LSCレベルの要件に加え，遺伝子組換え生物等が外部へ流出しない培養設備の使用と，培養設備からの排気が除菌フィルター等を通って排出される措置が求められる．培養設備への植菌やサンプリング時は，遺伝子組換え生物等が漏出しない構造の容器や配管を用いる．培養設備の外壁や実験区域の床等に遺伝子組換え生物が付着した場合は，ただちに不活化する．実験区域に「LS１レベル大量培養実験中」の表示を出す．

LS２レベルでは，LSCレベルの要件に加え，遺伝子組換え生物等が外部へ流出せず，閉じたままで内部の不活化が可能な培養設備の使用と，培養設備からの排気がHEPAフィルター等を通って排出される措置が求められる．培養設備等に直接接続する回転シール，配管弁等から，遺伝子組換え生物等が漏出してはならない．培養設備への植菌やサンプリング時は，遺伝子組換え生物等が漏出しない構造の容器や配管を用いる．培養設備の外壁や実験区域の床等に遺伝子組換え生物が付着した場合は，ただちに不活化する．エアロゾルが生じやすい操作をする場合は，安全キャビネットを設置し，操作後または汚染時にはただちに不活化措置を講じる．オートクレーブを使う場合は，実験区域内の建物に設置する．培養設備等と接続機器等に密閉度の監視装置を設置し，稼働中は常時，密閉度を確認する．実験区域に「LS 2 レベル大量培養実験中」の表示を出す．

動物使用実験は，P 1 A～P 3 A 及び特定飼育区画の拡散防止措置が定められている．P 1～P 3 の措置を基本に，組換え動物等の習性に応じた逃亡防止設備と，遺伝子組換え生物等が排泄物に含まれる場合は，排泄物を回収するための構造が求められる．組換え動物等を実験室から持ち出す場合は，逃亡できない構造の容器を使う．動物個体が識別できる措置を講ずることも必要である．実験室の入口に，P 1 A では「組換え動物飼育中」，P 2 A では「組換え動物飼育中（P 2）」，P 3 A では「組換え動物飼育中（P 3）」の表示を出さなければならない．動物作成実験において特定飼育区画を使用する場合は，組換え動物の習性に応じた逃亡防止設備を，二重に設置することが求められている．

植物使用実験は P 1 P～P 3 P 及び特定網室の拡散防止措置が定められている．P 1～P 3 の措置を基本に，排気中に含まれる組換え植物等の花粉の飛散を最小限にとどめる措置が求められる．実験室の入口に，P 1 P では「組換え植物等栽培中」，P 2 P では「組換え植物等栽培中（P 2）」，P 3 P では「組換え植物等栽培中（P 3）」の表示を出さなければならない．植物作成実験では，特定網室による拡散防止措置が適用できる場合がある．特定網室では，P 1 措置に加え，媒介する昆虫の侵入を防ぐため前室や網戸の設置が求められている．排水中に遺伝子組換え生物等が含まれる場合は，排水を回収するための設備や構造が求められる．

3）　実験における拡散防止措置の選択；遺伝子組換え生物は，宿主となる生物に核酸供与体（ヒトを含む）由来の供与核酸とベクターを移入してつくられると考え，供与核酸やベクターが宿主の性質をどのように変えるかが重要となる．供与核酸の塩基配列が既知で，コードするタンパク質等の機能が科学的に推定できる場合に，同定済み核酸とし，宿主に与える影響はかなり正確に予測できる．

生物は，哺乳類に対する病原性の程度に応じてクラス 1～4 に分けられ，文部科学省の告示として示されている（表 5.1）．拡散防止措置のレベルは，宿主と拡散供与体のクラス，供与核酸の性質によって決められる．

微生物使用実験では，未同定の供与核酸を使う場合は，宿主と核酸供与体のクラスの高い方に合わせた措置をとる．例えば，大腸菌 K 12 株（クラス 1）にアデノウイルス（クラス 2）の遺伝子断片を導入した遺伝子組換え大腸菌を使用する際にとるべき拡散防止措置は，P 2 レベルとなる．供与核酸が同定済みで，宿

表 5.1　宿主，核酸供与体の実験分類（文部科学大臣が定める）

クラス 1：	哺乳動物に病原性のない微生物，きのこ，寄生虫 動物（ヒトを含む），植物
クラス 2：	哺乳動物に病原性の低い微生物，きのこ，寄生虫 サルモネラ菌，麻疹ウイルス，アデノウイルス
クラス 3：	哺乳動物に病原性が高く，伝播性が低い微生物，きのこ 炭疽菌，HIV 1，ウエストナイルウイルス
クラス 4：	哺乳動物に病原性が高く，伝播性も高い微生物，きのこ ラッサウイルス，エボラウイルス

主の哺乳動物に対する病原性を高めない場合，宿主のクラスに合わせればよい．例えば，分裂酵母（クラス1）にHIV（クラス3）のカプシドタンパク質遺伝子の一部（同定済みで酵母の病原性を高めない）を導入して作成した組換え酵母は，宿主のクラスに合わせてＰ１レベルの拡散防止措置をとって使用する．逆に，同定済み核酸が宿主の病原性を高める場合は，レベルを上げることになる．

HIVはクラス3に分類されているが，増殖能を失わせた欠失型HIVはクラス2に分類されている．ただし，どのような遺伝子を失っていなければならないかは明確に示されており，この基準を満たさなければクラス２としては扱えない．

動物作成実験，植物作成実験の場合は，トランスジェニックマウスのように，導入核酸が宿主の染色体に組み込まれており，個体から出てくることがなければ，Ｐ１Ａ，Ｐ１Ｐの拡散防止措置をとる．

動物接種実験，植物接種実験では，接種する遺伝子組換え微生物の性質に合わせる．例えば，Ｐ２の措置が必要な組換えアデノウイルスをサルに感染させる実験には，Ｐ２Ａの拡散防止措置をとる．

4）　機関実験と大臣確認実験；告示に従って拡散防止措置を決めることができる場合を「機関実験」と呼び，各施設の責任で，実験を行うことができる．クラスが告示されていない微生物を宿主か核酸供与体とする場合や，特に定められている場合は，「大臣確認実験」となり，文部科学省研究振興局ライフサイエンス課と相談し，文部科学大臣の承認を得て拡散防止措置を決める（図5.5）．告示されていない微生物では，類似の微生物のクラスや哺乳類に対する病原性を参考にして適切な拡散防止措置案をつくり，大臣確認を申請する．大臣確認が必要な場合は告示されており，微生物の場合は，①宿主または核酸供与体がクラス４の生物，②クラス３の生物を宿主とする，③クラス２の生物を宿主とし供与核酸が薬剤耐性遺伝子を含む（感染した哺乳動物の場合に治療が困難になる場合），④自立的な感染力，増殖能をもつ組換えウイルス，⑤供与核酸が毒性の強いタンパク質をコードする，⑥その他，と定められている．これらの微生物を動植物に接種する実験も大臣確認が必要である．

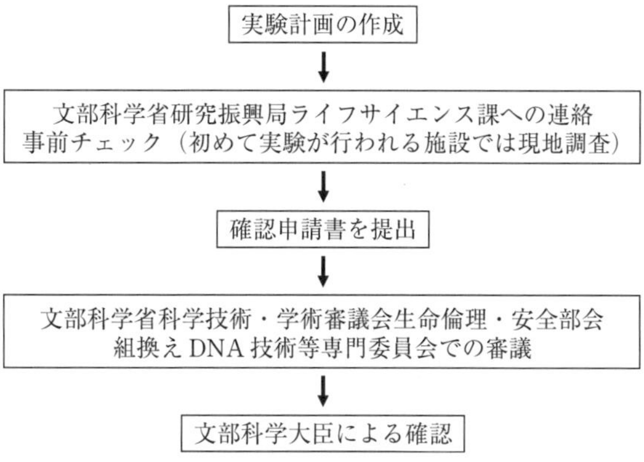

図 5.5　大臣確認の手続き

動物作成実験では，哺乳動物に対する病原性をもつ微生物の受容体を付与する実験が大臣確認となる．例えば，ポリオウイルスの感染受容体を導入して得たトランスジェニックマウスはポリオウイルスに感受性となるので，その使用は大臣確認の対象となる．

5）保管と運搬における拡散防止措置；保管では，遺伝子組換え生物等が漏出，逃亡しない構造の容器に入れ，表面に遺伝子組換え生物等が保管されていることを表示する．それを所定の場所に保管し，冷蔵庫等の二次容器に入れる場合は，その表面にも同様の表示をする．保管場所は，実験中の一時保管と異なり，実験室外に設定できる．

運搬では，遺伝子組換え生物等が漏出，逃亡しない構造の容器に入れる．P 3，LS 2 及び大臣確認前でレベルが定められていない場合は，事故等で容器が破損しても漏出，逃亡を防ぐため二重の容器に入れる．見やすい場所に，「取扱注意」の表示をする．

6）事業所における記録の保管；各事業所では，遺伝子組換え生物の使用記録，安全委員会の議事録，譲渡の記録等を保管することが求められている．

7）事故への対応と報告；遺伝子組換え生物の漏出があった場合の対応手順はあらかじめ決めておき，訓練しておくことが望ましい．また，事故は，速やかに文部科学省のライフサイエンス課へ届け出ることが求められているので，報告のための連絡網をつくることが大切である．

（ii）産業上の使用：鉱工業分野での遺伝子組換え生物の第二種使用については経済産業省，医薬品製造での使用は厚生労働省，食品や畜産関連での使用は農林水産省の省令で拡散防止措置が定められている．産業利用では，哺乳動物に病原性がない遺伝子組換え微生物を大量に使用することが推定され，作業区域を設定してその中ですべての工程を行う使用方法（GILSP：優良工業製造規範）が定められている．

これまでの遺伝子組換え生物の使用実績をもとに，GILSP で使用できる遺伝子組換え微生物のリスト（自動化リスト）がつくられている．「宿主・ベクターリスト」と「挿入 DNA リスト」からなり，任意に組み合わせて GILSP の規定に従って使うことができる．リストは各省のホームページで公開されている．自動化リストにない遺伝子組換え生物を使用する場合は，個別に主務大臣の確認を受けなければならない．

5.1.4　譲渡における情報の提供

遺伝子組換え生物の譲渡においては，その遺伝子組換え生物に関するすべての情報と追加的な情報を得るための連絡先等を文書で提供しなければならない．記録を残すためであり，文書の交付，添付，FAX，電子メールのいずれかの方法を用いる（表 5.2，5.3）．

表 5.2 遺伝子組換え生物等の譲渡に際しての情報の提供

【提供すべき情報】
〈第一種使用〉
遺伝子組換え生物等の種類の名称
第一種使用規程の承認済み，または適用除外である旨
適正使用情報（関係大臣の告示として定められている場合のみ）
氏名（担当責任者），住所（連絡先）
譲り受け者に有用な情報
〈第二種使用〉
第二種使用をしている旨
宿主または親生物，核酸または複製物の一般的な名称
氏名（担当責任者），住所（連絡先）
譲り受け者に有用な情報
【情報提供の方法】
文書，運搬容器での表示，FAX，電子メール

表 5.3 遺伝子組換え生物等の輸出に際しての情報の提供

〈第一種使用〉
カルタヘナ議定書の定めによる
〈第二種使用〉
事前通告は不要
遺伝子組換え生物または容器，送り状のいずれかに，定められた様式によって遺伝子組換え生物の名称，特性等を表示して輸出（様式は法第 28 条，規則第 37・38 条）

お わ り に

組換え核酸を用いる場合，まず遺伝子組換え生物の使用に該当するかどうかを確認する．培養細胞に発現プラスミドを導入したり，DNA ワクチンで抗血清を作成する場合は該当しないことが多い．該当する場合は，自然環境に遺伝子組換え生物を放出して使用する（第一種使用）か，拡散防止措置をとって使用する（第二種使用）かを区分する．第一種使用の場合は，同じ遺伝子組換え生物がすでに使用されており，使用方法が確定していればそれに従う．初めて使用する場合は，主務大臣に承認申請をしなければならない．必要な情報は，バイオセーフティクリアリングハウスのホームページで入手できる．産業上の第二種使用の場合は，使用する遺伝子組換え生物が担当省庁のホームページに公開されている GILSP 自動化リストに含まれていれば，GILSP の措置をとって使用すればよい．リストにない場合は，新たに確認申請を行う．研究開発における第二種使用では，とるべき拡散防止措置が文部科学省の告示等によって明らかな場合は，機関実験となり，大臣確認実験に該当する場合は，文部科学省のライフサイエンス課に相談し，大臣確認を得た後に使用する．

文 献

1) 遺伝子組換え実験安全対策研究会，研究者のためのカルタヘナ法解説，ぎょうせい（2006）．

2) 田部井豊，日野明寛，八木修身，新しい遺伝子組換え体（GMO）の安全性評価システムガイドブック，エヌ・ティー・エス（2005）．

〈遺伝子組換え実験に伴うバイオハザードと対策〉

1．遺伝子組換え実験の拡散防止措置

カルタヘナ法は，遺伝子組換え生物による生物多様性への影響と同時に，ヒトへの安全性にも配慮している．遺伝子組換え実験を行う場合にとるべき拡散防止措置のレベルは，文部科学省による関連省令及び告示によって明確に規定される．微生物使用実験のＰ1，Ｐ2，Ｐ3レベルは，病原体を使用する場合のBSL-1，BSL-2，BSL-3に該当し，遺伝子組換え動物の使用に用いられるＰ1Ａ，Ｐ2Ａ，Ｐ3Ａレベルは，BSL-1，BSL-2，BSL-3設備をもつ動物実験室が該当する．したがって，本書の別の章で詳しく述べられている病原体のバイオセーフティに関する記載を理解し，レベルに応じた適切な措置を講じることが，遺伝子組換え実験のバイオハザード対策となる．実験の詳細は2.3.3項を参照のこと．

2．安全委員会の設置と教育訓練，健康診断

機関実験においては，とるべき拡散防止措置について，各事業所で的確に判断しなければならない．事業所内外の有識者からなる安全委員会を設置し，職員の実験計画を検討して，拡散防止措置のレベルを確認し，あるいは大臣確認申請を促すことが必要である．

培養中の微生物や飼育されている実験動物が遺伝子組換え生物に該当するかどうかは，外見ではわからない．取扱者が誤った判断をすれば，カルタヘナ法を守ることはできない．したがって，実験従事者が法律をよく理解し，それを守ることが重要である．計画した実験に遺伝子組換え生物の使用が含まれるか否かを正しく判断できるよう，安全委員会が中心になって，職員への教育訓練を行うことが求められる．

感染の可能性があるので，定期健康診断の実施が求められている．日頃から健常時血清を保存しておくと，回復期血清との比較で感染を確認しやすい．

3．有害物質を産生する組換え細胞

動物培養細胞は，カルタヘナ法では生物として扱わない．したがって，発現プラスミド等を導入して生理活性物質（ホルモン，サイトカイン，アレルゲン，発癌物質等）を発現する培養細胞は，遺伝子組換え生物に該当せず，法の規制を受けない．しかし，これらの細胞の作成や培養は実験従事者に健康被害をもたらす可能性があり，事業所ごとに管理規定をつくり，安全を確保する必要がある．

6. 医療におけるバイオセーフティ

6.1 院内感染の実態

はじめに

医療におけるバイオセーフティ（バイオハザード対策）を考えるにあたり，まずは医療機関が存在する環境を理解する必要がある．医療関係者以外に患者をはじめとした様々な人が周囲から集まってくる．すなわち，そこに持ち込まれる病原体は多種多様のものである．さらには，医療機関においては検体検査以外にも観血的な医療行為，喀痰の吸引，ドレーン・カテーテル処置など多くの感染機会のある行為が日々なされている．そのような環境の中でいかに効率的に，かつ体系的に対策を講じていくかがポイントである．

6.1.1 院内感染の定義

院内感染とは，病院内で曝露を受けた微生物によって惹起される感染症のことである．退院してから発病しても，病院内での微生物曝露に起因する感染症であればこれに該当する．また忘れてはいけないのは，医療従事者が病院内で曝露を受けた微生物によって感染症を惹起した場合も含まれることである．

医療が高度になるにつれて，従来人間がもっている皮膚等の生体バリアーが破損されるような多種にわたる医療行為の増加が易感染性を誘発している．人工物の挿入や植込みに伴い，プラーク形成等が助長する菌の付着も起きやすい．また抗悪性腫瘍剤や免疫抑制剤投与による免疫能の低下に伴う病原体の排除力の減弱化も誘発されている．

薬剤耐性菌は非耐性菌と比較して，本来毒性が強いものではないので，生体内常在菌と混在して，必ずしも入院加療中に発病するとは限らない．またウイルスも罹患後，いったん発病して治癒しても，その後長期にわたり，感染性をもったまま排泄されることがある．診療報酬上の効率化や治療の標準化に連動して，入院期間の短縮化が認められているため，患者の中には薬剤耐性菌保菌状態や感染性ウイルス排泄期間中に退院して市中活動に至ることになる．また人口の高齢化に伴い，退院後も長期療養型病院への入院，介護保健施設，デイケアや在宅加療など，医療サービスを受ける機会は多い．そのため，薬剤耐性菌等が地域における患者の医療関連のサービス圏内において，拡散することになる．そのような実

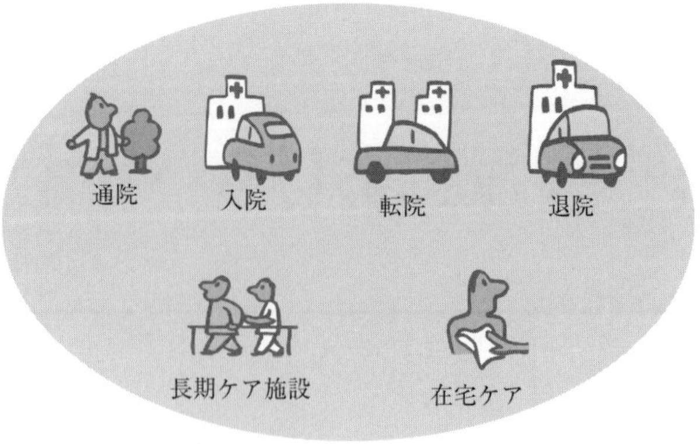

図 6.1　医療関連感染（HAI：healthcare-associated infection）

態を反映して，「隔離予防策のためのCDCガイドライン：医療現場における感染性微生物の伝播の予防，2007」[1]において医療関連感染（HAI：healthcare-associated infection，図6.1）という用語が用いられるようになった．これは，感染時期を曖昧にするのではなく，患者を取り巻く医療環境全体を包括的にとらえて，より広範囲に対策を講じていくことで，最終的に医療行為に起因する感染症をコントロールするという概念から生まれた用語である．感染対策を具現化して実行していく際に，医療関連感染という概念は重要である．ただし，飛行機をはじめとした交通網の発達や経済のグローバリズムに伴う人間の活動範囲の広がりによって，予想もしていなかった新興感染症，再興感染症，薬剤耐性菌が数時間で，海外から飛び込んできている事実もある．そのため，サーベイランスというアンテナで極力広範囲に病原体の動向を把握していくことも重要である．

6.1.2　院内感染の発症状況

医療関連感染は実際にどのくらい起きているのであろうか．過去に報道された主な院内感染の事例でも，表6.1に示したようなケースが知られている．ただし，これらは氷山の一角でもある．なぜならば，院内感染で問題となる耐性菌について考えてみても，その発生は必然的なものといえる．図6.2に示すようにペニシリンが開発されてからの歴史をみてみると，抗菌薬が生まれれば必ず耐性菌が新たに発生している．2010年，新種のメタロβ-ラクタマーゼ産生菌の登場が話題となった．NDM-1（New Delhi metallo-beta-lactamase-1）という酵素を産生する遺伝子[2,3]をもつ大腸菌などが国内で初めて報告された．抗菌スペクトラムが最も広いカルバペネム系抗菌薬を分解するもので，他のβ-ラクタム系抗菌薬も広域に分解してしまう．また，以前より国内で問題となってきたメタロβ-ラクタマーゼは，緑膿菌等の日和見感染菌から検出された．大腸菌の場合は，免疫低下が顕著でない人でも，尿路感染から敗血症等の重症感染を引き起こすこともあり，今後もその動向の監視が必要である．今回は海外から国内の医療機関に持ち込まれたことがわかった．ただし，2009年の新型（豚）インフルエンザ

表 6.1　近年報道された主な院内感染の事例

年	病原体	地区・病院	感染者概算人数
1999	セラチア	東京都・一般病院	10人
2000	セパシア	愛知県・総合病院	48人
2002	多剤耐性緑膿菌	長野県・総合病院	23人
	MRSA	愛知県・総合病院	10人
	MRSA	大阪府・総合病院	68人
	VRE	福岡県・一般病院	35人
2004	多剤耐性緑膿菌	埼玉県・大学病院	160人
2005	多剤耐性緑膿菌	長崎県・大学病院	5人
	VRE	京都府・総合病院	23人
2006	ノロウイルス	長野県・総合病院	21人
	多剤耐性緑膿菌	高知県・大学病院	5人
	VRE	鳥取県・大学病院	3人
	多剤耐性緑膿菌	東京都・総合病院	5人
	セレウス	栃木県・大学病院	8人
	ノロウイルス	長崎県・大学病院	23人
	多剤耐性緑膿菌	東京都・大学病院	5人
	結核	三重県・大学病院	5人
	ノロウイルス	東京都・大学病院	45人
	ノロウイルス	東京都・大学病院	49人
	ノロウイルス	大阪府・一般病院	20人
	結核	東京都・大学病院	6人
2007	インフルエンザウイルス	東京都・大学病院	21人
	VRE	埼玉県・大学病院	60人
	VRE	愛知県・総合病院	39人
	VRE	東京都・大学病院	6人
	VRE	福岡県・大学病院	15人
	多剤耐性緑膿菌	大阪府・大学病院	5人
	セレウス	静岡県・総合病院	4人
2009	ノロウイルス	北海道・大学病院	16，17人
	多剤耐性アシネトバクター	福岡県・大学病院	23人
	VRE	福岡県・総合病院	20人
2010	多剤耐性アシネトバクター	東京都・大学病院	46人
	多剤耐性アシネトバクター	愛知県・大学病院	24人
	VRE	東京都・大学病院	46人
	VRE	福岡県・総合病院	8人

のときにも，国内第一号の発見が報道されたが，振り返って分析すると，発見以前から国内には持ち込まれていたことが推察されている．となればNDM-1もすでに国内に潜在している可能性が高い．ただし，腸内細菌となると積極的に疑って検査をしない限り，保菌者を把握することは困難である．

すなわち，耐性菌の発生は必然的なものであり，さらにはその拡散は予想しがたく，また潜在化しやすいものである．報道されている事実は，まさしく氷山の一角にすぎないのである．

院内感染が起こる問題点として，表6.2にあげるように医療機関等の内部の情報の非共有化，対策の不備，教育の不足，臨床的な潜在化等がある．しかし，表6.1で示したような過去の医療機関における院内感染の繰返しは，決して個々の

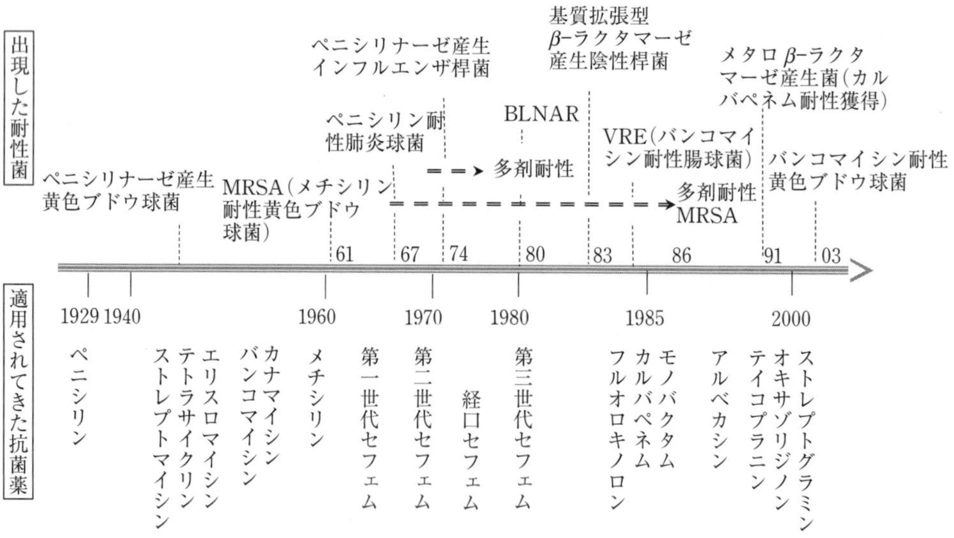

図 6.2　抗菌薬の開発と耐性菌の出現

表 6.2　院内感染が拡大する要因

要　因	具体的な問題点
臨床的な潜在化	疑う思考や知識の欠如 検査未施行（意図的もしくは包括的な制度に埋没された非積極性） 検査感度域の問題 検査技術の未熟 検査結果判明までの時間差による対策の遅延
情報の非共有化	組織内（管理部門と検査部門・診療部門） 施設と行政間 利用者（患者）
対策の不備	標準感染予防策・感染経路別予防策の不徹底 不十分な施設整備 機器・備品の消毒・点検の不備 委託業者の業務工程の不備
教育の不足	管理者・経営者の意識の不足 職員・委託業者への教育手法 系統的な学生教育の不足
市中における潜在的な拡散	保菌者への対策の遅延

表 6.3　院内感染が問題となる病原体

	代表的な病原体
伝播力の強さ	麻疹菌，水痘菌，ノロウイルス，インフルエンザウイルス，結核菌，アスペルギルス，クロストリジウム・ディフィシル，百日咳菌，RSウイルス，アデノウイルス等
とらえにくく潜在化しやすい	バンコマイシン耐性腸球菌，疥癬，アシネトバクター，セパシア等
難治性で重篤化しやすい	結核菌，多剤耐性緑膿菌，セラチア，ステノトロホモナス・マルトフィリア，アシネトバクター等
医療行為関連	B型肝炎ウイルス，C型肝炎ウイルス，HIV等
未知なる病原体・希少疾患	SARSコロナウイルス，新型インフルエンザウイルス，高病原性鳥インフルエンザウイルス等

医療機関の責任のみで片づけられものではない．

行政からの一方向性の注意喚起や，院内感染対策のための施設整備補助制度，定期的な医療機関訪問監視制度等による活用状況や抑制効果を科学的に検証し，「なぜ繰り返されるのか」，「発覚事例に偏在性はないのか」，「全数把握との乖離幅はどの程度のものなのか」など，本腰を入れて取り組むべきときがきている．

院内感染対策上，問題となる病原体として表 6.3 のような条件があげられる．例えば伝播力が強く，短期間の潜伏期を経て症状が発現することで感染が伝播していくインフルエンザにおいては，流行シーズンが限定される．また，一般的には無症状で経過することが多く，積極的な検査を施行しない限り，無症候性保菌者として潜在的に流行していたものが地域に継続的に拡散していく VRE（バンコマイシン耐性腸球菌）等もある．流行の期間や拡散の経過には，それぞれの特色がある．そのことをふまえて，具体的な対策を行っていく必要がある．

6.1.3　医療行為関連感染事故

医療機関をはじめとする研究機関において勤務する職員は，病原体に曝露される危険と常に同居している．日常的に目に見えない病原体と対峙して業務を遂行しており，その中での曝露は不可避なものともいえる．気がつく曝露と気がつかない曝露がある．曝露に遭遇した場合の緊急対応と日常の定期的な健康管理を組み合わせたシステムの流れの中で，バイオセーフティに準拠した業務の徹底が必要となる．

ここでは，針刺し事故等の血液曝露事故について触れておきたい．血液曝露に伴う感染症としては，B 型肝炎と C 型肝炎ウイルス，そして HIV があげられる．表 6.4 に示すように，B 型肝炎ウイルスによる針刺し事故では HBe 抗原陽性の血液曝露の場合，肝炎発症リスクは 22～31%，HBe 抗原陰性の場合，1～6% といわれている．感染症の発症率を比較すると，C 型肝炎ウイルスの場合は 1.8～3%，HIV の場合は経皮的曝露で 0.3%，粘膜曝露においては 0.09% といわれている[4,5]．HIV の針刺し事故後の感染予防のための抗ウイルス薬の予防内服に関して，2010 年 9 月 9 日，医療従事者等の労災適応が認められた．HIV の針刺し事故等の直後に抗 HIV 薬（azidothymidine：AZT，等）を服用開始することで，感染の危険性を 80% 抑制することが知られている．その後，抗 HIV 薬の開発も進み，適切な対応を行うことでより感染の危険性を回避できることが可能と考えられている．

表 6.4　針刺し事故による感染率

感　染　症			感染率
B 型肝炎ウイルス	HBs 抗原陽性	HBe 抗原陽性	22～31%
		HBe 抗原陰性	1～6%
C 型肝炎ウイルス	HCV 抗体陽性		1.8～3%
HIV			0.3%

したがって事故後も慌てずに冷静に対応していく必要があり，表 6.5 で示すように曝露状況と患者側の状態をもとにクラス分けを行い，それに沿って治療内容を選択することになる[5]．そして，抗 HIV 療法の具体的な薬剤を表 6.6 に従って選択を行う[6]．基本治療としてヌクレオシド系逆転写酵素阻害剤を用い，拡大治療が必要な場合は基本治療にさらにプロテアーゼ阻害剤を追加する．ただし，薬剤耐性を獲得していることが予想される場合や，B 型肝炎重複感染の場合，また事故者が妊婦の場合等は専門医に相談する必要がある．内服にあたっては，感染の危険性，事故者の妊娠の可能性，薬の副作用など十分なインフォームドコンセントを行った上での開始が必要である．また検査の期間としては，曝露直後を含めて，6 週間後，3 カ月後，6 カ月後，1 年後まで行うことが望ましい．

針刺し関連事故について原因別に内訳をみてみると，図 6.3 に示すようにリキャップ行為に伴うものも依然として多い[7]．安全装置つきの針が導入されてきているものの，発生を皆無にすることはできていない．医療機関における職種別の

表 6.5　針刺しなど経皮的 HIV 曝露時の感染予防[6]

<table>
<tr><th rowspan="2">曝露状況</th><th colspan="5">患者側の状態</th></tr>
<tr><th>HIV 感染者
クラス 1</th><th>HIV 感染者
クラス 2</th><th>曝露源患者の
HIV 抗体不明</th><th>曝露源患者が
特定できない</th><th>HIV 抗体陰性</th></tr>
<tr><td>軽症：非中腔針による浅い傷等</td><td>基本治療を勧める</td><td rowspan="2">拡大治療を勧める*</td><td rowspan="2">通常は予防内服不要
HIV 感染が疑われる場合には，2 剤併用療法を行う</td><td rowspan="2">通常は予防内服不要
HIV 感染患者由来である可能性が高い場合は，2 剤併用療法を行う</td><td rowspan="2">予防内服は不要</td></tr>
<tr><td>重症：太い中腔針による傷，深い刺創等</td><td>拡大治療を勧める</td></tr>
</table>

*　粘膜及び正常でない皮膚への曝露時の場合，少量曝露の場合は基本治療で対応可能である．

クラスレベル	クラス 1	クラス 2
患者の病態	無症候性 HIV 感染者もしくは HIV RNA 量 1,500 copy/mL 未満	エイズ発症者，急性感染期，HIV RNA 量 1,500 copy/mL 以上

表 6.6　針刺しなど経皮的 HIV 曝露時の予防内服[6]

治療レベル	薬　剤　例
基本治療	ツルバタ*1（TDF/FTC）1 錠/回/日：ビリアード（TDF）とエムトリバ（FTC）の合剤
	サイアジェン*1 300 mg ＋エピビル*1（3TC） 150 mg/ 回，2 回/日
拡大治療	（基本治療にさらに加えて） プリジスタナイーブ*2 プリジスタ*2＋ノービア*2
	カレトア*2（LPV/RTV） 2 T/回，2 回/日：ロピナビル（LPV）とリトナビル（RTV）の合剤

*1　ヌクレオシド系逆転写酵素阻害剤．
*2　プロテアーゼ阻害剤．

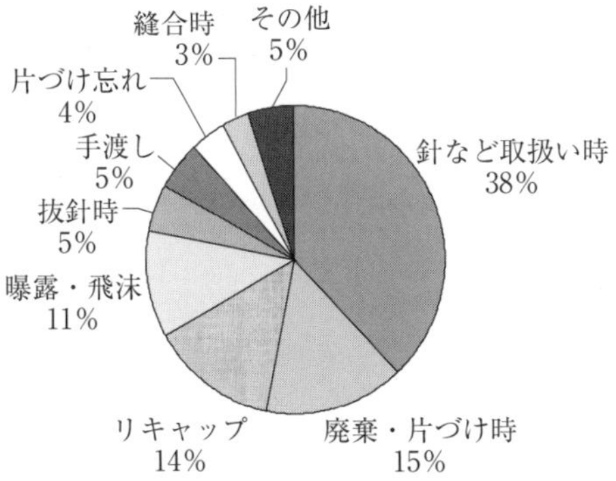

図 6.3　針刺し事故の原因別内訳（大学病院での1年間の集計）

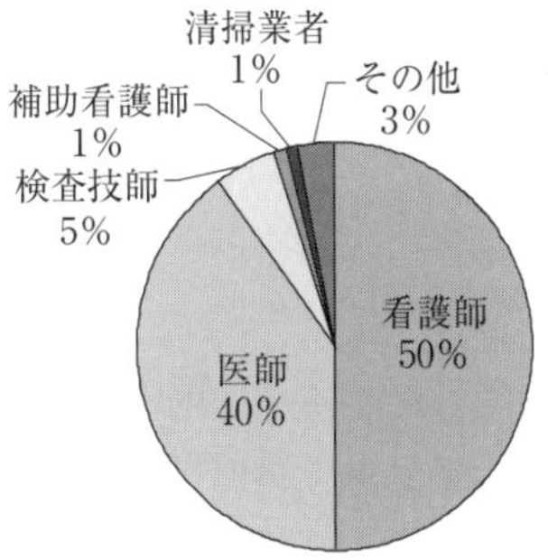

図 6.4　針刺し事故・曝露事故の職種別内訳（大学病院での1年間の集計）

内訳（図6.4）をみると，直接，針等の鋭利物を扱わない職種においても認められており，原因としてはゴミの分別の不備等が考えられる[7]．組織全体の安全管理への意識が問われる．管理者が中心となった日頃からの安全管理体制のしっかりとした地道な基盤づくりが重要である．

6.2　院内感染防止対策（1）ソフト

感染管理の行動目標は，医療関連感染が起こらないようにすること，また発生した医療関連感染による影響を最小限に食い止めるよう対策を講じること，以上の二つに大きく分けることができる．そのために，以下の対策を日頃から構築しておく必要がある．日頃から感染症が起こらないように対策を講じていれば，起きたときの院内感染の波及は自ずから最小限に食い止められることにもつながるものである．このことは，感染制御学の基礎である．

院内感染管理の最終的に目指すものは，良質の医療サービスの提供による患者の満足を獲得することである．そのためには，組織全体の感染対策への取組みの指針[8]を掲げる必要がある．その上で指針を具現化させていくために，各施設に適した組織づくりを行っていくことになる．

6.2.1　院内感染管理指針の作成

医療機関として，個々の患者に対応する安全なサービス方針，さらには地域社会に対する医療関連感染への対策を掲げることになる．院内感染に取り組む姿勢，そのための組織体系，危機管理体制，マニュアルの遵守，職員教育，患者への情報提供等の姿勢，さらには今後の取り組む方向性等が組み込まれることが望ましい．

指針は職員（医療従事者）一人ひとりが理解し，日常の院内感染対策を実行する際に生かされる内容であるべきである．さらに，医療サービスを提供する医療機関と提供される側である患者がその情報を共有することによって，実効性のあるものとしてその存在価値がいっそう高まることになる．

指針が浸透するための時間とその指針の役割効果を評価するためには，ある程度の時間を要するものであり，頻回に変更すべきものではない．しかし，その医療機関が存在する地域社会での役割に変更があるときには，積極的に見直されるべきものでもある．

6.2.2　院内感染対策組織（図 6.5）

a.　感染対策委員会

医療機関においては，複数の特殊専門職が日常業務を行っており，その特殊技術を向上していくために，各部門における管理，教育，情報交換等に要する時間が大半を占める傾向がある．そのため，感染対策を実行するインフェクションコントロールチーム（infection control team：ICT）のみを結成しても，そのチームで決定した方針を組織全体に浸透させるには，自然と限界が生じてしまう．したがって，施設管理者の権限のもと，各部門責任者から構成される委員会の結成が必要となる．委員会には感染症に対する専門知識をもつ者を加え，ICT からの提案をくみ上げなければならない．委員会には各部門の責任者が参加することで，多職種からの視点が生まれてくると同時に，委員会における決定事項の周知徹底に果たす役割を担うことになる．

委員会の目的を果たしていくためには，月 1 回以上の開催が必要である．通常の対策に対する審議と決定，そして通知という流れにおいては，開催間隔としては十分対応可能であるが，緊急を要するアウトブレイク発生時の対応として，対策の決定とその実行までの過程は，あらかじめ緊急会議等の流れを別途，決めておかなければならない．

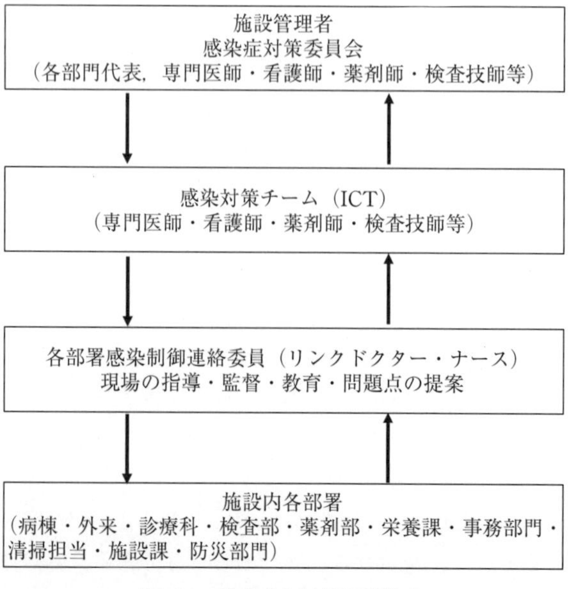

図 6.5　院内感染対策組織構成

b. 感染対策チーム

院内感染対策の日常業務を専門で行う部門としての感染対策部門であるICTを設けることで，その対策の実効性が生まれてくる．複数の職種で構成され，現場を回れるフットワークのよさと意思決定の速さが要求されることになる．したがって感染症，感染制御の教育を受けた専任者を核として，医師，看護師，薬剤師，臨床検査技師，事務職員等で構成されることになる．チーム間における意思疎通はもちろん，チームの活動が組織横断的になるため，他部門とのコミュニケーション能力が問われる組織であり，それに適した人材をあてるべきである．チームに参加する者は，本来の職種の特殊性をもっており，その能力が医療機関内で生かされつつ，さらにその上に感染対策業務を日々実行していくことが要求される．そのための人材確保が必要であり，例えば感染管理認定看護師（infection control nurse：ICN）においては，250ベッド当たり少なくとも1人を配置することで，院内感染の制御に貢献したという報告がある[9]．

チームの果たす役割（表6.7）としては，感染症に関連するコンサルテーション，感染症発生動向調査（サーベイランス），感染症発症予防目的や発生後の現場の介入，対策が適正に行われているかどうかの評価，そして職員教育等があげられる．さらに地域の医療体制の中で，指導的な立場を担うべき医療機関においては，感染制御の専門家（infection prevention and control professional：ICP，日本ではinfection control doctor：ICDに相当する）を配置しておくべきである．その役割は，外来や在宅ケア，長期療養施設等を含めたサーベイランスと感染予防対策，医療従事者以外の職員や面会者の健康管理，新興・再興感染症やそれらのパンデミック対策，地域の対策プロジェクトへの参加等があげられる[10]．

c. リンクナース

透析センター，集中治療室，化学療法センター，各病棟（小児科病棟，血液内科病棟，消化器外科病棟等）の特殊性から，重点をおくべき感染症の違いや，医療行為関連の感染症に対する，求められる知識の優先度に差が生まれてくる．病棟の特異性に対応することが現場の感染対策に不可欠であり，そのために各病棟ケアを日常業務で行っているスタッフの中で，ICTと連携をとりながら，現場

表 6.7 感染対策チーム（ICT）の業務と役割

- 感染症・院内感染対策に関するコンサルテーション
- 発生動向監視・サーベイランス・疫学調査の実施
- 感染症アウトブレイク発生時，もしくは発生が予見された際の介入
- 院内感染に関する教育・実習
- 感染対策情報の提供・啓発活動
- 現場での対策の評価・実践的指導
- 感染対策マニュアルの作成・改訂・遵守についての状況評価
- 職員健康管理（ワクチン接種計画・結核接触者検診や二次感染予防のための休職指導）
- 感染症治療・抗菌薬療法の適正化
- 地域医療施設との連携（サーベイランス・感染予防策の標準化）
- インフルエンザ・パンデミックインフルエンザの準備プラン作成
- 建築及び修理に関連した感染性危険度評価と予防策の実施

ICPの役割

での感染対策の意識向上，手指衛生，医療器具の衛生管理等の具体的な対策を充実させていく人員が必要である．すなわち，リンクナースまたは感染制御連絡委員（infection control nurse liaison）[8] と呼ばれる人員の配置であり，彼らは現場の問題点やその解決方法を ICT に提案していくことで，さらなる対策の質を高めていくことになる．

ただし，感染対策のマニュアルが充実しても，現場において患者ケアを日常的に行うスタッフが不足すると，一処置ごとの業務間に行うべき手指衛生やガウン，マスクといった個人防護具の着用等の徹底やその完結度に不備が生じる可能性がある．看護スタッフの不足と医療関連感染の増加の関連性も指摘されている[9]．

d.　臨床微生物検査室

感染制御及び医療疫学における臨床微生物検査室の役割は重要である[11,12]．院内感染の問題点やそのコントロールの重要性を理解し，積極的に感染制御活動に協力や参画していく姿勢が求められている．感染対策上，重要な結果を迅速に報告するとともに，ICT メンバーとの連携を強め，現場の疫学情報や患者臨床情報を把握することで，菌の最終同定結果の出る以前に，有益な情報を ICT に還元することも可能になる．微生物検査精度管理においても，対象となる薬剤耐性菌の指定やその検出率の評価が組み込まれていく必要がある．微生物検査室サービスを外部委託している医療機関においては，感染制御をサポートするために必要なサービス内容をあらかじめ契約において，明記しておくべきである[1]．新興感染症，海外からの耐性菌の輸入，そしてバイオテロの危険性が増していることを考えると，微生物検査室の役割はより重く，ICD との緻密な連携もより重要である．

2006 年より，日本臨床微生物学会により，感染制御認定臨床検査技師（infection control microbiologist technologist：ICMT）の認定制度が開始された．表 6.8 に ICMT の行動目標を示す．

表 6.8　ICMT の行動目標

①臨床微生物検査業務を通して施設内の状況を把握し，率先して感染制御活動に寄与することができる
②感染対策委員会，感染対策チーム（ICT）の一員に加わり，チームワークのよい感染制御のための活動に寄与できる
③医療施設の状況に合わせた感染制御活動（教育，マニュアル作成，臨床疫学，サーベイランス，分子疫学的検査結果のデータ解析，アウトブレイク対策等）を実施することができる
④環境整備（清掃，廃棄物の処理等を含む），洗浄・消毒・滅菌，抗菌薬に関する専門的な知識をもち，各施設における適切な助言をすることができる
⑤学術活動やインターネット上の情報を通じて，感染制御活動に寄与する微生物検査レベルを維持・向上させていく資質と行動力を備えている
⑥感染症法やバイオテロリズム対策に関する病原微生物の取扱いを熟知して，各種法令やガイドラインに対応する感染対策に寄与できる

6.2.3　感染対策業務

a.　教　　育

感染対策委員会，もしくはICTのメンバーが参画する職員教育企画委員会等において，教育方針と計画を立案する．感染対策の重要性とその意味を，病院の安全文化（safety culture）の一環として，また地域社会に及ぼす公衆衛生学的な知見も取り入れて，職員一人ひとりの職業意識に植えつけていく努力が必要である．教育の手法はいくつかあるが，多くの場合，一方向になりがちである．教育効果を客観的に評価する方法をあらかじめ組み合わせて行う工夫が必要である．

対象職員も医師，看護師，薬剤師，技師，事務員，栄養士，清掃員と多職種に及ぶため，全職員を対象に行うべき内容や職種別で行うべき内容等の工夫が要求される．標準予防策と感染経路別予防策（空気感染，飛沫感染，接触感染）の意味と具体的なテクニックを理解して実施することが基本であり，オリエンテーションとして行い，定期的に教育をしなければならない．手洗いや個人防護具（手袋，ガウン，マスク）の装着方法等は実践的な手法を取り入れることで，その効果がより期待できるものとなる．また現場において職員一人ひとりの手指衛生手技や個人防護具装着の不備に気づいたときには，適宜指導することを組み合わせていく．他施設の取組みの紹介や各分野の専門家による講演と同時に，リンクナースによる自施設での取組みを発表形式で取り入れることが，現場における感染対策への意識向上にもつながるものである．感染対策上のトピックス等をニュースとして配布したり掲示（ポスターや院内LANの活用）するなどの工夫も行い，多面的な教育・啓発手法を取り込んでいくとよい．

将来の耐性菌を減らしていくためには，感染症に対する適切な抗菌薬の選択，狭域スペクトラムの抗菌薬の活用法や抗菌薬の投与法（pharmacokinetic/pharmacodynamic：PK/PD）を学生の頃から教育に取り入れ，多剤耐性菌の増殖に好都合な選択圧を減らす基盤を築いていく必要がある．

医療関連感染予防の徹底をはかるために，患者や家族等の面会者に手洗いやマスク等の協力を求めることがある．そのためにも，病院環境の特殊性や病院感染への理解のための教育も必要であり，入院時の病院紹介資料やパンフレット，ポスター等を活用していくことで，受動的立場のみではない意義を見出す手助けを行うべきである．

b.　サーベイランス

サーベイランスの目的は，現在の施設内における病原体微生物の検出状況や感染者情報及び感染事故の発生を的確に把握して，ただちに対策を講じることである．そして，その施行した対策についてサーベイランスを継続することで評価し，次の対策や教育に還元して，将来の病原微生物や感染症を減らしていくことである．現状の把握，感染事故への対応，問題点の改善や取組みの評価，これらを地道に繰り返していくことで感染対策が充実してくる（図6.6）．

サーベイランスシステムの重要な要素として，①標準化された定義，②感染の

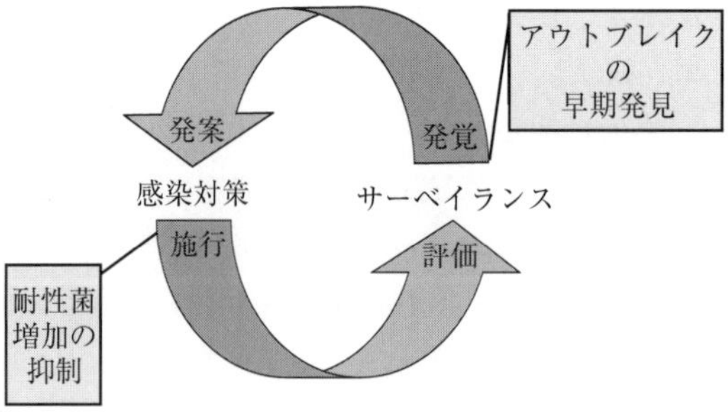

図 6.6 サーベイランスサークル
サーベイランスで問題点を発見し，具体的な感染対策を行い，その結果をサーベイランスで評価する．この過程を継続して繰り返すことで，感染対策が充実してくる．

危険性のある集団の同定，③統計学的解析，④解析結果のフィードバックがあげられている[10]．サーベイランスの開始にあたり，継続が可能なシステムであるかどうか，その結果のフィードバックが可能かどうかを吟味した上で行う必要がある．サーベイランス解析結果が，地域や全国のサーベイランスにも参加でき，その相対的評価を受けることも大切である．サーベイランスの必要情報は，菌の同定結果，薬剤感受性結果，患者基本情報（入院日，検査日，基礎疾患，年齢等），感染症病名，抗菌薬情報，カテーテル等のデバイス情報，手術手技，手術時間，転帰などその内容は多く，情報収集に人手と時間を要する傾向があった．そのため，財源の効率性からも，ハイリスク部署やハイリスク患者に限定したターゲットサーベイランスが一般的に行われてきた．しかし，疫学的に重要な特定の微生物，多剤耐性菌に関するサーベイランスにおいては，病院全体で包括的に行う必要性がある[1,13]．電子カルテの導入，微生物検査システムと連携した感染制御システム[14]等を活用することで，微生物検査情報をもとにした包括的サーベイランスやターゲットサーベイランスを同時に効率的に行うことも可能である．

サーベイランスで分析した結果のフィードバックは重要であり，情報提供側である職員（医療スタッフ，事務職員等）に結果を返すことで，ネットワークが形成されていく[15]．また，その分析結果（情報）を共有することでホーソン効果が生まれる．ホーソン効果とは，米国イリノイ州の工場において，工場内の明かりと作業効率を調べたとき，作業効率の上昇は明るさに関係なく，調査対象として注目されている要因の方が大きいという現象のことである．病院における医療活動も，各部門における質の向上のみではなく，病院組織全体で，患者受診行動を一連化した流れの中で質の向上をはかっていかなければならない．病院全体の薬剤耐性菌の分離状況や包括的サーベイランス結果等は，施設管理者に還元しなければならない（図 6.7）．ターゲットサーベイランスで詳細に分析された結果については，関連部署を中心に還元し，さらにその結果から，他部門でも参考となるポイントを，積極的に病院全体に紹介していくことで情報還元の効率性をはかっていくべきである（図 6.8）．情報のフィードバックの手法にも，病院全体の薬剤耐性菌の検出状況を院内関係者全員から自由にアクセスできる，院内のイン

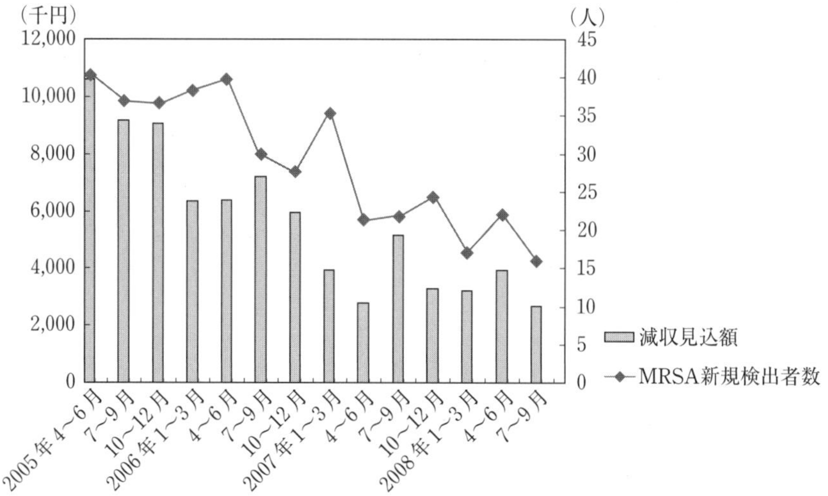

図 6.7 病院負担の個室差額料とMRSA新規検出者数の推移
MRSA新規検出者が減ることで，感染症患者の個室隔離のために発生する病院負担の個室差額料が減っている．病院経営者の，関心のある内容と合わせた情報還元法である．

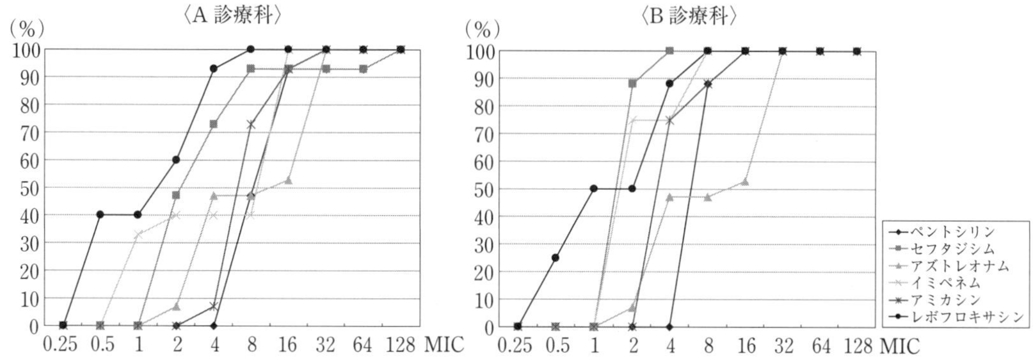

図 6.8 診療科別の累積薬剤感受性
同一期間（2007年）における呼吸器系材料中の緑膿菌の累積薬剤感受性率のグラフであるが，診療科によって抗菌薬の感受性パターンに違いを認めている．抗菌薬選択にあたり，施設内の耐性化情報を得ることは重要である．

トラネットへの掲示という方法がある．また，各部門責任者が集まる会議等において，視覚的に問題点や注意情報を発信していく手段もある（図6.9）．リンクナース等には，医療現場においてマーネージメントに活用できる情報を定期的に還元していくことも有効である．フィードバックの具体例を表6.9に示す．

提供された情報がどのような動機づけになったのか，また各部署においてどのように利用されたのかの確認も，将来のフィードバックの手法を考える上で，評価すべき重要な手がかりになる．リンクナースが行った指導や手順の変更等の具体的な対策と開始時期を教えてもらい，サーベイランスを継続し，その対策の有効性の評価を行っていくことで，さらなる次の対策に生かされていく．

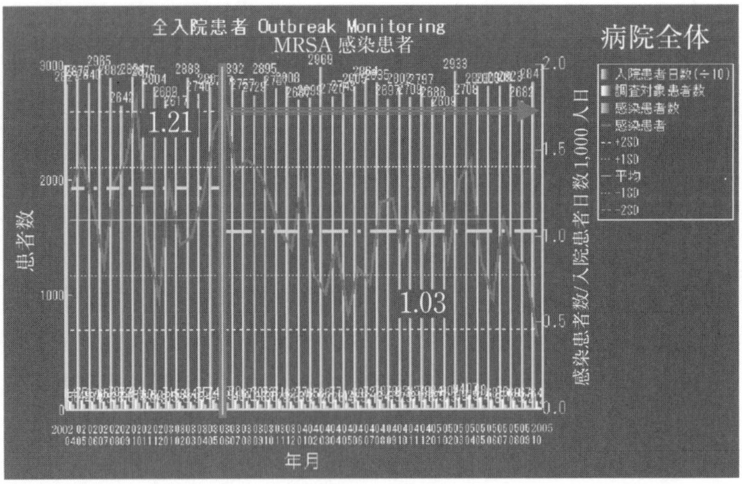

図 6.9　情報のフィードバック開始前後でのMRSA感染患者率の推移
2004年4月～2005年10月の病院全体でのMRSA感染患者率（感染患者数/入院患者日数1,000人日）の推移である．2003年6月から情報のフィードバック，リンクドクター・リンクナースへの注意情報還元を開始した．開始前の感染患者率は1.21で，開始後は1.03と減少傾向を示している．

表 6.9　フィードバックの具体例

対象者・提供の手段	情報の内容
①感染対策委員会における報告	病院全体，問題のある部署の新規検出率や感染率
②診療科長・師長出席の診療合同会議における報告	問題のある部署の新規検出率や感染率
③リンクドクター・リンクナースへの定期的な報告	診療科別，病棟別の感染率モニタリンググラフ
④随時注意情報発信	過去の平均＋2 SD以上，漸増傾向の新規検出率・感染率
⑤アウトブレイク発生時の介入	アウトブレイクグラフ，薬剤感受性率，分離菌頻度 診療科別抗菌薬使用量，IVH*使用患者の菌血症率
⑥リンクドクター・リンクナースからの要望に応じての情報提供	新規検出率や感染率推移 分離菌頻度や薬剤感受性率 薬剤耐性菌検出者一覧
⑦必要情報のアンケート調査に基づいた情報提供	薬剤耐性菌検出状況や累積薬剤感受性率
⑧院内感染対策のニュースへの掲載	新規検出率グラフ，薬剤感受性率
⑨院内研修会における情報活用	感染率モニタリンググラフ，菌血症検出菌頻度

*　IVH：intravenous hyperalimentation，中心静脈栄養法．

c.　改善への介入（インターベンション）

サーベイランス情報分析中にアウトブレイクの発生が予見された場合，または微生物検査室から，感染症のアウトブレイク発生報告があった場合には，ICTは発生事象に積極的に介入する．まずは現場における感染患者と非感染患者を区域で分けているかどうかのコホーティングが適切に行われているかどうか，発症者に共通して行われていた医療行為がなかったかどうか，潜在する感染者がいないかどうかを確認し，最大限の可能性を考えて感染症の波及を最小限に食いとめなければならない．

また，麻疹や水痘等のウイルス感染の場合，同室患者のワクチン接種を緊急に行うこともある．さらに，事前に確立された危機管理体制に従い，アウトブレイクのレベルによって，感染対策委員会や施設管理者への報告と同時に対策を共同で行う必要がある．潜在的感染者の把握ができない場合や，そのための二次感染の危険性をコントロールできないと判断される場合には，病棟の入院制限を行う必要も生まれてくる．また，診療科を越えて医師の協力を依頼したり，入院患者への保菌調査や手指衛生等への協力を依頼したりすることもある．

現場で得られた医療情報，蓄積されたサーベイランス情報，微生物検査情報をもとに，疫学的手法を用いて，その要因を分析しなければならない．要因が明確になる場合と，複数の要因が疑われる場合がある．要因が明確になれば，その要因の改善策を現場で指導し，感染対策委員会に報告して，最終的にはマニュアルに反映させていかなければならない．複数の要因が考えられる場合には，再発の危険性に関与する可能性の高いと判断されるものから，改善や教育を繰り返しつつ，その改善効果をサーベイラインスで追跡評価していく必要がある．

d.　感染対策の適正化

最新のエビデンスに基づいたガイドラインを参考に，各医療機関の実情に合わせたマニュアルを作成する．マニュアルには，「感染対策組織構成」，「標準予防策と感染経路別予防策」，「疾患別感染予防策」，「職業感染予防策」，「洗浄・消毒・滅菌」，「医療行為別・デバイス関連の感染防止策」等の項目を掲載する．定期的な見直しによる改訂が必要であり，各現場に配布するか，院内 LAN を利用していつでも閲覧可能にすべきである．

マニュアルの利用度の評価は，電子化することによりある程度可能である．マニュアルの遵守率についての評価は，基本的なポイントについて互いに確認し合える環境やシステムづくりが必要であろう．

e.　感染対策に関するコンサルテーション

感染症の治療や抗菌薬の選択に関する内容，隔離，消毒方法，デバイスの使用法やその管理法，病室内環境や清掃に関する内容，感染症の届出についてなどコンサルテーションの内容は多岐にわたるので，ICD や ICN が中心になって指導を行っていくことになる．相談内容を蓄積し，かつ分析することで，現場が必要としている情報や，マニュアルの理解度，情報提供手段の不備等も判明してくる．

感染管理に関わるスタッフが中心となって上記の業務内容を継続し，組織全体に感染対策のネットワークを形成していくことが，感染対策の効果の発展に大きく寄与することになる．最後に，施設管理者が安全を文化とする意識の重要性を認識して，総合的な質の管理のために，職員の健康管理を含め，自らが行うべきポイントを押さえておく必要がある．

6.3 院内感染防止対策（2）ハード

感染対策の視点からみた病院建築構造のポイントを表 6.10 に示す．以下ではゾーニング，待合い場所での対策，手洗い環境，そして清掃についてのキーポイントに触れておく．

6.3.1 ゾ ー ニ ン グ

病院における感染対策を講じる上で，まずゾーニングという考え方が基本となる．建築設計用語上の語源として，製造工場における精密部品を作成するためのスペースを，外部の環境から守るために生まれた．清潔エリアを設定して，その周囲に緩衝ゾーンとしての準清潔エリアを設ける．準清潔エリアを設けることで，汚染エリアからのダスト等の持込みを防ぎ，機器の精度を保つことができる（図 6.10）．建築的な感染防止の基本として，このゾーニングの管理と維持が重要となる．清潔エリアを維持していくためには，医療スタッフと患者との動線を考えて，その交差を極力減らす工夫が必要になる．また，日常の医療行為を行っていく上で，清潔操作に関連した作業動線と，汚染物を廃棄する操作に関連した作業動線の交差もさせないよう，作業に関連したゾーニングを維持する建築構造

表 6.10　感染対策の視点からみた病院建築構造のポイント

・清潔区域と汚染区域の区分け：ゾーニング
・医療者と患者の動線の交差の回避
・感染疑い患者（有症状者）と一般患者の動線の交差の回避
・待合いエリア等の集合スペース
・室内気流の活用：外気の流れと換気
・手洗い環境の整備
・トイレ，汚物室の整備
・清掃メンテナンス励行の容易さ

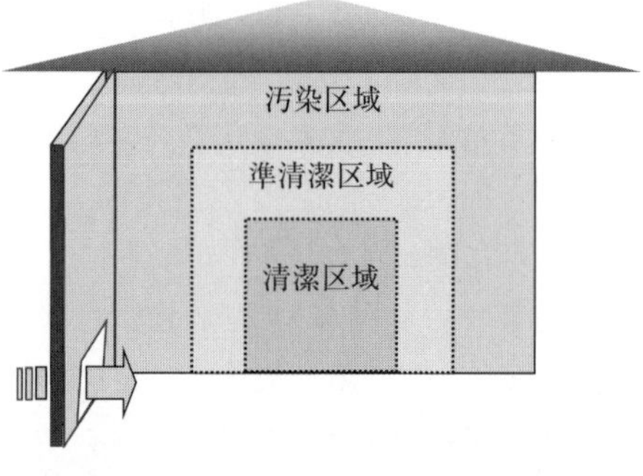

図 6.10　ゾーニングを意識した建築構造
環境を区分けすることで，作業動線の交差を極力減らし，その結果，①清潔区域の維持，②感染源の拡大防止につながる．

や設備，備品の配置へまで生かされていかないと，最終目標が達成されない．

病院における清潔ゾーンとしては，手術室，製剤室，新生児室，そして汚染制御ゾーンとして，トイレ，病理解剖室等があり，それ以外の一般病室や外来等は一般ゾーンの範疇に入る（図 6.11）．また医療行為別にゾーニングした場合，清潔ゾーンとして調剤台，薬品カート，汚染制御ゾーンとして床や汚物室等があり，それ以外のテーブルや壁等は一般ゾーンといえる．ただし，不特定多数の医

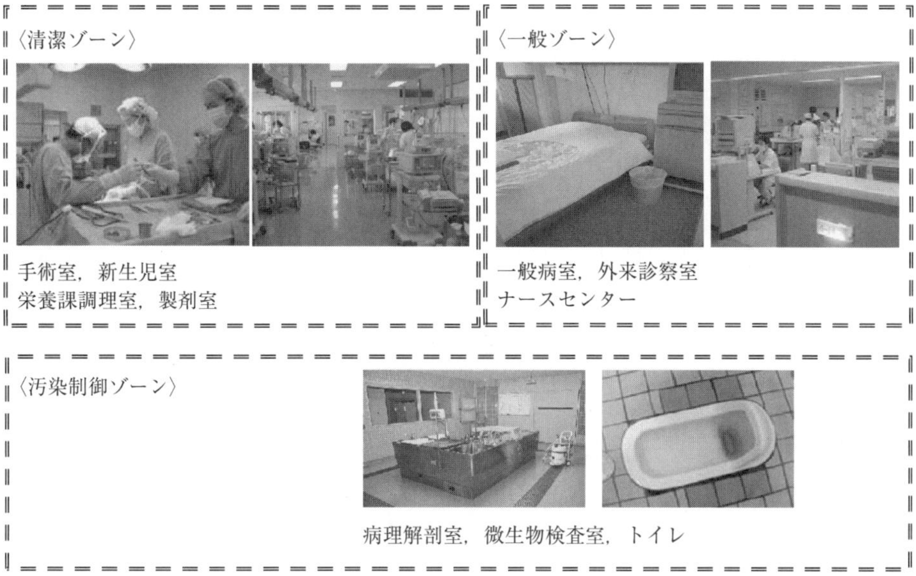

図 6.11 病院の使用目的別のゾーニング

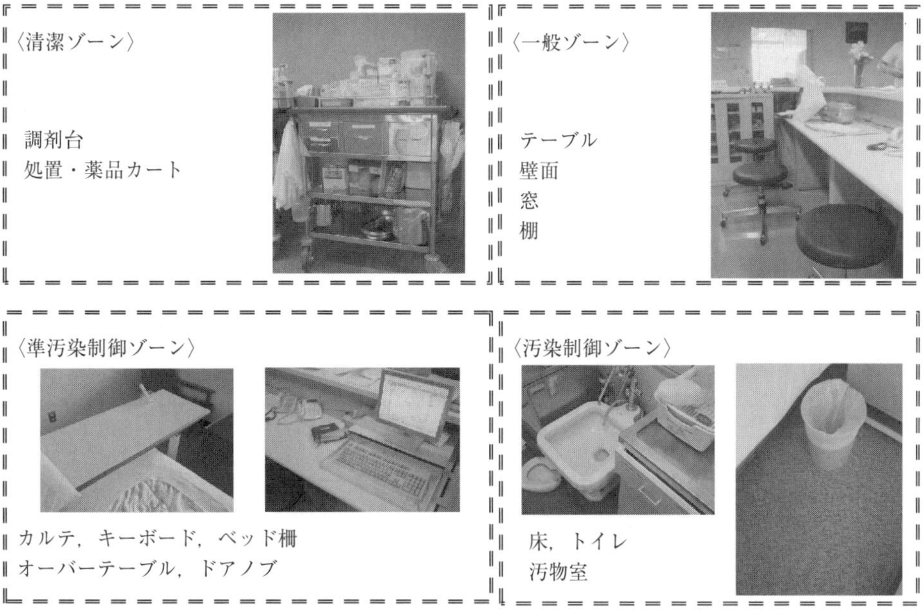

図 6.12 業務内容を考慮したゾーニング

療スタッフが日常業務において頻回に接触する診療録，PC のキーボード，ドアノブ等は準汚染制御ゾーンとして対応していく必要がある（図 6.12）．

このゾーニングの考え方は清掃においても生かされるべきで，ゾーンごとに作業者が担当できることが理想である．一人で複数のゾーンを行う場合は，作業動線を考え，清潔度の高いゾーンから行い，汚染ゾーンや耐性菌検出患者病室は最後に行うようにする．

6.3.2　待合いエリア等の集合スペースでの工夫

不特定多数の患者が集まる診療待合いエリア，会計待ちエリア等は，飛沫（核）感染や接触感染の潜在的な危険性を秘めた空間となっている．外気の流入方向を念頭に，待合い空間の中でも，咳嗽を伴う感染疑い患者の待合いエリアを設けて，そこからの飛沫が拡散しないような対流を維持させる空調設計が必要となる（図 6.13）．外気の取入れにあたり，感染患者エリアの空気が再循環空気として，一般患者エリアに流入しないように設計する．飛沫感染予防を念頭に，感染患者エリアでの椅子の間隔を十分とるか，対面に座らないよう配置も工夫する．標準予防策の一環として，咳エチケット体制（表 6.11）を整えておく必要がある．

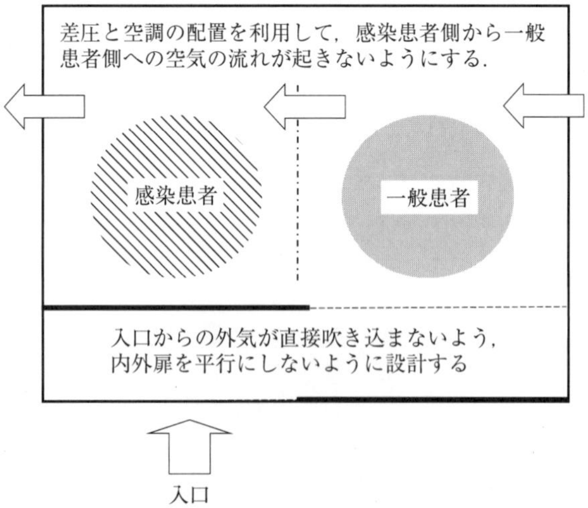

図 6.13　待合エリアでの空調

表 6.11　待合いエリアにおける咳エチケット体制

・咳のある人が一般の人と距離を保てる空間（1 m の距離を保てる）を準備する
・咳エチケット（咳嗽のある人へのマスク着用を促す）のポスターを貼付する
・咳やくしゃみのときには口/鼻を肘の内側で覆うように指導する
・マスクの提供体制（わかりやすいところに販売機設置，受付での提供等）を整える
・鼻かみティッシュを近くで廃棄できるようにゴミ箱を設置する
・鼻かみ後の手洗いができやすい環境を整える
・医療職員は咳のある人の診療にあたり，標準予防策，さらに飛沫予防策を行う

6.3.3　手洗い環境の整備

従来は，病室において患者が日常的手洗いが行いやすいように位置とデザイン設計がされてきた．また外来においては，スタッフが衛生的手洗いが行いやすいように設計がされてきた．しかし，院内感染対策を確実なものとしていくために，「一処置一手洗い」を実現させていくにあたり，病室におけるスタッフの衛生学的手洗いのできる環境が必要となる．また，外来において咳エチケット体制を追求することで，患者用の日常的手洗い設計が必要となってくる．

日常的手洗いと衛生学的手洗いの設備を個別に追求すると相反する設計となるため，状況に応じて別途，設ける必要性が出てくる．また，病室においては既存の面積の制約から，両者の手洗いの要件を満足できるような設計が求められることもある．

手洗いは，手を使わないような工夫，自動水洗であれば望ましい．手首まで十分に洗える吐水口空間の確保，さらには水はねを防ぐ構造が求められる．多少の水はねがカウンターに起きても，溜まりが生じないような乾燥しやすい設計と材質が必要である．そして，排水管は壁付けとして，床清掃の妨げにならないようにしなければならない．

6.4　微生物検査におけるバイオハザード

検査室に運ばれてくる検体は，様々な病態の患者から検出されており，またその材料も多種に及んでいる（表6.12）．表6.13は，2004年に全国の431施設の臨床検査室を対象に後藤らが行ったアンケート調査結果である[16]．感染症では結核が目立っている．結核感染の原因として，安全キャビネットの使用率が7割程度であったことを指摘している．職業別に，検査技師においてツベルクリン反応陽性率が高いことも知られている．また，採血行為に伴う針刺し事故の件数が多い．

まずは，標準予防策の概念とその基本行動が求められる．患者由来検体＝感染性物質として扱うことが基本である．また，検体は容器に入れられて提出されて

表 6.12　大学病院検査部に提出される検体：朝から検体別に重複削除した約20検体の内訳

骨髄液	整形外科	喀痰	呼吸器内科（外来）
静脈血	泌尿器科	ペンローズ	整形外科
頸管	産科・婦人科	舌苔	口腔外科外来
鼻汁	小児科外来	IVH	血管外科
水様便	消化器内科	気管支洗浄液	呼吸器内科
創部	整形外科，耳鼻科	ドレーン	整形外科
開放膿	形成外科，消化・小児外科	上顎洞	耳鼻科外来
カテーテル出口	腎臓内科	中間尿	泌尿器科外来
結膜	眼科外来	膣分泌物	産科・婦人科
気管内吸引痰	臨床検査医学	扁桃腺ぬぐい液	内科外来

表 6.13 過去5年間における検査室内の事故（2004年，全国431施設より回答）[16)]

事故内容	事故数	%
結核感染	32	1.6
B型肝炎感染	22	1.1
C型肝炎感染	12	0.6
採血時の針刺し	1,534	78.9
創傷	250	12.9
熱傷	72	3.7
その他	20	1
標本取扱い時の針刺し	1	0.1
血液ガス分析中の針刺し	2	0.1
合　計	1,945	100

くるが，容器そのものの汚染は否定されていない．常に検体輸送中に漏れ出ていなかったかどうかの確認を第一に行う．さらに検査業務を行っている間，飛散することを念頭に，個人防護具（personal protective equipment：PPE）としてマスク，手袋，フェイスシールドをする．

また，検査業務中にはエアロゾルを発生させやすい行為が多く含まれている．ピペット操作，ループ操作，シリンジによる脱気操作はもとより，遠心分離中に容器の破損が起こることも想定される（図6.14）．さらに，安全に操作をしていても，作業中に検体の落下事故を起こして，飛沫を吸い込む可能性があることを忘れてはならない．落下によってウイルス等は周囲へ飛散し，肉眼で確認できない範囲まで，病原体で汚染されていることも想定して，消毒や清掃を行うことも忘れてはならない．こぼれた材料を中心に，その周囲の十分な範囲を覆うように消毒薬をかける．消毒薬を浸したタオル等で覆うようにするとよい．そしてペーパータオル等で吸い取るようにふき取る．ふき取った箇所を洗剤や水で清拭し，消毒薬を新たにかけて完全に消毒する．消毒薬として，例えば10%ハイター（次亜塩素酸ナトリウム濃度0.5%）を用いる．

以上を考えると，細菌検査室においては，クラスII以上の安全キャビネットの

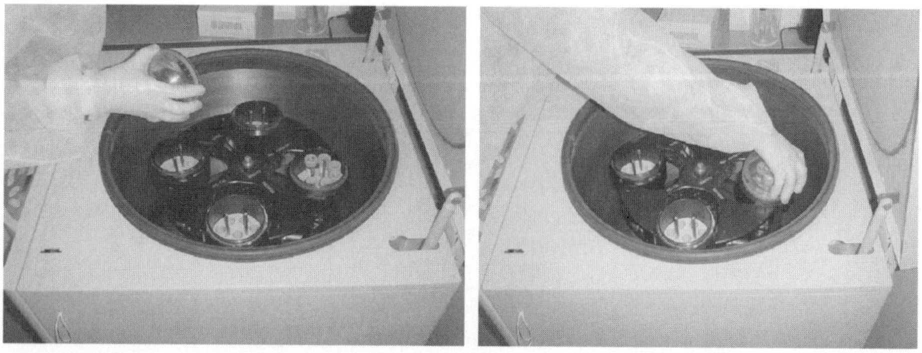

図 6.14 ふた付きラックの遠心分離機（東京医科大学病院中央検査部 提供）
遠心分離後は中で破損している可能性を考え，分離用ラックのふたを外す作業は安全キャビネット内で行う（写真はふたを閉めようとしているところ）．

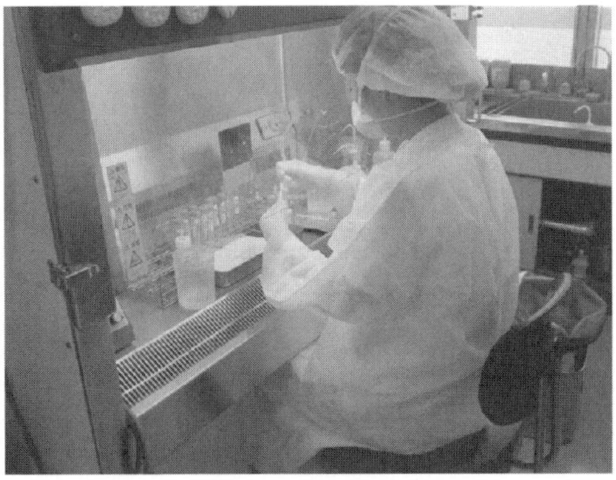

図 6.15　細菌検査室内の作業環境（東京医科大学病院中央検査部 提供）
安全キャビネットを使用して検査業務（検体：結核菌）を行っている．PPE としてガウン，手袋，帽子，N 95 マスクを装着している．

設置が望まれる．ベンチ内を陰圧に保ち，作業空間へは HEPA フィルターろ過した空気が排出されるようにする．また前面開口部の流入気流により，作業中の汚染エアロゾルの作業者側への流出を防ぐ必要がある（図 6.15）．

なお，喀痰の操作で結核菌等の空気感染を起こす病原体を否定できない場合は，作業室内を陰圧環境として，作業者は N 95 マスクの装着が必要である（図 3.4 参照）．なお，N 95 マスクの捕集効率はよいが，装着者の顔面とマスクに隙間が生じては意味をなさない．フィット性を妨害するあごひげ等は論外であるが，日頃から正しい装着法を学び，定期的なフィットテストを行う必要がある．マスクにはいくつかの種類や大きさがあるので，自らの骨格に適したものを確認しておくべきである．フィットテストを定期的に行ってみると，複数のタイプのマスクの装着を試みた場合でも，マスクが完全に合っていない人が数% はいる．試みるマスクをさらに変更しつつ，定期的に繰り返し行っていくことで，装着しやすい自らの骨格に合うものを捜す必要がある．

検体作業終了後，手袋をとり，手洗いを励行する．作業台は，終了時に適切な消毒薬で清拭を行い，検査に使用した汚染器材は，オートクレーブ処理後に廃棄する．すべてのスタッフは，業務終了時には手洗いを行い，検査室を退室する際にガウンあるいは白衣を脱ぐことになる．

なお，検査部門は，新興感染症，再興感染症，多剤耐性菌検体の初期段階での通過門であることを肝に銘じて，感染対策への意識を維持しつつ，早期発見と結果の情報発信源としての役割を遂行し続けることを期待したい．

おわりに

医学の進歩と競い合うように細菌やウイルスは進化を続けている．また，交通機関の発達とともに新興感染症や再興感染症が時間単位で国境を越えて襲ってきている．われわれも国境を越えたネットワークの中で適格な情報をつかみ，ただちにバイオセーフティの中に生かしていかなければならない．

文　献

1) CDC, The Guideline for Isolation Precautions : Preventing Transmission of Infectious Agents in Healthcare Settings (2007).
http://www.cdc.gov/ncidod/dhap/pdf/guidelines/Isolation 2007.pdf

2) Yong, D., Toleman, M. A., Giske, C.G., *et al.*, *Antimicrob. Agents Chemother.*, **53**(12), 5046-5054 (2009).

3) Karthikeyan, K. K., Mark, A. T., Timothy, R. W., *et al.*, *Lancet Infect. Dis.*, **10**(9), 597-602 (2010).

4) CDC, *MMWR*, **50**(RR-11), 1-42 (2001).

5) CDC, *MMWR*, **54**(RR-9), 1-18 (2005).

6) HIV 感染症及びその合併症の課題を克服する研究班，平成 21 年度厚生労働科学研究費補助金エイズ対策研究事業，抗 HIV 治療ガイドライン（2010）．

7) 腰原公人，東京医科大学病院新人オリエンテーション資料，東京医科大学病院感染制御部（2009）．

8) 荒川宜親，武澤　純，井上善文，他，医療機関における院内感染対策マニュアル作成のための手引き（案），ver. 4.0，平成 18 年度厚生労働省科学研究（新興・再興感染症研究事業）．

9) Jackson, M., Chiarello, L.A., Gaynes, R. P., *et al.*, *Am. J. Infect. Control*, **30**(4), 199-206 (2002).

10) Haley, R. W., Culver, D. H., White, J. W., *et al.*, *Am. J. Epidemiol.*, **121**(2), 182-205 (1985).

11) Peterson, L. R., Hamilton, J. D., Baron, E. J., *et al.*, *Clin. Infect. Dis.*, **32**(4), 605-611 (2001).

12) Pfaller, M. A., Herwaldt, L. A., *Clin. Infect. Dis.*, **25**(4), 858-870 (1997).

13) CDC, Management of Multidrug-Resistant Organisms in Healthcare Settings (2006).
http://www.cdc.gov/ncidod/dhap/pdf/ar/mdroGuideline 2006.pdf

14) 森野光雄，臨床検査，**49**(6)，637-643（2005）．

15) 腰原公人，*Medical Technology*，**35**(5)，444-448（2007）．

16) 後藤美江子，山下知成，三澤成毅，他，感染症誌，**81**(1)，39-44（2007）．

7. 医薬品とバイオセーフティ

7.1 GMP 及び GLP の概念

7.1.1 GMP の 概 念

GMP は「医薬品の製造管理及び品質管理に関する基準」，GLP は「医薬品の安全性に関する非臨床試験の実施の基準」であり，いずれも厚生労働大臣省令である．Good Practice は管理基準のことであり，GXP の X を変えることにより医薬品分野では種々の管理基準になっている（表 7.1）．

a. GMP とは[1)]

医薬品の品質を確保することは，所期の有効性，安全性を担保する上での大前提であり，医薬品メーカーにとっても，それを規制する行政側にとっても，重要な課題の一つである．医薬品等の品質確保のためには，原材料の受入れから最終製品の出荷に至るまでの製造工程全般にわたって，十分な組織的管理のもとで医薬品を製造できる体制を確立する必要がある．医薬品等の品質の確保を目的とした製造所における製造管理，品質管理の基準のことを GMP と呼んでおり，わが国では薬事法において，この GMP に関連した規制を行っている．

現在，医薬品に対する GMP 関連の規制は以下の三つの省令を基本に実施されている．すなわち，①薬事法第 13 条の規定に基づく医薬品等の製造業の許可要件の一つである「薬局等構造設備規則」，②薬事法第 14 条の規定に基づく医薬品等の製造販売承認の要件の一つである「医薬品及び医薬部外品の製造管理及び品質管理の基準に関する省令」（以下，GMP 省令），③薬事法第 12 条の規定に基づき，医薬品等の製造販売業許可の要件として定められた「医薬品，医薬部外

表 7.1 医薬品分野における種々の管理基準（GXP）

- GCP（C：Clinical）：医薬品の臨床試験の実施に関する基準
- GMP（M：Manufacturing）：医薬品の製造管理及び品質管理に関する基準
- GLP（L：Laboratory）：医薬品の安全性に関する非臨床試験の実施の基準
- GPP（P：Pharmacy）：薬局運営管理基準
- GQP（Q：Quality）：医薬品，医薬部外品，化粧品及び医療機器の品質管理に関する基準
- GRP（R：Review）：承認審査基準
- GSP（S：Supplying）：医薬品の供給及び品質管理に関する基準
- GVP（V：Vigilance）：医薬品，医薬部外品，化粧品及び医療機器の製造販売後安全管理に関する基準

品，化粧品及び医療機器の品質管理の基準に関する省令」（以下，GQP省令）である．

医薬品GMPは，1969年のWHO総会において加盟各国に採用が勧告された．これを受け，わが国では1976年から行政指導により，1980年からは薬事法に基づく基準として医薬品GMPの徹底をはかってきた．1994年には法律上の位置づけを変え，従来，製造業者の遵守事項であったものを，製造業許可の要件とし，新たにバリデーションの実施等の内容が盛り込まれた．生物学的製剤等の特別な管理が必要な品目についての基準も順次定められ，2002年の薬事法改正に伴い，GMPは製造販売承認の要件とされ，2005年4月に施行，現在に至っている．

b. 医薬品GMP省令が要求している内容

- 組織については，製造業者等は製造所ごとに，製造管理者の監督のもとに，製造部門と品質部門をおかなければならない．このほか，製造・品質管理業務を適正かつ円滑に実施するため，製造所の規模や業務の種類に応じ，適切な人数の責任者を配置し，業務を実施する能力を有する人員を十分に確保する必要がある．
- その上で，製造業者等は製造所ごとに製造手順，規格等を記載した製品標準書，構造設備の衛生管理や職員の衛生管理等について記載した衛生管理基準書，製造工程の管理や製品の保管等について記載した製造管理基準書，検体の採取方法や試験検査結果の判定方法等について記載した品質管理基準書を作成し，製造所に備えつけなければならない．このほかに，製造所からの出荷の管理，バリデーション，変更管理，逸脱管理，品質等に関する情報及び品質不良等の処理，回収処理，自己点検，教育訓練，文書及び記録の管理，その他製造管理及び品質管理を適正かつ円滑に実施するため，必要な事項について手順書を作成，保管し，これら基準書，手順書類に基づいて適切に業務を行う必要がある．
- 無菌医薬品，生物由来医薬品等の製造管理及び原薬の品質管理については，上乗せの基準が規定されている．原薬に対するGMP要件は，日米EU医薬品規制調和国際会議における合意に基づいて制定された「原薬GMPのガイドライン」に従わなければならない．

これらGMP省令要求事項への適合状況については，製造販売承認を受けようとするとき，及び承認取得後5年ごとに，独立行政法人医薬品医療機器総合機構（以下，PMDA）または都道府県による調査を受け，適合性確認ができなければ承認取得ができないため，適合させるための改善指導や改善命令の対象となる．

c. 構造設備規則について

GMP省令は，主に医薬品製造における管理運用面について規定しており，いわゆるGMPソフトとして位置づけられている．GMPハードとしての位置づけになるのが，医薬品等の製造所における構造設備面での規定である薬局等構造設備規則である．一般医薬品，滅菌医薬品，特定生物由来医薬品，放射性医薬品等の製造業許可区分ごとに構造設備の基準が定められている．

d. GQP省令とは

2002年の薬事法改正に伴い，製造販売業の許可要件としてGQP省令が定められた．主な内容としては，品質保証部門及び品質保証責任者の設置，品質標準書及び品質管理業務に関する手順書の作成，製造業者との取決め，市場への出荷の管理，適正な製造管理及び品質管理の確保，品質等に関する情報及び品質不良等の処理，回収処理等があげられる．GMPは，医薬品等の製造所に適用される基準であり製造業者の遵守事項であるが，製造販売承認となっているため，承認ホルダーである製造販売業者は製造業者にGMPを遵守させなければならない．そのためGQP省令において，製造販売業者は製造販売しようとする品目の製造を行っている製造業者と取決めを行い，GMPの遵守状況について定期的に確認し，市場への出荷に責任を負うことなどが規定されている．

e. バリデーションの導入

1970年代初頭，米国で最終滅菌した大容量輸液製剤が微生物汚染を起こし，大きな社会問題になった．そこで，FDAは同種の事故の再発を防ぐため，1976年6月，大容量輸液製剤GMP案を提案した．その中にバリデーションに関する事項が盛り込まれた．バリデーション概念が日本に初めて導入されたときの定義は，「製造所の構造設備並びに手順，工程その他の製造管理及び品質管理の方法が期待される結果を与えることを検証し，これを文書化すること」とされた．GMPにバリデーション導入を積極的に推し進めてきた米国FDAのDr. Loftusが提唱した定義と，世界で初めてFDAが公式に出した定義を表7.2に示す．また，バリデーションの歴史を表7.3に示す．

表 7.2 バリデーションの定義

■FDAのLoftusが提案したバリデーションの定義
Validation is the attaining and documentation of sufficient evidence to give reasonable assurance, given the state of science, that the process under consideration does, and/or will do, what it purports to do.
■FDAが提案したバリデーションの定義（1987年）
Process validation is establishing documented evidence which provides a high degree of assurance that a specific process will consistently produce a product meeting its pre-determined specifications and quality characteristics.

表 7.3 バリデーションの歴史

1970年代初頭：	欧米で輸液用大容量製剤に汚染が多発し，業界及び規制当局も対応に苦慮していた．バリデーションという新しい考えが登場
1980年：	FDAがバリデーション定義を提案
1996年：	日本，「バリデーション基準」施行
2000年：	日本，「バリデーション基準」の一部改正
2004年：	日本，改正GMP省令第13条に「バリデーション」収載

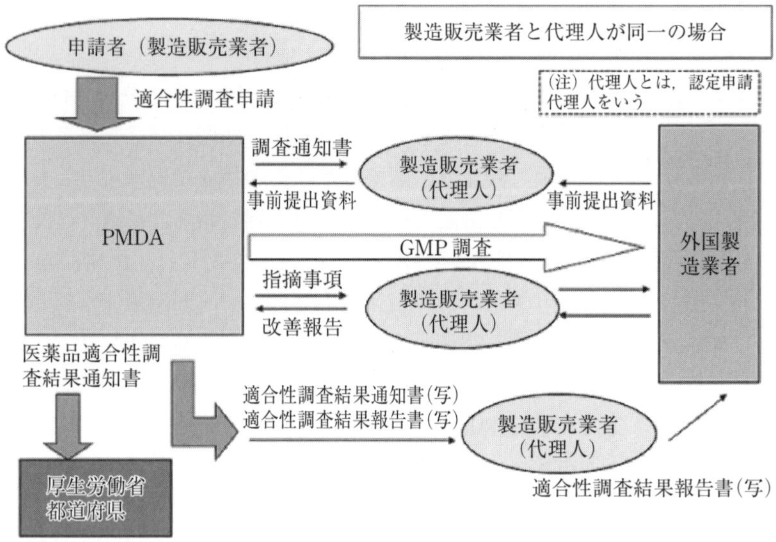

図 7.1 PMDA の外国製造業者に対する GMP 実地調査の流れ

f. 外国製造業者に対する GMP 適合性調査

医薬品の外国製造業者に対する GMP 適合性調査は，PMDA が行っており，当該製造所における製造管理及び品質管理の方法について，日本の GMP 省令に適合しているか否かを調査し，GMP に適合していることが製造販売の承認要件となる．GMP 適合性調査には，①新規の製造販売承認申請時または承認された事項の一部変更に関わる承認申請時において行う調査と，②製造販売承認の取得後 5 年を経過するごとに行う調査がある．医療用医薬品の場合には，製剤，原薬，原薬中間体の製造所のほか，包装・表示・保管施設，外部試験検査機関も GMP 調査の対象となる．ただし，一部変更承認を受けようとするときにおいて，当該一部変更承認が用法・用量，効能もしくは効果の追加，変更または削除等，製造管理または品質管理の方法に影響を与えない場合は，GMP 適合性調査を受ける必要がない．その他，一般用医薬品の製剤は GMP 適合性調査の対象となるが，一般用医薬品の原薬（ただし，新医薬品に該当するものは除く）は GMP 適合性調査の対象とはならない．一例として，外国製造業者への GMP 実地調査の流れを図 7.1 に示す．

7.1.2 GLP の 概 念

わが国における医薬品 GLP は，1982 年 3 月 31 日に薬発第 313 号「医薬品の安全性試験の実施に関する基準について」に基づいてその運用が開始された．1996 年の薬事法等の一部改正に伴い，1997 年 3 月 6 日に厚生省令第 21 号「医薬品の安全性に関する非臨床試験の実施に関する省令」（以下，GLP 省令）が交付され，同年 4 月 1 日より施行された．なお，この省令は 2008 年 6 月 13 日に一部改正され，同年 8 月 15 日より施行された．

a.　GLP の目的

GLP 省令の目的は，医薬品の製造（輸入）承認申請，一部変更申請，再審査申請及び再評価申請にあたって貼付または提出する資料のうち，医薬品の安全性に関する非臨床試験に関わる資料の信頼性を保証するためにある．したがって，GLP 省令は，上記の非臨床試験に関わるものに適用され，用量設定試験等の予備試験は GLP 省令の対象とはならない．

b.　GLP 省令の概要

GLP 省令は，非臨床試験を信頼性あるものとするための遵守事項をソフト及びハードの両面から規定している．

1)　ソフト面での規定

①試験施設の職員及び組織に関する規定

試験施設の組織，役割及び各分担者の責任，職員の教育訓練，保健衛生管理等について定めており，試験施設の長である運営管理者，試験実施にあたり最高責任者である試験責任者，信頼性を保証する部門の長である信頼性保証部門責任者ならびに試験関係資料の保管に関して責任を有する資料保存施設責任者については，それぞれの指名は必須であり，その責務は GLP 省令に定められている．

②信頼性を保証する部門（QAU）に関する規定

QAU は運営管理者に対して，施設で実施されているそれぞれの試験が GLP 省令に従っていることを保証する部門であり，そのために信頼性保証部門責任者をおくことが義務づけられている．

③標準操作手順書（SOP）に関する規定

非臨床試験が，試験実施者によるばらつきがなく適正に実施されるように，試験の操作，動物の飼育管理，機器の操作や維持管理についての手順を標準化した SOP を運営管理者の責任のもとに作成し，必要な部署に備えつけることが求められている．

④被験物質及び対照物質の取扱いに関する規定

⑤試験計画書及び試験の実施に関する規定

それぞれの非臨床試験は，試験責任者により作成され，運営管理者により承認された試験計画書と SOP に従って行われなければならないとされている．

⑥試験の報告書及び試験関係資料の保存に関する規定

試験責任者による最終報告書の作成が求められている．その他にも，試験全般にわたる詳細な記録の整備が必要とされている．

⑦複数場所試験に関する規定

2008 年の一部改正によりつけ加えられた部分である．GLP 省令に従った非臨床試験は，一つの試験は一人の試験責任者のもとで実施されなければならないとの考えからつけ加えられたものである．例えば，一つの安全性試験の一部分である投与された被験物質の血中動態の測定を，他の GLP 施設で行う場合には，安全性試験の試験責任者はこのほかの施設で行う血中動態測定についても責任を有し，試験計画書及び最終報告書に記載しなければならない．このように，一つの非臨床試験を複数の試験施設で実施する場合の取決め等が規定されている.

2）ハード面での規定

①試験施設内の各種施設の構造，広さ，配置等に関する規定

試験施設については，全般的な要件として試験を実施するのに適切な広さ，構造，配置，特に動物施設等に関しては，温度，湿度，換気，照明等の環境条件の適切な設定を求めている．また，試験によって，微生物，放射性物質等が用いられる場合には，それらによる他試験への影響，人体あるいは環境への影響が防止できるような施設の配置，隔離等が求められている.

②試験のデータ収集，測定あるいは解析に使用される機器及び施設の環境制御に使用される機器等に関する規定

3）調査* の実際

PMDA による GLP 適合性調査は，試験施設からの申請により実施される．調査は，施設調査と“study audit”より成り立ち，通常は5日間で実施されている．施設調査とは，GLP 施設が作成し PMDA に提出した「GLP 適合確認に係る資料」の確認・審議と“laboratory tour”からなり，“study audit”は，施設が提出した過去3年間に終了した非臨床試験のリストから，5本前後を抽出して試験施設に出向いて行っている．調査官によるばらつきをなくすためにも，チェックリストに基づいて実施し，調査の結果は GLP 評価委員会で審議された後，施設に通知される.

*　査察（inspection）というべきであるが，PMDA が国内の施設に対して実施しているものは調査（review）といっている.

c.　非臨床試験におけるハーモナイゼーション

製薬企業は開発した医薬品を，多くの国で製造・販売している．医薬品の製造販売は，それぞれの国において承認申請を行い，当局の許可のもとに行われている．その承認申請時には，非臨床試験の資料の添付が義務づけられている.

A という製薬企業が，日本で承認された医薬品を英国で販売しようとした場合に，非臨床試験の資料も添付して英国の審査当局に承認申請するわけであるが，日本で実施した非臨床試験を英国で再度実施するとか，あるいは英国の GLP 査察当局が日本の A 製薬企業の非臨床試験の査察に来日するといったことは，動物愛護の観点からも，コストの面からも，また時間的にも無駄である．この場合は，日本で実施した非臨床試験のデータは，英国で原則受け入れることにしようというのが，MAD（mutual acceptance of data：データの相互受入れ）である.

EU と日本や，米国と日本など二国間で協定した MRA（mutual recognition agreement：相互承認協定）と，OECD の GLP 作業部会によるものがある．MAD に関しては，それぞれの国の査察当局の質にばらつきがないことが求められる．これに関しては，各国の GLP 査察当局が 1989 年の OECD 理事会決定で求められている一定の条件を満たしているかどうかを調べるために，OECD GLP 作業部会による GLP 適合性査察プログラム現地評価制度（On-site Evaluations of National GLP Compliance Monitoring Programmes）がある．これは試行期間を経て，2008年から第一ラウンドとしてその後10年間において，加盟しているすべての査察機関が評価されることになり，各国の査察当局の質のばらつきに関する懸念はなくなるものと思われる．なお，PMDAは2008年にこのOECDによる現地評価を受けた．このことにより，わが国のGLP査察を担当しているPMDAが海外の非臨床試験施設へ査察に出向くことは限りなくゼロになった．

なお，ここではすべて原則を述べており，審査当局が査察の実施が必要と判断すれば，査察に出向くことはいうまでもない．もし，PMDAがMADによらず海外に査察に出向くとすれば，OECD GLP作業部会に加盟*していない国で非臨床試験が実施され，そのデータがわが国の医薬品承認申請に使用されたときである．このような経験はまだないが，中国や台湾あるいはタイ等で非臨床試験を実施し，その資料が医薬品の承認申請資料に利用されれば，PMDAは当該国に査察に赴くことになると思われる．

* OECDに未加盟の国であっても，OECD GLP作業部会にメンバーとして参加している国々がある．

7.2 GLPとバイオハザード対策

バイオハザード対策の省令上の根拠は，GLP省令第9条第3項「試験施設は，被験物質等の取扱区域，試験操作区域その他の試験を適切に実施するために必要な区分された区域を有しなければならない」にあり，薬食発第0613007号の通知により，「その他の試験を適切に実施するために必要な区分された区域」をバイオハザードの対象となりうるような動物または微生物の構成部分を使用する場合の隔離区域としている．

バイオハザード対策の実際は，2.2，2.3節等に詳細に記載されているのでここでは述べない．

バイオハザード対策を考慮しなければならない施設としては，霊長類（アカゲザル，あるいはカニクイザル等）を飼育し，試験に使用している区域がある．また，これらから採血した血液を取り扱う区域がある．まだ一般的ではないが，遺伝子組換え動物を用いた非臨床試験の実施の可能性もある．一方，*in vitro*の非臨床試験としては，遺伝毒性試験の一部として細菌を用いた変異原性試験がある．変異原性試験に用いられる試験菌株は，*Salmonella* Typhimurium TA 98, *S.* Typhimurium TA 100, *S.* Typhimurium TA 1535, *S.* Typhimurium TA 1537, TA 97, TA 97 a, *S.* Typhimurium TA 102, *Escherichia coli* WP 2 *uvr*A, WP 2 *uvr*A/pKM 101である．

なお，2010年5月27日に，「感染症予防ワクチンの非臨床試験ガイドライン」が発行されており，動物を用いたワクチンの非臨床試験の実施が求められるようになってきた．ワクチンが被験物質となると，ワクチンの種類によってはバイオハザード対策が求められるようになる．

さらに，GLP 施設によっては，動物飼育施設の清浄度モニターとして，落下細菌数を調べている施設がある．このような施設においては，細菌数検査のための培養等を行う室にはバイオハザード対策が必要となるであろうし，この検査でより危険な細菌が検出された場合に備えて，そのための標準操作手順書（SOP）を準備しておく必要がある．

GLP 調査において，GLP 施設がバイオハザード対策を適切に実施しているかどうかの調査の実施は以下のようになっている．

まず，GLP 施設は調査を PMDA に申請する際に GLP 適合確認に関わる資料を提出する．この資料には，ケミカルハザード及びバイオハザード対応を含む特殊試験区域での環境制御，及びその監視手順の状況等を記載する部分がある．調査員は，資料のこの部分と "laboratory tour" により当該施設のバイオハザード対策を調査している．

GLP 施設におけるバイオハザード対策に特別な方法があるわけではなく，必要に応じて本書の第 2～5 章を参照されたい．

GLP の目的は，新医薬品の承認申請等の際に添付される動物実験データの信頼性をよりいっそう高めるため，「ハード，ソフトの両面から試験実施上の遵守基準を定める」ものであり，動物試験等のうち，特に「医薬品の承認申請及び新医薬品等の再審査申請等のために行われる安全性に関する非臨床試験」を対象としている．GLP 調査は，PMDA によって主に表 7.4 に示す試験について実施している．

表 7.4　わが国の医薬品 GLP の調査対象試験

・単回投与毒性試験（急性）
・反復投与毒性試験（亜急性）
・反復投与毒性試験（慢性）
・遺伝毒性試験
・癌原性試験
・生殖発生毒性試験
・局所刺激性試験
・依存性試験
・抗原性試験
・皮膚（光）感作性試験
・安全性薬理コアバッテリー試験
・免疫毒性試験
・医薬品 GLP 適用試験等の一部受託

7.3 GMPとバイオハザード対策

医薬品の製造で微生物や毒素等を取り扱う工程においては，無菌性の担保とともに微生物等の物理的封じ込め施設，設備及び封じ込め操作が必要となる[2,3]．生物学的製剤や遺伝子組換え技術を応用して製造される医薬品には，感染性物質の輸送規則に関するガイダンス[4]，またバイオセーフティに関連する原料の取扱いには，感染症予防法，ならびに実験施設バイオセキュリティガイダンス[5]を遵守する必要がある．以下にワクチン製造におけるバイオハザード対策について示す．

7.3.1 バイオセーフティレベル

微生物を原料とする製品の製造にあたっては，使用微生物の病原性リスクに応じた安全操作上のバイオセーフティレベル（BSL）で取り扱う．製造で使用される微生物等は以下のように1～3のリスク群に区分され，対応する物理的封じ込め，安全機器，感染防護具，作業操作の方法の組み合わせに基づきBSL-1～BSL-3に分類される．ただし，当該微生物の不活化または除去後の工程については，一般の製品と同様の扱いとすることができる．

1） リスク群1（取扱い施設：BSL-1）：微生物取扱い者及び周辺者への病原性リスクはない，または低い（例：多くのワクチン製造用株；麻疹，風疹，おたふく風邪，水痘，BCG等）．

2） リスク群2（取扱い施設：BSL-2）：微生物取扱い者への病原性リスクが中程度，周辺者へのリスクは低い（例：百日咳菌，ジフテリア菌，破傷風菌，コレラ菌等）．

3） リスク群3（取扱い施設：BSL-3）：微生物取扱い者への病原性リスクが高い，周辺者へのリスクは低い．通常の条件下では，感染は個体から他の個体への拡散は起こらない．有効な治療法や予防法が利用できる．

7.3.2 バイオセーフティ対策

微生物及びある種の細菌毒素等については，意図的な放出または散逸等が生じた場合の地域社会への影響が懸念されるため，それを防ぐ対策（バイオセーフティ対策）が講じられる．微生物及び毒素等の管理を厳重にするため，取扱い者の登録または指名，取り扱う施設への入退室，保管及び運搬について少なくとも以下のことを行う．

1） 微生物及び毒素等の取扱い者の登録または指名

2） 微生物及び毒素等の保管，委譲，運搬等に関する作業手順書の作成と記録

加えて，感染症予防法の特定病原体等に指定されている微生物及び毒素の取扱いについては，二～四種の分類に従い，施設，輸入，譲渡，運搬，使用，保管，

滅菌等について関係する法令等を遵守すること.

7.3.3 微生物等安全管理区域（管理区域）

取り扱う微生物の病原性リスクレベルに応じ，封じ込めレベルに応じた微生物等安全管理区域（以下，管理区域）を設置する．BSL-2以上では，当該区域の出入口に国際バイオハザード標識を表示し，管理者，緊急時の連絡先等を記載する．

管理区域の出入口，及び微生物及び毒素等の保管庫等には，登録者以外の立入りを制限する処置を講じるとともに，取り扱う微生物及び毒素等に応じて登録者の管理区域等への入退室記録を残す．

7.3.4 各BSL施設に対する一般要件

a. BSL-1

1） 構造設備に関わるバイオセーフティ上の要件は必要としない．

2） 感染性廃棄物（微生物に汚染された廃棄物で動物の死体を含む．以下同様）は，適切な薬品消毒または加熱滅菌等の処理後に管理区域外へ搬出するか，または移動の途中において内容物が飛散しもしくは流出するおそれのない容器に入れ，当該容器の外部を消毒した後に管理区域外に搬出し，製造所内の焼却施設において焼却すること．なお，滅菌済みの廃棄物の焼却を外部委託することもできる．

b. BSL-2

1） 微生物のエアロゾルが発生する可能性のある作業については，HEPAフィルターを装備した密閉構造の設備，安全キャビネット（クラスII以上）またはこれらと同等の封じ込め設備において行い，当該設備から排出される空気から当該微生物を除去する．

2） 感染性廃棄物の処理は，次のいずれかの方法による．なお，滅菌済みの廃棄物の焼却を外部委託することもできる．

①適切な薬品消毒または加熱滅菌等の処理後に管理区域外へ搬出し，製造所内の焼却施設において焼却する．

②移動の途中で内容物が飛散・流出するおそれのない容器に入れ，当該容器の外部を消毒後，管理区域外に搬出し，製造所内の焼却施設において焼却する．

③閉鎖系の適切に管理された方法により管理区域内から直接焼却炉へ搬送するか，または直接滅菌機へ搬送・滅菌し，製造所内において焼却処理する．

3） 微生物を含む廃液または微生物に直接接触した廃液については，管理区域内または管理区域外の閉鎖系のタンク等において，適切な薬品消毒，加熱滅菌等の処理後に排水する．

4） 毒素やその廃棄物の処理は，性状に応じて適切に行う．

c. BSL-3

1) 当該微生物を取り扱う管理区域は，その他の区域と明確に区分される構造とする．

2) 管理区域内への立入りを制限するための，立入り制限の表示及び立入りの許可等の手順を定め管理すること．その他に，セキュリティ扉等による物理的な立入り制限を設けること．

3) 管理区域内は，密閉構造保持のため，天井，壁及び床の表面は，滑らかでひび割れがなく，かつ塵埃の発生がなく，化学薬品及び消毒剤を使用できる材質とする．

4) 管理区域内の作業室は，空気の流れを制御する管理方式においては，微生物の漏出を最小限とするため内向き気流を確保する．内向き気流を監視するために，例えば差圧を設けている室間では差圧を測定し記録する．差圧のある作業室の出入口にはエアロックを設け，空間差圧及び気流の逆転が起きないよう，十分な差圧を設けること．

5) 病原体による汚染が生じた場合にも適切に対応することができるよう，消毒のための装置または器具を設置する．

6) 手洗い，流し台等の蛇口は，交差汚染を防ぐために，自動式または肘式もしくは足踏み式のものとする．

7) 作業中の汚染等の防止のために，管理区域内の作業スペースを十分確保する．

8) 空調設備（ダクト内等）は，必要に応じてガス等で除染が可能な構造とする．

9) 微生物のエアロゾルが発生する可能性のある作業については，HEPAフィルターを装備した安全キャビネット（クラスII以上）またはこれらと同等の封じ込め設備において行い，当該設備から排出される空気はHEPAフィルターを通して直接外部へ排気する．

10) 管理区域内の空気については，独立した空調設備と給排気系統にHEPAフィルターを設置する．

11) 空調設備の故障など不測の事態が発生し停止した場合において，管理区域内の微生物が漏出しないよう，物理的封じ込めが維持できる構造設備とする．

12) 停電等の緊急時に備え，空調設備の連続稼動のための非常電源を確保する．

13) 排水系には逆流防止装置を設置する．

14) 微生物を含む廃液または微生物に直接接触した廃液については，管理区域内または管理区域外の閉鎖系のタンク等において，適切な薬品消毒または加熱滅菌等の処理後に排水する．

15) 感染性廃棄物の処理は，次のいずれかの方法による．

①適切な薬品消毒または加熱滅菌等の処理後に管理区域外へ搬出し，製造所内の焼却施設において焼却する．

②移動の途中で内容物が飛散・流出するおそれのない容器に入れ，当該容器の外部を消毒後，管理区域外に搬出し，製造所内の焼却施設において焼却する．

③閉鎖系の適切に管理された方法により管理区域内から直接焼却炉へ搬送するか，または直接滅菌機へ搬送・滅菌し，製造所内において焼却処理する．

16） 職員は，感染防護具（作業服，マスク，手袋）等を着用し，適切な着脱を行う．また必要に応じて，陽圧防護服などさらに安全性の高い服を着用する．

7.3.5 緊急時の対策

a. 緊急時の安全対策

当該微生物のエアロゾルの漏出，培養液の流出，微生物の曝露，火事，自然災害等の緊急時に備え，次の各項目についてあらかじめ文書化しておくこと．

1） 曝露された職員の救出ならびに救急処置，取り扱う微生物等による感染時の治療法

2） 汚染物の封じ込め方法

3） 汚染除去に関する作業手順

4） 緊急時の作業手順ならびに連絡体制

b. 特定病原体等の事故対策

事故とは，所持する特定病原体等について紛失，盗難，所在不明，意図的な放出等が生じたことをいう．事故時に備え，次の項目についてあらかじめ文書化しておくこと．

1） 事故時の対応策の設定

2） 事故時の連絡体制

3） 事故時の届出手順（分類により必要）

7.3.6 教育訓練

職員は，管理区域への立入りに際し，事前及びその後，定期的にバイオセーフティに関わる教育訓練を受けなければならない．教育訓練には，以下のものが含まれる．

1） 取り扱う微生物の性質（レベルや感染様式）

2） 管理区域への入退室時における手順

3） 管理区域内の装置，器具等の取扱方法ならびに作業手順

4） 微生物等の安全な取扱い方

5） 微生物等の保管と出納に関する記録

6） 感染性物質の運搬等に関する容器及び手順

7） 感染性廃棄物等の処理方法

8） 緊急時の安全対策

9） 特定病原体等を取り扱う施設における使用，保管，管理，輸送，廃棄，届出方法

おわりに

医薬品の製造及び品質管理における微生物管理はいちだんと厳しさを増している．ワクチンメーカーに関していえば，諸外国はWHO基準に準拠しているのに対して，わが国はいちだんと厳しい構造設備を備えている．例えば，わが国ではBSL-1の生ウイルスワクチン（麻疹，風疹，ムンプス，ポリオ等）を製造する構造設備は基本的に閉鎖系になっており，清浄空気もリターン式にはしていないところが多い．ウイルス付着廃棄物の処理も厳密である．一方，海外のグローバルワクチンメーカーで，日本ほど厳しい管理をしているところはない．

薬局等構造設備規則第8条には，「使用動物に抗原等を接種する場合には，接種室を有していること」とあるが，海外の製造所では，生ウイルスワクチンを動物に接種する試験（成熟マウス接種試験，乳飲みマウス接種試験，モルモット脳内接種試験，ウサギ接種試験等）や不活化ワクチンの動物接種試験においては，飼育室内にテーブルを置いて接種するのが普通である．GMP要件においては，日本の厳しいルールが必ずしも世界に通用しないことも事実である．

文献

1) 福田悠平，医薬品GMPについて，厚生労働省医薬食品局監視指導・麻薬対策課（2007）．
2) 厚生労働省，生物学的製剤等の製造所におけるバイオセーフティの取扱いに関する指針，医薬監第14号（平成12年2月14日）．
3) 北村　敬，小松俊彦監訳，実験室バイオセーフティ指針（WHO，第3版），バイオメディカルサイエンス研究会（2006）．
4) 国立感染症研究所訳・監修，感染性物質の輸送規則に関するガイダンス2009-2010版（世界保健機構）（2009）．
5) 国立感染症研究所訳・監修，実験施設バイオセキュリティガイダンス（世界保健機構）（2006）．

8. 食品におけるバイオセーフティ

はじめに

食品におけるバイオセーフティを実施するには，大きく分けて二つの分野からの管理が重要である．一つは，大規模な食品製造業者等が実施すべき食品製造過程におけるリスク管理，すなわち，ヒトに対して食品を介した健康危害が発生しないよう，危害を未然に防止する観点から実施する食品製造，あるいは流通過程における衛生管理手法の確立と行政対応の整備である．他の一つは，飲食店や家庭内で調理した食品等を介して，ヒトが食中毒等の食品由来感染症に罹患することを防止することである．言い換えれば，前者は「食品のリスク管理」であり，後者は「感染性食中毒のリスク管理」となる．

8.1 食品のリスク管理

食品由来の健康危害を防除するためには，これまでも様々な試みがなされてきた．GMP（Good Manufacturing Practice）をはじめとする衛生管理手法が確立され，現在では，HACCP（Hazard Analysis Critical Control Point：危害分析重要管理点）システムが世界の主流となってきている．わが国でもHACCPシステムの導入が行われ，輸出企業にとっては最重要課題であり，国内向けの食品でも，乳・乳製品，加熱食肉製品，魚肉練り製品，容器包装後加熱食品及び清涼飲料水でHACCPシステムの導入がなされている．また，その他の食品でも独自のHACCPシステムの導入が進められている．

HACCPシステムにおいては，危害分析を行わなければならないが，生物学的危害（特に微生物による危害）に関する危害分析が重要であり，ハザードベースの管理が行われている．

一方，化学物質では，JMPR（FAO/WHO Joint Meeting of Pesticide Residues）における食品中の残留農薬，動物用医薬品のリスク評価とコーデックス委員会による残留基準値の決定，JECFA（FAO/WHO Joint Expert Committee of Food Additives）によるリスク評価と使用基準設定に，リスクアナリシスの枠組みが早くから導入されていた．

そこで，コーデックス食品規格委員会食品衛生部会において，微生物危害については，微生物学的リスクアナリシスの枠組みが取り入れられることが討議され，ガイドラインが出された．食品の微生物学的リスクアナリシスでは，微生物による食中毒を減少させるためにリスクマネジメント（リスク管理）を行うが，その際，リスクアセスメント（リスク評価）に基づいて行う必要がある．また，すべての過程においてリスクコミュニケーションが必要である．

2001年のBSE（牛海綿状脳症）発生以来，2003年から日本においても食品安全に関する施策決定にリスクアナリシスの枠組みが導入された．

本稿では，リスクアナリシスに基づく食品安全の取組みについて，わが国の制度を食品微生物中心に紹介し，今後の課題について示すことを目的とする．

8.1.1　リスクアナリシス[1,2)]

リスクアナリシスはリスクマネジメント，リスクアセスメント，リスクコミュニケーションの三つの要素からできている．それらの関係を，WHOがよく用いているものとして図8.1に示す．

リスクマネジメントの最初の段階は，行政の初期対応である．公衆衛生上の問題が発生した場合，既存の法的根拠（規格基準等）で対応できるかどうかの判断を行う．また，管理措置や関連したすべてのデータを収集し，リスクプロファイルにまとめる．新たな管理措置が必要，かつ規格基準の設定が必要と考えられた場合には，リスクアセスメントを行う．リスクアセスメントの結果を受けて対策の特定と選択を行うが，このとき費用対効果の分析を行った後によりよい対策を導入する．対策を実行した後，対策の効果（食中毒の減少，不変，増加等）をモニタリングしレビューを行う．対策の効果が不十分と判定された場合には，行政の初期対応のステップに戻る．

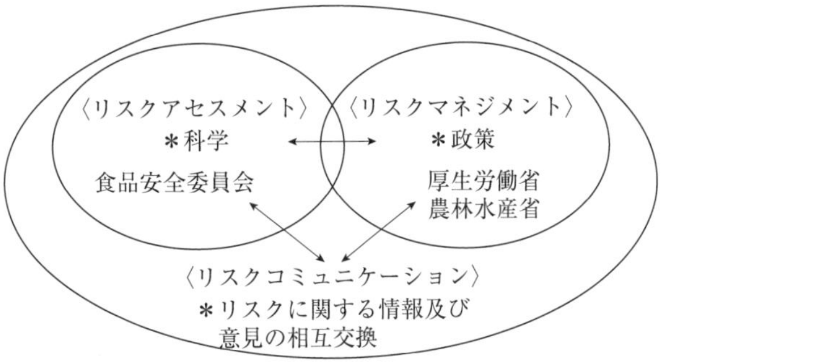

図 8.1　リスクアナリシスの3要素

8.1.2　食品微生物のリスクアナリシス[2)]

食品微生物のリスク管理においては，微生物規格基準の設定と大きな関係がある．まず，適切な衛生健康保護水準（Appropriate Level of Protection: ALOP）[2)]を公衆衛生上の目標値として設定する．この場合のALOPはわが国における目標値であり，ある食品における特定微生物による年間患者数等で表される．それを達成するためには，摂食時安全目標値（Food Safety Objective：FSO）をリスク評価により求める必要がある．FSOは食品を食べる時点での菌数であるが，実際に測定することは不可能で，リスク評価により推定されることになる．このままでは食品微生物の制御値としては使用できないので，実際に測定できる微生物量をフードチェーンの適切な段階に設定する必要があり，それが達成目標値（Performance Objective：PO）である．POを達成するための具体的方法（加熱等）として，達成基準（Performance Criterion：PC）がある．実際の規格基準は，POを達成し，ロットの合格を決めるために，サンプル数を含めた微生物の検出基準（Microbiological Criterion：MC）を決める必要がある．実際，日本の食品微生物規格基準として上記の考え方を初めて生食用食肉の腸内細菌科菌群に適用した．

リスクアセスメントはhazard identification，exposure assessment，hazard characterization，risk characterizationの四つの構成要素からなっている．

hazard identificationでは，問題は何か，食品もしくは食品群と病原体の関係に関してこれまでどのような文献やデータがあるのか，それらを系統的に記述する．

exposure assessmentでは，食品が摂食されるとき，その食品に含まれる病原体数の推計を行う．農場から食卓までフードチェーンに沿って病原体の増減を考慮し，最終的に摂取する食品単位量当たりの病原体数と食品の摂食量から推計する．

hazard characterizationでは，摂食病原体数に対する感染もしくは発症確率，つまり用量-反応曲線を推計する．摂食病原体数が1個の場合でも，発症確率はゼロではない．発癌物質と同様の考え方をとる．

risk characterizationでは，対象となる集団の特性を考慮し，単位人口（例えば十万人）当たり何人が感染もしくは発症するかを推計する．また，病気の重篤性の程度について記述し，さらに推計の確かさを明確にする．

exposure assessmentを確率論的[3]に行う際，モンテカルロシミュレーションが用いられている．モンテカルロシミュレーションは，フードチェーンの各段階における食品中の菌数及び食品の摂食量を，確率分布関数で表現する．その確率分布に基づき乱数を発生させ，最終的に消費時の摂食菌数の確率分布を求める．

8.1.3 食品安全の新たな取組み

日本では，2003年にリスクアナリシスの考え方に基づき，食品安全の新たな枠組みを構築した．リスク管理機関として厚生労働省の医薬食品局食品安全部，農林水産省の消費安全局の各部局が位置づけられ，リスク評価機関として内閣府の食品安全委員会が食品安全基本法のもとに設置された．食品安全委員会は，リスク管理機関からの諮問を受けてリスク評価を行うが，それ以外に諮問を受けなくても必要と考えられた場合に，リスク評価を自らの意志で行うことができる．また，食品安全委員会はリスク評価機関としての役割のみならず，大規模災害や健康危機が発生した際の調整窓口としての機能，リスク管理機関へ勧告できるお目付役の機能ももっている．

おわりに

わが国の食品微生物の規格基準を決定する際に，微生物学的リスクアナリシスの枠組みが適用されることになるが，実際，リスク管理機関である厚生労働省や農林水産省がリスク評価機関である食品安全委員会に諮問し，リスクコミュニケーションを行いながら，管理を行うことになる．その結果，食品微生物の規格基準に，病原微生物が取り入れられることも考える必要がある．つまり，食品微生物の衛生管理の指標は，規格基準ではなくガイドラインとして利用し，リスク管理のための病原微生物規格を規格基準として採用するなど，明確に区分して，設定していく必要がある．

文献

1) 食品安全委員会，食品の安全性に関する用語集（2008）．
http://www.fsc.go.jp/yougoshu_fsc.pdf
2) 食品安全委員会，食品安全リスク分析（2005）．
http://www.fsc.go.jp/sonota/foodsafety_riskanalysis_jp.pdf
3) Vose, D., Risk Analysis : A Quantitative Guide, 2nd ed., John Wiley & Sons (2000).

8.2 感染性食中毒の実態と対策

はじめに

食中毒とは，食品や水を介した疾患で，細菌，ウイルス，原虫及び寄生虫等による急性，亜急性の胃腸炎症状を主とする健康被害と，カビ毒，植物毒，動物毒や農薬を含む化学物質によって起こる神経性の健康被害を指す．

本稿では，細菌またはウイルスを病原体とする，いわゆる感染性食中毒の発生状況とその防止策について記す．

8.2.1 細菌性食中毒の実態

最近の食中毒の特徴としては，表8.1に示したとおり，①大規模な集団発生を起こす（患者数が多い），②流通網の発達により食品が広範囲に拡散するため，散発的な集団発生事例が増加している（関係する自治体数が多い），③小児や高齢者では重症化しやすい，などがあげられる[1]．

食品衛生法の改正が行われた1998年以降の集計データ（表8.2）から，細菌性食中毒発生件数の推移を原因菌別にみると，2002年まではサルモネラ，腸炎ビブリオ及びカンピロバクターの3菌種が主な原因菌であった．しかし，2003年以降は，カンピロバクターが単独で首位を占めている．

表 8.1　大規模かつ広域的に発生した食中毒事例

時期	場　所	原因食品	原因物質	患者数	関係自治体数
1996.7	堺市（学校）	貝割れ大根？	腸管出血性大腸菌	7,966	1
1997.5	福岡市（仕出屋）	仕出弁当	A 群溶血レンサ球菌	943	?
1998.3	大阪府（製造所）	三色ケーキ	サルモネラ属菌	1,371	4
1998.5	北海道（製造所）	いくら醤油漬け	腸管出血性大腸菌	49	11
1999.3	青森県（製造所）	イカ乾製品	サルモネラ属菌	1,634	114
1999.8	北海道（製造所）	煮カニ	腸炎ビブリオ	509	7
2000.6	大阪市（製造所）	加工乳等	ブドウ球菌	13,420	23
2001.3	栃木県（製造所）	牛たたき等	腸管出血性大腸菌	195	9
2002.6	福島県（仕出屋）	弁当	サルモネラ属菌	905	1
2003.1	北海道（製造所）	きな粉パン	ノロウイルス	661	1
2003.11	長崎市（飲食店）	弁当？	ノロウイルス	790	10
2005.5	大阪府（仕出屋）	給食弁当	ウェルシュ菌	673	4
2005.6	滋賀県（仕出屋）	給食弁当	ブドウ球菌	862	3
2006.12	奈良県（仕出屋）	仕出弁当？	ノロウイルス	1,734	4
2007.9	宮城県（製造所）	イカの塩辛	腸炎ビブリオ	524	12

表 8.2　わが国における細菌性食中毒の発生件数（厚生労働省集計・発表）

菌名＼年	1998	1999	2000	2001	2002	2003	2004	2005	2006	2007	2008	2009
総数	3,010	2,697	2,247	1,928	1,850	1,585	1,666	1,545	1,491	1,289	1,369	1,048
細菌（総数）	2,620	2,356	1,783	1,469	1,377	1,110	1,152	1,065	774	732	778	536
サルモネラ	757	825	518	360	465	350	225	144	124	126	99	67
腸管出血性大腸菌	16	8	16	24	13	12	18	24	24	25	17	26
カンピロバクター	553	493	469	428	447	491	558	645	416	416	509	345
腸炎ビブリオ	839	667	422	308	229	108	205	113	71	42	17	14
黄色ブドウ球菌	85	67	87	92	72	59	55	63	61	70	58	41
ウェルシュ菌	39	22	32	22	37	34	28	27	35	27	34	20
セレウス菌	20	11	10	9	7	12	25	16	18	8	21	13

表 8.3　わが国における食中毒患者報告数の推移（厚生労働省集計・発表）

菌名＼年	1998	1999	2000	2001	2002	2003	2004	2005	2006	2007	2008	2009
サルモネラ	11,471	11,888	6,940	4,912	5,833	6,517	3,788	3,700	2,053	3,603	2,551	1,518
腸管出血性大腸菌	183	46	113	378	273	184	70	105	179	928	115	181
カンピロバクター	2,114	1,802	1,784	1,880	2,152	2,642	2,485	3,439	2,297	2,396	3,071	2,206
腸炎ビブリオ	12,318	9,396	3,620	3,065	2,714	1,342	2,773	2,301	1,236	1,278	168	280
黄色ブドウ球菌	1,924	736	14,722	1,039	1,221	1,438	1,298	1,948	1,220	1,181	1,424	690
ウェルシュ菌	3,387	1,517	1,852	1,656	3,847	2,824	1,283	2,643	1,545	2,772	2,088	1,566
セレウス菌	704	59	86	444	30	118	397	324	200	124	230	99

一方，患者数を指標にみると，表 8.3 に示したように，サルモネラによる食中毒患者数は 1998 年と 1999 年の 10,000 人超から年々減少し，2009 年には約 1,500 人と激減している．腸炎ビブリオによる食中毒患者数も 1999 年を境に激減し，2008 年は 168 人，2009 年には 280 人となっている．黄色ブドウ球菌による食中毒患者数は 100～2,000 人程度で推移していたが，2000 年には黄色ブドウ球菌に汚染された牛乳によって約 15,000 人の患者が発生している．カンピロバ

クターによる食中毒患者数は毎年平均2,000人あまり，ウェルシュ菌による食中毒は，事例数は20〜40件と少ないものの，患者数は1,500〜4,000人程度で推移している．

a.　主な食中毒起因菌と代表的な食中毒事例

細菌性食中毒の主要な起因菌について，細菌学的性状，疫学的特徴及び特異な食中毒事例を示す．

（ i ）　サルモネラによる食中毒：サルモネラ（*Salmonella*）は，爬虫類，両生類，哺乳類，鳥類等の動物界をはじめ，河川，下水，湖沼等の環境水にも広く分布している．サルモネラは乾燥に強い特徴がある．

ヒトに対する最少感染菌量は100個程度といわれており，潜伏期間は通常8〜48時間であるが，最近の*Salmonella* Enteritidis感染症では3〜4日後の発症もある[2,3]．初期症状は悪心及び嘔吐であり，その後，腹痛や下痢症状を呈する．

1989年頃から*S.* Enteritidisによる食中毒が急増し，その原因食品は鶏卵または鶏卵加工品が主である．

特異な事例は，1999年に発生した乾燥イカ菓子を原因とした食中毒（原因菌：*S.* Oranienburg）である．この事例は，ほぼ全都道府県において患者が発生し，患者数は1,634人にのぼった[4]．

（ ii ）　腸管出血性大腸菌による食中毒：大腸菌（*Escherichia coli*）は，ヒトや動物の腸管における正常細菌叢の一つである．ほとんどの*E. coli*は病原性をもたないが，一部の*E. coli*は病原因子を保有している．そのうち腸管感染症の原因となる*E. coli*は，発症機序の違いにより以下の5種類に分類されている．

①腸管病原性大腸菌：Enteropathogenic *E. coli*（EPEC）

②腸管組織侵入性大腸菌：Enteroinvasive *E. coli*（EIEC）

③腸管毒素原性大腸菌：Enterotoxigenic *E. coli*（ETEC）

④志賀毒素産生性大腸菌：Siga toxin-producing *E. coli*（STEC），またはベロ毒素産生性大腸菌：Verotoxin-producing *E. coli*（VTEC）

⑤腸管凝集付着性大腸菌：Enteroaggregative adherent *E. coli*（EAggEC）

なお，行政機関では志賀毒素産生性大腸菌またはベロ毒素産生性大腸菌を「腸管出血性大腸菌」，それ以外を「その他の病原大腸菌」と表記している．1996〜2007年に病原微生物検出情報[5]に報告された「腸管出血性大腸菌」のO抗原血清型は，52種類にのぼる．

腸管出血性大腸菌のヒトに対する最少感染菌量は100個程度といわれているが，発症に関する菌量の調査によると，平均2〜9個の菌摂取でも発症した事例がある[1]．潜伏期間は摂取菌量にもよるが，最短1日，最長14日，平均4〜8日間といわれている[5]．

腸管出血性大腸菌による食中毒の原因食品としては，牛肉（特に牛ミンチ肉），チーズ，牛乳（未殺菌乳），牛レバーなどウシに関連する食品（非加熱または加熱不十分のもの）が多いが，世界的には野菜による事例も多く報告されている[1]．米国では，非加熱や最小限の加工がされた野菜や果物（レタス，アルファルファ，ホウレンソウ，アップルジュース，メロン等）が原因食品となった腸管出血性大腸菌感染事例が報告されている．これらは生産段階での牛糞汚染の関与が疑われている[1]．わが国で1998～2005年に発生した腸管出血性大腸菌による食中毒事例の原因食品は，肉類及びその加工品が最も高い割合を示しており，発生件数の50% を超えている[1]．

腸管出血性大腸菌による食中毒は，1996年に全国的な大発生があり14,000人を超える患者数が記録されている[6]．2000～2008年は，このような大規模な食中毒事例は発生していないものの，依然として発生件数は年間10～25件，患者数は70～1,000人程度で推移している（表8.2，表8.3）．

一方，「腸管出血性大腸菌感染症」は，感染症法によって三類の全数把握疾患に区分されている．同法による患者報告数に占める食中毒患者数の割合は，数%～30% の範囲にとどまっていると推測されている[1]．米国では，腸管出血性大腸菌O 157感染者の85% が食品媒介によるものと推定されているが，わが国では食品由来と判明した事例は少ないのが実態である[4]．

（iii） カンピロバクターによる食中毒：カンピロバクター（*Campylobacter*）は，1982年に食中毒菌に指定された比較的新しい病原菌である．この菌はウシ，ヒツジ，ニワトリなど家禽の腸管に常在菌として生存している．菌の大きさは大腸菌等と比較して小さい菌である．伊藤ら[7]の実験によれば，10^7個の菌を乾燥させたところ，1時間後の生菌数は10個以下に激減したと報告しており，本菌が乾燥に弱いことがわかる．また，生育には酸素濃度5～10% を必要とし，通常の大気状態では急速に死滅するといわれている．

ヒトに対する最少感染菌量は100個程度といわれており，潜伏期間は2～7日間と比較的長いのが本菌感染症の特徴でもある．臨床症状は，下痢，腹痛，発熱が約80% の患者に認められ，症状は5日間程度で緩解し，死亡例はきわめて少数である．

東京都の食中毒統計によると，カンピロバクター食中毒の主な原因食品と事例数に占める比率は，鶏肉製品が63%，牛レバーが数%，特にこれらを生食する事例が66.7% であったと報告されている[5]．また，東京都は市販鶏肉についてのカンピロバクター汚染実態調査を行っており，国産鶏肉の約70% から本菌が検出されたと報告している[8]．

本菌による代表的な食中毒事例には，1992年4月に東京都内の小学校において学童277人中111人が発症し，和風サラダが原因食と推定された事例がある．この事例では，和風サラダ用の野菜がカンピロバクターに汚染された経緯として，鶏肉を取り扱った調理人の手指やまな板等の洗浄消毒が不完全であったためと推定されている．また，1997年には群馬県内の保育園において54人が発症した事例がある．この事例では，食肉調理場で冷却用に用意していた氷が「かき氷」の材料として使われており，同施設の鶏肉と患者から同一血清型のカンピロバクターが検出されている．

（iv） 腸炎ビブリオによる食中毒：環境中における腸炎ビブリオ（*Vibrio*

parahaemolyticus）の生息域は，主として海域（河口部，沿岸部等）である．本菌は，真水や酸には弱いが，3％前後の食塩を含む食品中では室温であっても速やかに増殖する．

ヒトに対する最少感染菌量は 10^4 個程度といわれており，潜伏期間は 8～24 時間，症状は腹痛，水様下痢，発熱，嘔吐等である．

腸炎ビブリオ食中毒事例の特徴は，比較的規模が小さいことであり，原因食品としては，刺身，寿司，魚介加工品等がある．しかし，大規模な散発的集団発生事例も報告されている．1999 年 8 月には，北海道で最初の患者発生が確認され，最終的には 7 カ所の自治体にまで拡大した事例がある．この事例の原因食品は，「煮カニ」で患者総数は 509 人となった．2007 年 9 月には，塩辛を原因とする患者数 524 人の食中毒が発生し，発生地域は 12 カ所の自治体に及んだ（表 8.1）．

（v）　黄色ブドウ球菌による食中毒：黄色ブドウ球菌（*Staphylococcus aureus*）は，ヒトや動物の鼻咽頭，臍，手，頭髪等に常在菌として生息している．

黄色ブドウ球菌は食塩に耐性で，10～15％の食塩中でも発育する．食品中でも増殖し，毒素（エンテロトキシン）を産生する．エンテロトキシンは 100℃，30 分の加熱でも無毒化されない特徴がある．

ヒトに対する最少感染菌量は 10^5 個程度といわれており，潜伏期間は 1～3 時間，症状は吐き気，嘔吐，腹痛，下痢等である．

原因食品としては，卵製品，畜産製品（肉，ハム等），穀類とその加工品（にぎり飯，弁当），魚肉練り製品（ちくわ，かまぼこ等），和洋生菓子等がある．

2000 年 6 月には，大阪で乳及び乳加工製品を原因食品とする大規模な食中毒事例が確認されている．この事例は，23 カ所の自治体に及び患者数は 13,420 人にのぼった（表 8.1）．

b.　変貌する食中毒の原因菌種

米国 FDA による食品媒介感染症の原因菌リストには，A 群溶血性レンサ球菌（*Streptococcus pyogenes*），ジフテリア菌（*Corynebacterium diphtheriae*），炭疽菌（*Bacillus anthracis*）等も含まれている．日本でも食中毒原因菌として，*S. pyogenes*，*B. anthracis*，豚丹毒菌（*Erysipelothrix rhusiopathiae*），*Providencia alcalifaciens* 等が追加提案されている[5]．

これらの細菌を原因とするわが国における食中毒事例には，溶血性レンサ球菌による事例がある（表 8.4）．本菌による事例は，患者数が多いのが特徴である．本菌はヒトの咽頭等に常在菌として存在しており，本菌による疾患には，飛沫感染によって感染拡大する猩紅熱，扁桃炎，産褥熱，腎炎，リウマチ熱等が多い．本菌による食中毒は，保菌者のくしゃみ等に伴って，卵等の食品に菌が付着・増殖し，ヒトがこれを食することで起こるといわれている．

8.2.2　細菌性食中毒の防止対策

細菌性食中毒防止対策の三原則は，「細菌汚染させない」，「菌を増殖させない」，「殺菌する」である．

表 8.4　食品媒介レンサ球菌感染症の集団発生例

時期	発生場所		患者数	感染源	群	T型
1969.7	埼玉	小・中学校給食	69	焼きそば	A	12
1983.7	東京	講演会昼食	583	サンドイッチ	A	13
1987.6	山口	中学校	757	不明	A	1
1996.5	愛知		236	仕出弁当	A	1
1997.5	福岡	国際会議警備	943	仕出弁当	A	B 3264
1997.7	高知	ビール祭り	77	不明	A	22
1998.8	茨城	ソフトボール大会	342	仕出弁当	A	22
1998.9	東京	学校祭	46	スガワット	G	
1998.9	熊本	会社職員大会	254	サンドイッチ	A	28
2003.9	東京	修学旅行生	96	不明	A	28
2003.9	千葉	葬儀場	67	仕出弁当	A	B 3264
2005.7	神奈川	大学オープンキャンパス	229	弁当（チャーハン）	A	25
2010.6	埼玉	障害者福祉施設	20	ナムル（？）	A	B 3264

a.　食品の細菌汚染条件と対策

（i）　生産段階における細菌汚染：食品が生産段階で細菌汚染される代表的な事例の一つに，鶏卵のサルモネラ汚染がある．サルモネラはニワトリの盲腸等で保菌されており，ニワトリの卵管や卵胞に定着し，卵形成時に卵内への汚染を起こすことが知られている．鶏卵のサルモネラ汚染対策としては，農林水産省から飼育衛生管理基準が示されており，サルモネラ等による農場汚染防止策として，家畜の所有者が遵守すべき飼育環境の改善策，外来者の立入り制限，試料・飲水，消毒等の基準が定められている[9]．

また，土壌由来の汚染事例としては，サルモネラや腸管出血性大腸菌 O 157 等による農場の土壌汚染例がある．このような農場で生産される家禽の肉等には，サルモネラや腸管出血性大腸菌 O 157 も付着する可能性がある．

（ii）　食品の製造・加工工程における細菌汚染：食品がその製造・加工工程において細菌汚染される代表的な事例には，鶏肉のサルモネラ汚染がある．前述のとおりサルモネラは，ニワトリの腸管に保菌されているため，食鳥処理過程である脱羽や内臓摘出工程中に鶏肉に付着する可能性がある．手軽な対策としては，サルモネラに汚染されていない農場のニワトリを先に処理し，サルモネラ汚染されている農場のニワトリを後から処理するなど，汚染の機会を減少させる工夫も有効である．

鶏肉ばかりでなく，ウシ，ブタ等でも，食肉処理工程中にこれらの腸管に常在しているサルモネラ等が，食品となる肉を汚染させることがある．ある実態調査によると，鶏ミンチで 25.2～36.5%，牛ミンチで 1.1～1.6%，豚ミンチでは 2.4～3.4% の割合でサルモネラが検出されている[10]．

（iii）　調理過程における食品の細菌汚染：調理時に食品が細菌汚染される事例の一つに，1997 年に給食センターで発生した「茹で野菜のピーナッツ和え」によるサルモネラ食中毒がある．原材料として卵は使用されていなかったが，「茹で野菜のピーナッツ和え」の調味液を作成する調理器具として，前日に鶏卵の攪拌に使用したミキサーを使っており，このミキサーの洗浄が不十分であったため調味液が汚染されたと考えられている[11]．

調理にあたっては，洗浄前の生野菜，生卵，生魚，生肉等の調理後は手洗いを励行し，細菌汚染されていない食材に手指を介して菌をつけないことが重要である．また，生魚や生肉の調理に使用するまな板は，清浄野菜等のまな板と使い分けること，生魚や生肉等の調理に使用した調理器具は洗剤等で洗浄し，熱湯等で消毒することが重要である．

調理器具におけるサルモネラの生残性をみた実験例としては，ステンレスボール 100 cm^2 に 2.2×10^8 CFU のサルモネラを付着させ，室温で 14 日間保存した実験がある．この実験では，14 日目でも 2.5×10^3 CFU/100 cm^2 の生残菌が認められている．この実験結果からも，一度汚染された調理器具は加熱殺菌や洗浄による除菌が不十分であると，サルモネラが長期にわたって生存し[12,13]，食中毒発生の危険があることがわかる．調理場の衛生管理や，調理従事者の衛生教育を徹底する必要がある．

b.　細菌の増殖予防策

（i）　菌の増殖速度：主な食中毒菌の発育至適温度における分裂時間と，ヒトにおける発症菌量を表 8.5 に示した．腸炎ビブリオのうち細胞分裂の早い菌株は 10 分程度で 1 個の菌が 2 個となり，約 3 時間 30 分で発症菌量の目安である 100 万（1.0×10^6）個となる．サルモネラも約 30 分で 1 回分裂し，約 5 時間で 100 万個となる．これらの食中毒細菌は，増殖して発症菌量の目安である 100 万個レベルになっても目には見えず，臭気も発しないため，食品の保存には菌を増殖させないための温度管理が重要になる．

（ii）　サルモネラを接種した鶏卵の冷蔵実験例：鶏卵の卵白部分にサルモネラを接種した実験結果によると，10℃ 及び 20℃ 保管では接種後 6 週間の経過でわずかではあるが菌数の減少が認められた[14]．一方，卵黄部分に接種した実験例によると，10℃ では 7 日目以降，25℃ では 1 日目以降に菌数の増加が認められた[15]．これらの実験結果からも，菌の増殖には，食品の種類，初期の汚染菌数，保存温度，保存時間等の要因が大きく関与していることがわかる．鶏卵は，その

表 8.5　発育至適温度における 1 回の分裂に要する時間と食中毒発症菌量

菌　名	発育至適温度（℃）	世代時間	発症菌量（個/ヒト）
腸炎ビブリオ	35～37	9～13 分	10^6 以上
サルモネラ属菌	35～43	23～45 分	$1\sim10^9$
エルシニア	25～37	50～72 分	$3.9\times10^7\sim10^9$
カンピロバクター	42～43	48～90 分	5.0×10^2
ナグビブリオ	37	18～36 分	10^6 以上
病原大腸菌	37	30 分	$10\sim10^9$
ウェルシュ菌	43～47	7～29 分	10^8 以上
セレウス菌	30	20～51 分	$10^5\sim10^{11}$
黄色ブドウ球菌	30～40	36～204 分	$10^5\sim10^6$ 以上
ボツリヌス菌	30～40	12～24 時間	3.0×10^2 以上

流通から販売に至るまで一貫して冷蔵保存することが，鶏卵を介した細菌性食中毒の予防につながる[16]．

c. 殺菌方法と条件

（i） 加熱殺菌：加熱殺菌条件の検討に際して，よく使用される指標に「D値」，「Z値」，「F値」がある．D値はある加熱温度において生菌数が1/10量になる時間，Z値は加熱時間D値を1/10にするために必要な温度，F値は基準温度で一定数の細菌を死滅させるのに要する時間を表している．

芽胞菌や細菌性毒素を加熱によって殺菌・無毒化することは困難であるが，大腸菌を豚挽き肉に添加して加熱殺菌実験を行った報告によると，D値は，65℃加熱時で15.6秒，67.5℃加熱時で4.62秒，70℃加熱時で2.88秒となっており，大腸菌は，比較的低温でも速やかに殺菌されることがわかる[17]．

サルモネラ等の食中毒菌も，おおむね70℃以上の加熱で殺菌することができるとされているが，加熱状況によっては殺菌できない場合もある．実験の一例をあげると，オムレツ材料にサルモネラを添加して調理した実験がある[18]．この実験結果によると，十分加熱したオムレツ（中心温度72℃，表面温度72℃）では菌が死滅したが，加熱温度が同程度でも半熟状態のオムレツ（中心温度72℃，表面温度79℃）では，わずかではあるが菌の生残が認められている．これは，計測された中心温度は同じでも，オムレツの部位によって均一な加熱状態ではなかったことが影響していると思われる．

（ii） 酸による菌の増殖抑制：酸は菌の増殖抑制効果があるといわれている．自家製マヨネーズにサルモネラを添加して行った実験結果によると，穀物酢を20%，15%及び10%添加した自家製マヨネーズ中に 4.2×10^7 CFU/gのサルモネラを接種し5℃で保存した結果，30分後の生残菌数は，20%の穀物酢入りマヨネーズで 4.8×10^2 CFU/g，15%で 1.7×10^5 CFU/g，10%で 2.3×10^6 CFU/gであったが，1時間後には20%で菌は検出されず，15%でも 6.6×10^3 CFU/gに減少した．3時間後には，実験したすべての条件で菌は検出されなかった[13]．

（iii） 食品添加物による殺菌（静菌）：食品添加物として認可されている殺菌剤には過酸化水素，塩素系殺菌剤，亜硫酸塩類等がある．過酸化水素水は食品容器の洗浄や殺菌に使用されるばかりでなく，「かずのこ」にも食品添加物として使用されている．また，保存料として各国で広範に使用されているソルビン酸は，静菌作用を発揮することが知られている．

なお，このように食品の保存に有効な食品添加物（殺菌剤）であっても，食品中に残留してヒトに対して悪影響を及ぼす可能性もあることから，過酸化水素や塩素系殺菌剤である次亜塩素酸ナトリウムの使用にあたっては，最終食品の完成前に殺菌成分を分解または除去することが定められている．

8.2.3 ウイルス性食中毒の実態

ウイルス性食中毒の発生状況については，1997年5月に改正された食品衛生法にノロウイルスを含む胃腸炎起因ウイルスが食中毒の原因物質に追加されて以

表 8.6 食中毒総数に占めるウイルス性食中毒の発生状況（厚生労働省集計・発表）

	1998年	1999年	2000年	2001年	2002年	2003年	2004年	2005年	2006年	2007年	2008年	2009年
事例総数	3,010	2,697	2,247	1,924	1,850	1,585	1,666	1,545	1,491	1,289	1,369	1,048
ウイルス事例総数	123	116	247	269	269	282	277	275	504	348	304	290
ノロウイルス	123	116	245	268	268	278	277	274	499	344	303	288
その他ウイルス	0	0	2	1	1	4	0	1	5	4	1	2
ウイルス事例総数%	4.1	4.3	11.0	14.0	14.5	17.8	16.6	17.8	33.8	27.0	22.2	27.7
患者総数	46,179	35,214	43,307	25,732	27,629	29,355	28,175	27,019	39,026	33,477	24,303	20,249
ウイルス患者総数	5,213	5,217	8,117	7,348	7,983	10,702	12,537	8,728	27,696	18,750	11,630	10,953
ノロウイルス	5,213	5,217	8,080	7,335	7,961	10,603	12,537	8,727	27,616	18,520	11,618	10,874
その他ウイルス	0	0	37	13	22	99	0	1	80	230	12	79
ウイルス患者総数%	11.3	14.8	18.7	28.6	28.9	36.5	44.5	32.3	71.0	56.0	47.9	54.1

降，集計が開始され公表されている．厚生労働省が発表した1998～2009年の全国集計のデータから，ウイルスによる食中毒事例数と患者数を抽出して表8.6にまとめた．事例数及び患者数ともに，集計が開始された1998年以降増加傾向にあり，2006年には事例数が504事例（総事例数の33.8%），患者数が27,696人（総患者数の71.0%）となるピークがみられた．

a. 食中毒起因ウイルス

ウイルス性食中毒の原因となりうるウイルスの種類は，表8.7に示した腸管系ウイルス全般である．しかし，わが国で集計されているウイルス性食中毒の原因ウイルスのほとんどは，ノロウイルスである．諸外国では，肝炎ウイルス等も原因となっている[19,20]．したがって，以下の項目は，ノロウイルスを中心に記載する．

b. ノロウイルスの感染経路

臨床的には，感染性胃腸炎に区分されるノロウイルス感染症であるが，行政的には，「食品衛生法による食中毒」と「感染症法による五類定点把握疾患」に区分されている．本稿では，両者を区別せず食品や水を介した感染症として集約する．ノロウイルスがその形状から小型球形ウイルスと総称されていた1997年当時（2002年にノロウイルスと命名）は，二枚貝の生食による感染事例が目立っていた．しかし最近では，ノロウイルスに感染した調理従事者が調理した食品を介した感染事例や，感染者の汚物・吐物による施設・設備の汚染が原因と考えられる感染事例も高頻度に確認されている．以下，実際に起こった感染事例を紹介する．

（i） 二枚貝の喫食による感染事例：1997～2000年の東京都における調査事例によると，シーズン中に合計413事例の胃腸炎事例が確認されている．これらの事例のうち，生カキの喫食があった事例は151事例（37%）であった[21]．フランスでは，2007年にカキが原因と考えられる111事例のA型肝炎集団事例が記録されている[22]．

（ii） 調理従事者を介した感染事例：ノロウイルスに感染していた調理従事者

表 8.7 食中毒の原因となる可能性がある腸管系ウイルスの種類と分類

ウイルス科名	ウイルス属名	ウイルス種名	ウイルス血清型
ピコルナウイルス	エンテロウイルス	ヒトエンテロウイルスA群	コクサッキーウイルスA群2〜8，10，12，14，16型 エンテロウイルス71型
		ヒトエンテロウイルスB群	エコーウイルス1〜7，9，11〜21，24，25〜27，29〜33型 コクサッキーウイルスB群1〜6型 コクサッキーウイルスA群9型 エンテロウイルス69型
		ヒトエンテロウイルスC群	コクサッキーウイルスA群1，11，13，15，17〜22，24型
		ヒトエンテロウイルスD群	エンテロウイルス68，70型
		ポリオウイルス	ポリオウイルス1〜3型
	ヘパトウイルス	A型肝炎ウイルス	1種類（遺伝子型は7種類）
	パレコウイルス	ヒトパレコウイルス	ヒトパレコ1，2型（旧，エコー22，23型）
	コブウイルス	アイチウイルス	—
カリシウイルス	ノロウイルス	ノーウォークウイルス	（遺伝子型はGⅠ，GⅡ）
	サポウイルス	サッポロウイルス	—
レオウイルス	ロタウイルス	ロタウイルス	A，B，C群
	レオウイルス	レオウイルス	1〜3型
アデノウイルス	アデノウイルス	アデノウイルス	51種類（3，4，7，11型はプール熱に関与，40，41型は胃腸炎に関与）
ヘペウイルス	ヘペウイルス	E型肝炎ウイルス	—

が関与した感染事例は増加傾向にある．2006年12月に発生した事例は，秋田県内8カ所の小中学校にまたがっており，教職員と生徒を合わせて1,440人中366人が発症した[23]．原因食品としては，同じ製パン業者が納入したパンと推定されており，この業者の従業員1人（無症状）の糞便からノロウイルス遺伝子が検出された．パンがウイルス汚染された経路としては，ノロウイルスに感染していた従事者が，素手でパンの箱詰め作業を行ったことによると推定されている．米国のDreyfussの調査[24]でも，食品由来感染症の原因に調理従事者の関与が大きいことを指摘している．

（iii）施設・設備を介した感染事例：ノロウイルス感染者の吐物によって施設が汚染され，感染拡大したと考えられた事例も多い．その一例は，2006年に都内のMホテル内で発生した[25,26]．推計発症者は436人，食中毒とは断定できず，ホテル外部からノロウイルスが持ち込まれた可能性が高いと推測された．発症者が集中していたフロアの絨毯に利用客が嘔吐しており，絨毯に付着した吐物が乾燥し，空気中にノロウイルスが塵埃とともに飛散した「塵埃感染」と推測されている．類似事例は多々あり，長野県内の結婚披露宴会場で発生した事例[27]，病院や高齢者介護施設における集団感染事例[28〜31]，東京都杉並区内の乳幼児施設で2004年に発生した事例等がある[32]．Pajan-Lehpanerらの調査[33]によると，

表 8.8 飲料水からのウイルス検出状況（1985年以降）[36]

国・地域	試料水	年	件数	検出数	検出率(%)	検出ウイルス	患者数等
英国	広域水道	1985	54	0	0	不明	実態調査
英国	水道水	1985	26	3	11.5	ロタ	実態調査
スイス	水道水	1999	1	1	100	ノロ	1,800人以上
韓国・11都市	水道水	2001	不明	不明	21.7	アデノ，他	実態調査
英国	簡易水道	2002	36	26	72.2	細胞変性	実態調査
日本・東京都	水道水	2003	98	4	4.1	ノロ，GⅠ	実態調査
日本・東京都	水道水	2003	98	7	7.1	ノロ，GⅡ	実態調査
日本・新潟県	飲用井戸	2003	1	1	100	ノロ	151人
日本・長野県	飲用井戸	2004	1	1	100	ノロ	65人
南アフリカ	飲用水	2004	198	59	29.3	アデノ	実態調査
日本・秋田県	飲用井戸	2005	1	1	100	ノロ	29人

注：ノロウイルスはPCR法による遺伝子検出のため，感染性の有無は不明．

2006年にクロアチアで発生したノロウイルスの集団感染89事例のほとんどが高齢者施設や病院において発生しており，「塵埃感染」が関与していたと推測されている．

（iv） 飲用水を介した感染事例：2003年には，飲料水（井戸水）を介した食中毒事例が新潟県で発生した[34]．この事例は，県内に所在するカラオケハウスで提供された「井戸水を使用した飲料」が原因であったと推定されており，発症者数は151人にのぼった．発症者の糞便と井戸水からノロウイルス遺伝子が検出され，両者の遺伝子パターンが一致したことから，井戸水を介した感染と断定された．この事例の井戸は，深さが10 m程度で，井戸から12 mほど離れたところに浄化槽があり，塩素処理装置は作動していなかった．類似事例は，長野県の宿泊施設[35]や秋田県の集落[16]でも発生している．これら以外にも，飲料水を介した集団感染事例や，飲料水からのウイルス検出例は諸外国を含めて多数ある．表8.8には，1985年以降に報告された，飲料水からのウイルス検出例の一部をまとめた[36]．日本では，広域に給水されている水道水からもノロウイルス遺伝子が検出された報告例があるが，検出されたノロウイルスが感染性を有していた可能性はきわめて低いと考察されている．

8.2.4 ウイルス性食中毒の防止対策

ノロウイルスをはじめとする腸管系ウイルスの特徴は，「食品や水環境中では増殖できない」ことである．例えば，水環境中に混入してくるウイルスは，そこに生息する魚介類に蓄積されることはあっても，これらの個体内で増殖することはない．すなわち，ウイルス性食中毒の防止対策としては，食品中でウイルスを「増殖させない」ための対策は考慮しなくてよいことになる．しかし，食品中で増えることができないウイルスには，細菌とは異なる大きな特徴がある．一つは，ヒトへの感染に要する最少ウイルス量が，細菌に比較して微量（数十粒子）であること，もう一つは，ウイルス感染したヒトの糞便中には，大量のウイルス（糞便1 g当たり10^{10}ウイルス粒子程度）が長期間（月単位）にわたって排泄されるという特徴がある．

以下，食材を「ウイルス汚染させない」，食品中のウイルスを「不活化する」の二原則から，ウイルス性食中毒防止対策の実際についてまとめる．

a. 二枚貝のウイルス汚染防止

食材となる二枚貝のウイルス汚染を防止するには，貝類生息海域のウイルス汚染防止対策が決め手となる．腸管系ウイルスは，ヒトの腸管内で増殖し糞便とともに大量に体外に排出され，下水処理場等を経由して量的には減少するが，河川，海洋へと流入し，そこに生息する貝類に蓄積されることになる．このようにして，ウイルスが蓄積された貝類をヒトが生食することによって，感染（食中毒）が成立する．

（i） 下水及び河川水からのウイルス検出状況：東京都内の下水からのウイルス検出結果を要約すると，下水処理場に流入してくる生下水には 80.5% の検出率でウイルスが混入しているが，放流水では 10.2% にまで低下している．このことは，下水処理によってウイルス量は減少するものの，生残したウイルスが河川等に放流されていることを意味する[36]．

宮城県内のカキ養殖海域に流入する 3 河川で実施した，ノロウイルスの調査報告[37]がある．調査は 2002 年に行われており，ノロウイルス遺伝子の検出率をみると，河川 A で 51%（18/35 件），河川 B で 97%（34/35 件），河川 C で 26%（9/35 件）となっている．この結果からも，養殖海域に流入したウイルスが，そこで養殖されているカキに蓄積されることが推測できる．ウイルス汚染されないカキを養殖するには，生活排水が流入しない海域で養殖するか，出荷前のカキを対象にウイルス除去処理を施す必要があると思われる．

（ii） 市販カキからのウイルス検出状況：東京都健康安全研究センターが実施した，市販貝類等からのウイルス検出状況を表 8.9 にまとめた．調査期間は 1996～2001 年であり，カキからのノロウイルス遺伝子の検出率は 10.5% を占めていた．山口県で行われた同様の調査でも，ノロウイルス遺伝子の検出率は平均 9.9% であった．これらのデータからも，貝類のウイルス汚染防止あるいは貝類のウイルス浄化が，ウイルス性食中毒の防止対策として重要であることがわかる．ベルギーの Baert ら[39]は，二枚貝のウイルス浄化にあたっては，二枚貝が蓄積していると考えられるウイルス量に対して，3 桁以上を減少させる必要があ

表 8.9 首都圏における市販魚介類からのウイルス検出（1996～2001年．文献38）を改変）

検 体	検査件数	ウイルス検出件数（検出率%）			
		ノ ロ	A 型肝炎	細胞変性	合 計
カキ	76	8 (10.5)	6 (7.9)	12 (15.8)	20 (26.3)
他の二枚貝	330	22 (6.7)	22 (6.7)	53 (16.1)	80 (24.2)
マキガイ	76	0 (0.0)	4 (5.3)	4 (5.3)	8 (10.5)
近海魚	181	3 (1.7)	15 (8.3)	17 (9.4)	24 (13.3)
他の魚介類	168	0 (0.0)	4 (2.4)	0 (0.0)	4 (2.4)
魚介加工品	51	0 (0.0)	0 (0.0)	0 (0.0)	0 (0.0)

検査法は，ノロウイルス：PCR 法，A 型肝炎ウイルス：PCR 法，分離試験．

ると述べている．

b.　ウイルスの不活化と除去：調理従事者

ノロウイルスに感染している調理従事者が調理した食品を介した食中毒が多発している．調理の際に実施できる食中毒防止対策をまとめる．

（i）　加熱調理：加熱条件については，厚生労働省から「85℃, 1分間以上」が推奨されている．カキはフライにしても鍋料理にしても，カキ個体の内部温度が推奨温度になるまで加熱することが重要である．例えば，冷凍カキを解凍しないでそのままフライにする場合は，170℃の油温で4分間以上加熱する必要がある[40]．イガイを使って加熱実験をしたニュージランドのHewittらの報告[41]によれば，貝が開くのを目安に加熱すれば，貝の内部温度は90℃に達する．米国のD′Souzaら[42]は，75℃で300 MPaの加圧が有効であると指摘している．

（ii）　手洗いの励行：森らが報告した実験結果[43]によると，実験的に手に付着させたネコカリシウイルス（ノロウイルスの代替）は，流水による手洗いだけでも，付着ウイルスの99%が除去できる．手洗い以外にも，消毒剤をしみ込ませたウェットティッシュや速乾性消毒剤は，流水による手洗いと同等または同等以上のウイルス除去効果がある[8]．しかし，大量調理等に携わる人は，手洗いを過信することなく，手洗いを行った上で，さらなる手指の消毒や手袋等の着用を励行し，可能な限り素手で食品に触れないことが重要である．手袋の有用性については，米国のMokhtariら[44]も指摘している．

（iii）　不顕性感染者対策：下痢等の自覚症状がなくてもノロウイルスに感染している，いわゆる「不顕性感染者」は，自覚のないまま自身の手指等を介してノロウイルスを他人に感染させることになる．特に，「不顕性感染者」が，食品の大量調理に関わる従事者であった場合はその影響が大きい．ノロウイルスの不顕性感染を確認するための糞便検査もさることながら，健常であると思われる場合でも，調理にあたっては十分な手洗いと手袋の着用が重要である．

c.　ウイルスの不活化と除去：施設設備

ノロウイルスは，インフルエンザウイルス等に比較して，環境条件に強いと推測されている．したがって，患者の吐物や汚物の処理にあたっては慎重を要する．

（i）　清　掃：某小学校の体育館で，ノロウイルスに感染した一人の児童が嘔吐した．その吐物を除去した後に，床の消毒が不十分なまま，1本のモップを使って体育館全体を清掃した結果，ノロウイルスが広範囲にばらまかれた状態となって，その後に体育館の床に座り込んだ多数の児童が感染した事例がある[45]．床やドアノブ等の掃除と消毒には，消毒の徹底はもとより，清掃用具の使い分けも重要である．

（ii）　吐物・汚物の消毒：吐物の消毒については，厚生労働省から，吐物を除去した後を200 ppmの塩素水（次亜塩素酸ナトリウム液）でふき，廃棄物は1,000 ppmの塩素水で処理することが推奨されている．塩素の効果を著しく妨害する要因として，有機物の存在がある．ポリオ生ワクチン投与後，ポリオウイルスが排泄されていることが確認された幼児の糞便を 100 ppm の塩素水で 30 分間処理しても，ポリオウイルスは生残（90% 不活化）していることが確認されている[46]．塩素の代替としては，米国の D′Souza ら[47]がリン酸三ナトリウムを，スイスの Butot ら[48]とイタリアの Zoni ら[49]は二酸化塩素が有効であると報告している．有効な消毒を行うには，消毒する場所，消毒されるものの材質，使用する消毒剤の種類など様々な条件検討が必要である．

一方，吐物は広範囲に飛び散る．人工吐物を用いて実験した結果[50]によると，吐物を高さ 1 m 程度から落下させると，床の材質にかかわらず半径 1.6～2.3 m の範囲に吐物が飛散することがわかっている．吐物を発見したら半径 3 m 程度のエリアを立入り禁止として，防護具を着用した人が，塩素剤等を浸したペーパー等で外周部から処理し，吐物は高濃度の塩素剤を染み込ませたペーパー等で覆って除去することが重要である．

（iii） 換気設備の整備：ホテルや結婚披露宴会場で発生した集団感染事例では，患者の吐物が乾燥して室内空気を汚染した，空気感染の一種である「塵埃感染」の可能性が示唆されている．一般的な空調システムは，空気中に浮遊したウイルスを短時間に除去する性能は有していない．閉鎖空間で吐物が乾燥して飛散する可能性がある場合は，一時的な強制換気（排気）システムを備えておくことも重要である．

おわりに

わが国における食中毒の原因物質は，時の流れとともに大きく変化している．かつては，腸炎ビブリオや黄色ブドウ球菌等の細菌類が首位を占めていたが，最近はノロウイルスを原因とする食中毒が食中毒患者総数の 50% 前後を占めるに至っている．

食中毒防止対策も，原因微生物種の変遷に伴って大きく異なる．細菌性の場合は調理済み食品の取扱いに際して，低温保存することが最も重要であるといっても過言ではない．しかし，調理済み食品中で増殖できないウイルスの場合は，低温保存する意義に乏しい．

食品におけるバイオセーフティに関する取組みも，標的となる微生物の種類によって大きく異なることを念頭に置いて推進しなければならない．

文　献

1） 食品安全委員会，食品健康影響評価のためのリスクプロファイル―牛肉を主とする食肉中の腸管出血性大腸菌―（改訂版）（2010）．

2） Matsui, T., *et al*., *Epidemiol. Infection*, **132**, 873-879（2004）．

3） Nagai, K., *et al*., *Microbiol. Immunol*., **43**, 69-71（1999）．

4） 正木宏幸，他，*IASR*，**20**(6)（1999）．

5） 仲西寿男，丸山　務監修，食品由来感染症と食品微生物，pp. 281-296，中央法規出版（2009）．

6） 厚生労働省，食中毒統計（1996）．

http://www1.mhlw.go.jp/o-157/o157/o157-h8a.html
7)　中野昌康編，伊藤　武，他，医学細菌学 第4巻，pp. 139-173，菜根出版（1989）.
8)　仲西寿男，丸山　務監修：食品由来感染症と食品微生物，pp. 347-364，中央法規出版（2009）.
9)　農林水産省消費・安全局衛生管理課長通知，鶏卵のサルモネラ総合対策指針（平成17年1月26日）.
10)　サルモネラ症：*IASR*，**27**，191-192（2006）.
11)　文部科学省スポーツ・青少年局学校健康教育課，調理場における洗浄・消毒マニュアル，Part 2（2010）.
12)　食品安全委員会，健康評価のためのリスクプロファイル—鶏卵中のサルモネラ・エンテリティディスー（2010）.
13)　相川勝弘，村上裕之，猪俣恭子，他，食衛誌，**43**，178-184（2002）.
14)　Okamura, M., Kikuchi, S., Suzuki, A., *et al.*, *Epidemiol. Infection*, **36**(9), 1210-1216 (2008).
15)　WHO/FAO, Microbiological Risk Assessment Series (2002).
16)　厚生省生活衛生局乳肉衛生課，卵によるサルモネラ食中毒の発生防止について（1998）.
http://www1.mhlw.go.jp/houdou/1007/h0722-1.html
17)　Murphy, R. Y., Beard, B. L., *et al.*, *Food Microbiology and Safety*, **69**(4), 97 (2004).
18)　平松佐穂，谷脇　妙，松本紀子，他，高知衛研報，**54**，25-28（2008）.
19)　Petrignani, M., Verhoef, L., van Hunen, R., *et al.*, *Euro Surveill.*, **15**(11) (2010).
20)　Teo, C. G., *Clin. Microbiol. Infect.*, **16**(1), 24-32 (2010).
21)　林　志直，森　功次，野口やよい，他，東京衛研年報，**51**，8-13（2000）.
22)　Guillois-Becel, Y., Couturier, E., Le Saux, J. C., *et al.*, *Euro Surveill.*, **14**(10) (2009).
23)　斉藤博之，柴田ちひろ，門脇さおり，他，*IASR*，**28**，112-113（2007）.
24)　Dreyfuss, Moshe, S., *Foodborne Pathog. Dis.*, **6**(10), 1219-1228 (2009).
25)　国立感染症情報センター，*IDWR*，**9**(7)，13-19（2007）.
26)　木村博子，上野曜子，清水みつ子，他，*IASR*，**128**，84（2007）.
27)　吉田徹也，粕尾しず子，畔上由佳，他，*IASR*，**29**，196（2008）.
28)　志田泰世，野口久美子，金子潤子，他，環境感染，**20**，184-187（2005）.
29)　古川晶子，尾崎良智，木籐克之，他，滋賀医大誌，**21**，15-19（2008）.
30)　戸梶彰彦，永安聖二，松本道明，他，高知衛研報，**52**，35-38（2006）.
31)　熊谷邦彦，石川和子，三上稔之，他，*IDWR*，**14**(9)，16（2007）.
32)　谷口力夫，波多野義純，本舘睦美，他，日本食品微生物学会雑誌，**25**，27-31（2008）.
33)　Pajan-Lehpaner, G., Petrak, O., *Coll. Antropol.*, **33**(4), 1139-1144 (2009).
34)　国包章一，他，飲料水中のウイルス等に係る危機管理対策に関する研究報告書（2006）.
35)　徳竹由美，小林正人，秋山美穂，他，感染症誌，**80**，238-242（2006）.
36)　矢野一好，月刊フードケミカル，**13**(9)，29-36（1997）.
37)　山本俊夫，水環境学会誌，**28**，515-521（2005）.
38)　新開敬行，森　功次，吉田靖子，他，東京衛研年報，**53**，20-24（2002）.
39)　Baert, L., Debevere, J., Uyttendaele, M., *Int. J. Food Microbiol.*, **131**(2-3), 83-94 (2009).
40)　小山田正，石村智加子，和田征二，他，食品衛生研究，**53**，35-39（2003）.
41)　Hewitt, J., Greening, G., *J. Food Prot.*, **69**(9), 2217-2223 (2006).
42)　D'Souza, D. H., Su, X., *J. Food Prot.*, **72**(11), 2418-2422 (2009).
43)　森　功次，林　志直，野口やよい，他，感染症誌，**80**，496-500（2006）.
44)　Mokhtari, A., Jaykus, L., *Int. J. Food Microbiol.*, **133**(1-2), 38-47 (2009).
45)　丸山　務監修，ノロウイルス現場対策，幸書房（2006）.
46)　澤村良二，学校における水利用と児童生徒の健康評価に関する衛生化学的研究報告書

(1993).
47) D'Souza, D. H., Su, X., *Foodborne Pathog. Dis.*, **7**(3), 319-326 (2010).
48) Butot, S., Putallaz, T., Sanchez, G., *Int. J. Food Microbiol.*, **126**(1-2), 30-35 (2008).
49) Zoni, R., Zanelli, R., Riboldi, E., *et al.*, *J. Prev. Med. Hyg.*, **48**(3), 91-95 (2007).
50) 貞升健志, 森　功次, 猪又明子, 他, 食品衛生研究, **57**, 41-47 (2007).

参考資料・付録

1．　世界におけるバイオセーフティ教育

2．　感染性微生物等を取り扱う施設において整備すべき基本要件

3．　感染症法に規定されている疾病名と対応策

4．　感染症法の対象疾患とその分類

5．　微生物名の変遷の歴史

1. 世界におけるバイオセーフティ教育

わが国においても，医学生物学系の大学，研究機関，試験研究組織をはじめとして，医歯薬学系企業や食品関連企業など多種多様な組織において適正かつ最新のバイオセーフティのレベルを保つことが求められている．そのためには，バイオセーフティに関する世界の優れた教育や研修の実態等について継続的に情報を確認し，有用と思われることを自らの組織に適宜取り入れることにより高い水準を維持することは重要である．

本資料では，世界におけるバイオセーフティ教育の実状等を紹介するホームページを六つのキーワードで分類し，合計48のサイトを紹介する．

I．Biosafety Levels

1. http://www.atcc.org/CulturesandProducts/TechnicalSupport/BiosafetyLevels/tabid/660/Default.aspx
ATCCのバイオセーフティに関するトップページ
2. http://web.princeton.edu/sites/ehs/biosafety/biosafetypage/section3.htm
米国プリンストン大学における生物製剤を扱う上での基本情報を提供
3. http://www.fas.org/programs/ssp/bio/resource/biosafetylevels.html
全米科学者連合（Federation of American Scientists）によるバイオセーフティ情報
4. http://www.cdc.gov/biosafety/
CDCのバイオセーフティレベル情報トップページ
5. http://www.youtube.com/watch?v=9EMMEXjH3_A
YouTubeによるBSL-3施設の動画，研究機関・企業による施設の立体動画が提供されている．
6. http://www.ccac.ca/en/CCAC_Programs/ETCC/Module04/15.html
カナダ動物管理協会のバイオセーフティガイドラインと封じ込めレベル
7. http://www.absa.org/restraining.html
アメリカンバイオセーフティアソシエーション（ABSA）の動物バイオセーフティ教育ビデオでBSL-1，BSL-2，及びBSL-3がそれぞれ動画で解説されている．
8. http://www.ncbi.nlm.nih.gov/pmc/articles/PMC2749272/
米国NIHによるBSL-3，BSL-4実験室内事故の対応
9. http://www.who.int/csr/resources/publications/biosafety/who_cds_csr_lyo_20034/en/
WHOの「実験室におけるバイオセーフティガイドライン」（第2版）

II．Biosafety Cabinet

1. http://www.stanford-knowledgebase.org/dept/EHS/prod/researchlab/bio/docs/types_biosafety_cabinets.pdf

スタンフォード大学によるバイオセーフティキャビネットの解説

2．http://www.cdc.gov/od/ohs/biosafety/bsc/bsc.htm
CDC のバイオセーフティに関する出版物，会議，訓練について紹介されている．約 3 時間の実験室のバイオセキュリティに関するオンライントレーニングの動画がある．

3．http://www.utexas.edu/safety/ehs/biosafety/cabinets.html
テキサス大学オースティン校によるバイオセーフティキャビネットの正しい使い方

4．http://blink.ucsd.edu/safety/research-lab/biosafety/cabinet/usage.html
カリフォルニア大学サンディエゴ校によるバイオセーフティキャビネットの使用ガイドライン

5．http://web.princeton.edu/sites/ehs/biosafety/biosafetypage/section4.htm
プリンストン大学による実験室における設備と運用

6．http://research.uthscsa.edu/safety/cabinet-decon.shtml
テキサス大学におけるバイオセーフティキャビネットの除染ガイドライン

7．http://www.bioresearchonline.com/Search.mvc?keyword=biosafety+cabinet&searchType=0&x=9&y=5&VNETCOOKIE=NO
生物学的研究オンラインによる総合的な生物薬品関連バイオセーフティキャビネット製品情報

8．http://dohs.ors.od.nih.gov/index.htm
米国政府職業健康安全部門（Division of Occupational Health and Safety）によるバイオセーフティなど，職業上の安全についての情報提供

Ⅲ．Biosafety Guideline

1．http://www.who.int/csr/disease/avian_influenza/guidelines/handlingspecimens/en/
WHO による鳥インフルエンザウイルスを含むと思われる試料取扱いに関する実験室におけるバイオセーフティガイドライン

2．http://www.phac-aspc.gc.ca/ols-bsl/lbg-ldmbl/
カナダの「バイオセーフティガイドライン」（第 3 版，2004）全文

3．http://www.cdc.gov/h1n1flu/guidelines_labworkers.htm
CDC による新型豚インフルエンザ（H1N1）ウイルス取扱いについてのバイオセーフティガイドライン

4．http://www.offlu.net/OFFLU%20Site/OIEguidanceH1N1.pdf
OIE/FAO による獣医領域における H1N1 インフルエンザウイルス検体取扱いについてのバイオセーフティガイドライン

5．http://www.gmac.gov.sg/Index_Singapore_Biosafety_Guidelines_for_Research_on_GMOs.html
シンガポールのバイオセーフティガイドライン

6．http://www.absa.org/resbslinks.html
ABSA 提供のバイオセーフティガイドラインのリンク

7．http://bfa.sdsu.edu/ehs/biosafety.htm
サンディエゴ州立大学によるバイオセーフティ情報ソース

8．http://web.princeton.edu/sites/ehs/biosafety/livevirusworker/intro.htm

プリンストン大学によるバイオセーフティガイドラインにおけるトレーニングプログラム

9. http://www.apbtn.org/apbtn/trainingMaterials.html
アジア太平洋バイオセーフティトレーニングネットワークによる教育プログラム

Ⅳ. Biosafety in Microbiological & Biomedical Laboratories

1. http://www.cdc.gov/biosafety/publications/bmbl5/index.htm
CDC の「微生物・生物医学におけるバイオセーフティ」(第 5 版) 全文
2. http://www.cdc.gov/biosafety/publications/bmbl5/BMBL5_appendixA.pdf
CDC による補遺 A—バイオハザードの初期封じ込め：生物学的安全キャビネットの選択，設置，及び運用
3. http://dohs.ors.od.nih.gov/bio_chem_safety.htm
米国政府職業健康安全部門によるバイオセーフティにおけるケミカルセーフティ
4. www.marshall.edu/safety/training/Biosafety_Training.ppt
マーシャル大学によるバイオセーフティトレーニング (パワーポイント資料)
5. http://www.thebulletin.org/web-edition/features/the-us-armys-new-biomedical-regulations
Bulletin of the Atomic Scientist (原子科学者紀要) が提供する米国陸軍のバイオセーフティレギュレーション
6. http://biosafety.utk.edu/resources/animal.shtml
テネシー大学による動物関連バイオセーフティ情報ソース
7. http://www.dartmouth.edu/~ehs/biological/
ダートマス大学によるバイオセーフティレギュレーション
8. http://www.absa.org/0200royse.html
ABSA による微生物学・生物医学関連施設におけるセキュリティ

Ⅴ. Biosafety Protocol

1. http://www.cbd.int/biosafety/
生物多様性条約のバイオセーフティに関するカルタヘナ議定書
(日本版バイオセーフティクリアリングハウス http://www.bch.biodic.go.jp/参照)

Ⅵ. Biosafety Training

画像及び PDF によるものを集めた.

1. http://ors.uchc.edu/bio/resources/pdf/3.2.2.A_CDCsldSho.pdf
コネチカット大学健康センターによるバイオセーフティ訓練パワーポイント
2. http://www.umkc.edu/ors/ibc/docs/Biosafety_Training.pdf
ミズーリ大学によるバイオセーフティ訓練パワーポイント
3. http://www-fhs.mcmaster.ca/safetyoffice/documents/Biosafetyupdate2010Dec222009ver2.pdf
マクマスター大学によるバイオセーフティトレーニング
4. http://www.biosafety-europe.eu/closeout_seminar/Training.pdf

バイオセーフティヨーロッパによるバイオセーフティ訓練スライド
5. http://www.nbbtp.org/
米国国立バイオセーフティ・バイオコンテインメントプログラム
6. http://74.125.153.132/search?q=cache:CD5m_RdkDy4J:publichealth.yale.edu/ycphp/biosafety/lectures/lecture11.ppt+biosafety+training&cd=80&hl=en&ct=clnk&gl=jp
エール大学による動物関連ハザード訓練プログラム
7. http://biosafety.utk.edu/training/intro_vid.shtml
テネシー大学によるバイオセーフティ導入ビデオ
8. http://absa50.org/pdf/102Danieley.pdf
ABSA によるリスク管理バイオセーフティトレーニングプログラム

Ⅶ. 追加情報

1. http://bch.cbd.int/
バイオセーフティクリアリングハウス（BCH）は，広く，そしてわかりやすいキーとなる遺伝子組換え生物についての情報を提供する組織であり，これには関連するリンクや会議資料を含む．日本では環境省が日本版 BCH を運営している．
2. http://medical.nikkeibp.co.jp/inc/all/special/pandemic/
パンデミックアラートは日経メディカルオンラインに開設されたもので，新型インフルエンザを中心とした最新で有用な情報を提供している．
3. http://medical.nikkeibp.co.jp/inc/all/search/cancer/
癌エクスプレスも日経メディカルオンラインに掲載され現在 8 号である．臨床の立場から，癌の研究治療の最前線の情報を得ることができる．
4. http://healthmapblog.blogspot.com/
この情報ソースは感染症だけでなく，地震等の大規模災害等も発生後ただちに地図上に示して，情報を提供するものである．iPhone にもインストールできるので，新規発生を早く知る上でとても有効である．
5. http://www.me-hon.ne.jp/meb/
メディカルイーホンは，医学関係の出版物を幅広く紹介するサイトで，その情報量も質もともに役立つ情報ソースである．

2. 感染性微生物等を取り扱う施設において整備すべき基本要件

感染性微生物を取り扱う施設においては，平常時はもとより地震や台風等の大規模災害発生時においても，感染性微生物の物理学的・生物学的封じ込め（physical and biological containment）が確実に維持されなければならない．そのために必要な基本要件を資料として付す．本資料は2005年に実施した東京都にある約750の感染性微生物取扱い施設及び感染症対応病院と，全国77の公立地方衛生研究所を対象として行った調査に使用したアンケート項目を再整理したものであり，詳細は以下を参照されたい（http://www.sservice.co.jp/research/index.html）．

【I】対象施設について

問1：貴施設において感染性微生物を管理する部署があるか．

問2：感染性微生物を管理する部署があったらその名称は何か．

問3：委員会組織等がない施設でも感染性微生物の管理責任者を決めているか．

問4：感染性微生物を管理する施設がない場合，あるいは責任者がいない場合でも設置や任命が必要だと思うか．

・感染性微生物を管理する委員会がある場合，及び感染性微生物管理責任者がいる施設について．

問5：貴施設には感染性微生物を管理するための規則があるか．

問6：感染性微生物を管理する規則がある場合にはその名称．

【II】感染性微生物の管理について

・貴施設の平常時における感染性微生物の管理について．対象は実験として用いる感染性微生物，及び感染性微生物を含む生体検査試料も含める．

問7：どのような感染性微生物を所有しているか．その名前を記入．あるいはバイオセーフティレベル（BSL）別に記述．BSLについては国立感染症研究所病原体等安全管理規定（平成17年5月版）の別表1：病原体等のバイオセーフティレベルを分類する基準，及び別表1の付表1：病原体のレベル分類による．

問8：現在までにどのような感染性微生物を含む生体試料を扱っているか．その生体試料の名称を記入．あるいは分離された微生物がわかっている場合には封じ込めレベル別に記入・整理しているか．

・感染性微生物の保存について．

問9：感染性微生物（生体試料も含む）を直接保存する容器はどのようなものを使用しているか．

問10：チューブを保存する容器はどのようなものを使用しているか．

問11：問10の保存容器を保管する冷凍庫，液体窒素容器等の保存用機器の保管はどのようにしているか．

問12：保管されている感染性微生物について，その量・本数など出し入れの記録がとられており，それを管理する責任者がいるか．

1．保管庫からの出し入れは共通の記録簿に記録され，それを管理する責任者がいる．

2．保管庫からの出し入れは共通の記録簿に記録するが，管理は各実験者に任されている．

3．保管庫からの出し入れの記録と管理は各実験者に任されている．

・実験室内の実験中における感染性微生物の管理について．

問 13：実験によっては感染性微生物をオーバーナイトで，細胞培養によって増殖させたり，液体培地中でシェーカーにかけて増殖させることがあるが，そうした実験を行う実験室についての作業について．

1．登録した実験者だけが入れる実験室（例えばＰ３実験室）において，感染性微生物の増殖操作を行う．

2．登録制度はなく誰でも入れる実験室において，実験担当者の管理において感染性微生物の増殖操作を行う．

【Ⅲ】動物を用いた感染実験について

問 14：感染実験を行っている場合の個体の識別管理について．

1．感染動物のいずれも個体識別を行い，観察期間中毎日の実数を記した記録簿がある．

2．感染動物の個体識別は行わないが，観察期間中毎日の実数を記した記録簿がある．

【Ⅳ】事故について

感染性微生物の保存中，実験室内感染実験，及び動物感染実験のいずれにおいても事故が発生することがあり，感染微生物の封じ込めが損なわれる可能性がある．例えば，保管庫内における保存チューブの破損，停電による実験室の陰圧の維持ができなくなる場合，バイオセーフティキャビネットの HEPA フィルターの機能不全，培養中の感染性微生物の入った容器の破損など様々な事態がある．その場合の対応のレベルについて．

問 15：上記のような事故が発生した場合について．

1．所定の規則に従いマニュアルに従って対処する：事故当事者，あるいは事故発見者は，責任者に届け出るとともに封じ込めを維持する手段を講じる体制ができており，これに従って解決する．

2．1．のような体制はできていないが，当事者が中心となって実験室内で封じ込めの手段を講じる．

問 16：上記のような事故を想定して封じ込めの訓練，あるいはシミュレーションを行っているか．（上記のような平常時における事故が，火災や地震等の大規模災害ではその規模がはるかに大きくなることや，被害状況によっては施設内だけに感染性微生物を封じ込めることができなくなることも想定される．）

問 17：事故への対応の中に，大規模災害を想定した感染微生物の封じ込めの必要性が意識されているか．

問 18：その場合で，管理規定がある場合には大規模災害を想定した対処方針が盛り込まれているか．

【V】耐震構造について

問 19：感染性微生物を取り扱う施設は，耐震構造であること，また免震対応（三次元免震も普及し始めている），さらには地震による試薬や機器の移動を防ぐための固定がなされていること，の三点を考慮する必要がある．

1．耐震構造である．
2．耐震構造で，免震構造も備えている．
3．不明
4．その他

問 20：貴施設について，大規模災害における感染性微生物の封じ込め対策を総合的にみてどのように自己評価するか．

1．高い防災意識と感染性微生物封じ込め意識をもち，実際上の対策を有する施設である．
2．大規模災害に対する防災意識があり，発災時の対策を立案する必要性を認識している施設であり，具体化を検討中である．
3．防災対策，感染性微生物の封じ込めともに必要性は意識しているが，具体化に着手していない状況にある．
4．その他

3. 感染症法に規定されている疾病名と対応策

対応策＼疾病名	一類感染症	二類感染症	三類感染症	四類感染症	五類感染症	新型インフルエンザ等感染症
	エボラ出血熱 ペスト ラッサ熱　等	結核 SARS 鳥インフルエンザ（H5N1）　等	コレラ 細菌性赤痢 腸チフス　等	黄熱 狂犬病 マラリア　等	インフルエンザ 性器クラミジア感染症 梅毒　等	新型インフルエンザ[*1] 再興型インフルエンザ
疾病名の規定方法	法律	法律	法律	政令	省令	法律
隔離【検疫】	○	×	×	×	×	○
停留【検疫】	○	×	×	×	×	○
検査【検疫】	○	× ※鳥インフルエンザ(H5N1)は可能	×	×	×	○
無症状病原体保有者への適用	○	×	×	×	×	○
擬似症患者への適用	○	○（政令で定めるもの）	×	×	×	○
入院の勧告・措置	○	○	×	×	×	○
就業制限	○	○	○	×	×	○
健康診断受診の勧告・実施	○	○	○	×	×	○
死体の移動制限	○	○	○	×	×	○
生活用水の使用制限	○	○	○	×	×	△[*2]
ねずみ，昆虫等の駆除	○	○	○	○	×	△[*2]
汚染された物件の廃棄等	○	○	○	○	×	○
汚染された場所の消毒	○	○	○	○	×	○
獣医師の届出	○	○	○	○	×	○
医師の届出	○(ただちに)	○（ただちに）	○(ただちに)	○(ただちに)	○（7日以内）	○（ただちに）
積極的疫学調査の実施	○	○	○	○	○	○
建物の立入制限・封鎖	○	×	×	×	×	△[*2]
交通の制限	○	×	×	×	×	△[*2]
健康状態の報告要請	×	×	×	×	×	○
外出の自粛の要請	×	×	×	×	×	○

[*1] 2009年に流行したＨ１Ｎ１型は現在（2011年～）は季節性インフルエンザとして扱われている．
[*2] ２年以内の政令で定める期間に限り，政令で定めるところにより，適用することができる．
厚生労働省の許可を得て厚生労働省の資料より転載（一部改変）．

4. 感染症法の対象疾患とその分類

2011年2月現在

感染症の類型	感染症名
一類感染症	エボラ出血熱*，クリミア-コンゴ出血熱*，痘瘡*，南米出血熱，ペスト，マールブルグ病*，ラッサ熱*
二類感染症	急性灰白髄炎*，結核，ジフテリア*，重症急性呼吸器症候群（病原体がコロナウイルス属SARSコロナウイルスであるものに限る）*，鳥インフルエンザ（H5N1）
三類感染症	コレラ，細菌性赤痢，腸管出血性大腸菌感染症*，腸チフス，パラチフス
四類感染症	E型肝炎，A型肝炎*，ウエストナイル熱（ウエストナイル脳炎を含む）*，エキノコックス症*，黄熱*，オウム病*，回帰熱*，Q熱*，狂犬病*，鳥インフルエンザ（H5N1以外）*，コクシジオイデス症*，サル痘*，腎症候性出血熱*，炭疽*，つつが虫病*，デング熱*，ニパウイルス感染症*，日本紅斑熱*，日本脳炎*，発疹チフス*，ハンタウイルス肺症候群*，Bウイルス病*，ブルセラ症*，ボツリヌス症*，マラリア，野兎病*，ライム病*，リッサウイルス感染症*，レジオネラ症*，レプトスピラ症*，オムスク出血熱，キャサヌル森林熱，西部馬脳炎，東部馬脳炎，ダニ媒介性脳炎，鼻疽，ベネズエラ馬脳炎，ヘンドラウイルス感染症，リフトバレー熱，類鼻疽，ロッキー山紅斑熱，チクングニア熱**
五類感染症	〈全数把握疾患〉（診断から7日以内に届出） アメーバ赤痢*，ウイルス性肝炎（E型肝炎及びA型肝炎を除く），急性脳炎（ウエストナイル脳炎，西部馬脳炎，ダニ媒介脳炎，東部馬脳炎，日本脳炎，ベネズエラ馬脳炎及びリフトバレー熱を除く）*，クリプトスポリジウム症，クロイツフェルト-ヤコブ病*，劇症型溶血性レンサ球菌感染症*，後天性免疫不全症候群*，ジアルジア症，髄膜炎菌性髄膜炎*，先天性風疹症候群*，梅毒，破傷風*，バンコマイシン耐性黄色ブドウ球菌感染症*，バンコマイシン耐性腸球菌感染症*，薬剤耐性アシネトバクター感染症** 〈定点把握疾患〉 インフルエンザ定点：インフルエンザ（鳥インフルエンザ・新型インフルエンザ等感染症を除く）*（以上，週単位で報告） 小児科定点：RSウイルス感染症，咽頭結膜熱*，A群溶血性レンサ球菌咽頭炎*，感染性胃腸炎*，水痘，手足口病*，伝染性紅斑，突発性発疹，百日咳*，風疹，ヘルパンギーナ*，麻疹（成人麻疹を除く）*，流行性耳下腺炎*（以上，週単位で報告） 眼科定点：急性出血性結膜炎*，流行性角結膜炎*（以上，週単位で報告） 性感染症定点：性器クラミジア感染症，性器ヘルペスウイルス感染症，尖圭コンジローマ，淋菌感染症（以上，月単位で報告） 基幹定点：クラミジア肺炎（オウム病を除く），細菌性髄膜炎*（髄膜炎菌性髄膜炎は除く），マイコプラズマ肺炎，成人麻疹*，無菌性髄膜炎*（以上，週単位報告）．ペニシリン耐性肺炎球菌感染症，メチシリン耐性黄色ブドウ球菌感染症，薬剤耐性緑膿菌感染症（以上，月単位報告）
新型インフルエンザ等感染症	新型インフルエンザ 再興型インフルエンザ
指定感染症	一類～三類以外の既知の感染症で，一類～三類に準じた対応が必要なもの．1年間に限定して厚生労働省が指定
新感染症	病原体が明らかになっていない，危険性がきわめて高い感染症．一類と同様の取扱い

* 病原体がサーベイランスの対象となる疾患．一類～四類感染症は診断後ただちに届け出をしなければならない．
** 平成23年2月改正によるもの．

5．微生物名の変遷の歴史

細菌名は，細菌学名の国際的な規範である国際細菌命名規約（International Code of Nomenclature of Bacteria）に従って決定されているが，後に学名が変更されることがある．細菌名変更は，種名のラテン語文法上の誤りと分類体系の見直しが主な理由である．ここでは，富田純子と河村好章（愛知学院大学薬学部微生物学講座）によってバムサ会誌 Vol. 21(4) に掲載された名称変更菌種の例を転載して紹介する．

表1 ラテン語文法上の誤りによる修正菌種名

旧　名	修　正　名
(IJSB, 47 : 908, 1997)	
Catenococcus thiocyclus	*Catenococcus thiocycli*
Clostridium laramie	*Clostridium laramiense*
Corynebacterium vitarumen	*Corynebacterium vitaeruminis*
Eubacterium tarantellus	*Eubacterium tarantelae*
Globicatella sanguis	*Globicatella sanguinis*
Haloanaerobium lacusroseus	*Haloanaerobium lacusrosei*
Helicobacter acinoyx	*Helicobacter acinonychis*
Lactobacillus kefir	*Lactobacillus kefiri*
Lactobacillus sake	*Lactobacillus sakei*
Lactobacillus sanfrancisco	*Lactobacillus sanfranciscensis*
Nitrosococcus oceanus	*Nitrosococcus oceani*
Pantoea ananas	*Pantoea ananatis*
Photobacterium damsela	*Photobacterium damselae*
Pseudomonas betle	*Pseudomonas beteli*
Rickettsia canada	*Rickettsia canadensis*
Shewanella alga	*Shewanella algae*
Sinorhizobium teranga	*Sinorhizobium terangae*
Streptococcus crista	*Streptococcus cristatus*
Streptococcus rattus	*Streptococcus ratti*
Streptococcus sanguis	*Streptococcus sanguinis*
Streptococcus parasanguis	*Streptococcus parasanguinis*
Streptomyces rangoon	*Streptomyces rangoonensis*
Streptomyces scabies	*Streptomyces scabiei*
(IJSB, 48 : 615, 1998)	
Haloanaerobium salsugo	*Haloanaerobium salsuginis*
Lactobacillus parakefir	*Lactobacillus parakefiri*
Melissococcus pluton	*Melissococcus plutonius*
Mycoplasma leocaptivus	*Mycoplasma leonicaptivi*
Pasteurella langaa	*Pasteurella langaaensis*
Rhizobacter daucus	*Rhizobacter dauci*
Rickettsia montana	*Rickettsia montanensis*
Sphingomonas sanguis	*Sphingomonas sanguinis*
Staphylococcus vitulus	*Staphylococcus vitulinus*
Streptococcus cricetus	*Streptococcus criceti*

表 2 分類体系の見直しによる修正菌種名一覧*1

旧　　名	修　正　名	IJSEM Volume : page	変更年*2
Abiotrophia adiacens *Streptococcus adjacens*	*Granulicatella adiacens*	50 : 367	2000
Abiotrophia elegans	*Granulicatella elegans*	50 : 367	2000
Achromobater haemolyticus	*Acinetobacter haemolyticus*	36 : 239	1986
Acinetobacter grimontii	*Acinetobacter junii*	58 : 937	2008
Actinobacillus actinomycetemcomitans *Haemophilus actinomycetemcomitans*	*Aggregatibacter actinomycetemcomitans*	56 : 2143	2006
Actinomyces bernardiae	*Arcanobacterium bernardiae*	47 : 51	1997
Actinomyces pyogenes *Corynebacterium pyogenes*	*Arcanobacterium pyogenes*	47 : 51	1997
Actinomyces suis *Corynebacterium suis* *Eubacterium suis*	*Actinobaculum suis*	47 : 901	1997
Aeromonas culicicola	*Aeromonas veronii*	38 : 220	1988
Aeromonas trota	*Aeromonas enteropelogenes*	41 : 456	1991
Alcaligenes denitrificans subsp. *denitrificans* *Alcaligenes xylosoxidans* subsp. *denitrificans* *Achromobacter xylosoxidans* subsp. *denitrificans*	*Achromobacter denitrificans*	53 : 1829	2003
Alcaligenes denitrificans subsp. *xylosoxidans* *Alcaligenes xylosoxidans* *Alcaligenes xylosoxidans* subsp. *xylosoxidans*	*Achromobacter xylosoxidans* subsp. *xylosoxidans*	48 : 1083	1998
Alcaligenes piechaudii	*Achromobacter piechaudii*	48 : 1083	1998
Aquaspirillum aquaticum	*Comamonas aquatica*	53 : 861	2003
Arachnia propionica	*Propionibacterium propionicum*	38 : 354	1988
Aureobacterium resistens	*Microbacterium resistens*	51 : 1275	2001
Bacterionema matruchotii	*Corynebacterium matruchotii*	33 : 438	1983
Bacteroides asaccharolyticus	*Porphyromonas asaccharolytica*	38 : 128	1988
Bacteroides bivius	*Prevotella bivia*	40 : 206	1990
Bacteroides buccae *Bacteroides capillus* *Bacteroides pentosaceus*	*Prevotella buccae*	40 : 207	1990
Bacteroides buccalis	*Prevotella buccalis*	40 : 207	1990
Bacteroides corporis	*Prevotella corporis*	40 : 207	1990
Bacteroides denticola	*Prevotella denticola*	40 : 207	1990
Bacteroides disiens	*Prevotella disiens*	40 : 207	1990
Bacteroides distasonis	*Parabacteroides distasonis*	56 : 1602	2006

（表2　分類体系の見直しによる修正菌種名一覧；つづき）

旧　　名	修　正　名	IJSEM Volume : page	変更年*2
Bacteroides endodontalis	*Porphyromonas endodontalis*	38 : 128	1988
Bacteroides furcosus	*Anaerorhabdus furcosa*	36 : 573	1986
Bacteroides gingivalis	*Porphyromonas gingivalis*	38 : 128	1988
Bacteroides gracilis	*Campylobacter gracilis*	45 : 151	1995
Bacteroides intermedius *Bacteroides melaninogenicus* subsp. *intermedius*	*Prevotella intermedia*	40 : 207	1990
Bacteroides levii	*Porphyromonas levii*	45 : 586	1995
Bacteroides loescheii	*Prevotella loescheii*	40 : 207	1990
Bacteroides macacae *Bacteroides melaninogenicus* subsp. *macacae* *Bacteroides salivosus* *Porphyromonas salivosa*	*Porphyromonas macacae*	45 : 91	1995
Bacteroides melaninogenicus *Bacteroides melaninogenicus* subsp. *melaninogenicus*	*Prevotella melaninogenica*	40 : 206	1990
Bacteroides multiacidus	*Mitsuokella multacida*	33 : 438	1983
Bacteroides nodosus	*Dichelobacter nodosus*	40 : 431	1990
Bacteroides ochraceus	*Capnocytophaga ochracea*	33 : 266	1982
Bacteroides oralis	*Prevotella oralis*	40 : 207	1990
Bacteroides oris	*Prevotella oris*	40 : 207	1990
Bacteroides oulorum	*Prevotella oulorum*	40 : 207	1990
Bacteroides pneumosintes	*Dialister pneumosintes*	44 : 191	1994
Bacteroides praeacutus	*Tissierella praeacuta*	36 : 461	1986
Bacteroides putredinis	*Alistipes putredinis*	53 : 1701	2003
Bacteroides ruminicola subsp. *brevis* *Prevotella ruminicola* subsp. *brevis*	*Prevotella brevis*	47 : 286	1997
Bacteroides ruminicola subsp. *ruminicola*	*Prevotella ruminicola*	40 : 207	1990
Bacteroides splanchnicus	*Odoribacter splanchnicus*	58 : 109	2008
Beneckea harveyi *Lucibacterium harveyi* *Vibrio frachuri* *Vibrio carchariae*	*Vibrio harveyi*	31 : 217	1981
Baneckea splendida	*Vibrio splendidus*	31 : 217	1981
Beneckea vulnifica	*Vibrio vulnificus*	30 : 656	1980
Branhamella catarrhalis	*Moraxella catarrhalis*	30 : 323	1968
Brucella abortus *Brucella canis* *Brucella neotomae*	*Brucella melitensis*	35 : 294	1985

（表2　分類体系の見直しによる修正菌種名一覧；つづき）

旧　　名	修　正　名	IJSEM Volume : page	変更年*2
Brucella ovis *Brucella suis*	*Brucella melitensis*	35 : 294	1985
Calymmatobacterium granulomatis	*Klebsiella granulomatis*	49 : 1698	1999
Campylobacter butzleri	*Arcobacter butzleri*	42 : 335	1992
Campylobacter cinaedi	*Helicobacter cinaedi*	41 : 100	1991
Campylobacter cryaerophilus	*Arcobacter cryaerophilus*	41 : 100	1991
Campylobacter fennelliae	*Helicobacter fennelliae*	41 : 100	1991
Campylobacter hyoilei	*Campylobacter coli*	47 : 1059	1997
Campylobacter mustelae *Campylobacter pylori* subsp. *mustelae*	*Helicobacter mustelae*	39 : 403	1989
Campylobacter pylori *Campylobacter pylori* subsp. *pylori* *Helicobacter nemestrinae*	*Helicobacter pylori*	39 : 403	1989
Campylobacter sputorum subsp. *mucosalis*	*Campylobacter mucosalis*	35 : 189	1985
Carnobacterium piscicola *Lactobacillus carnis* *Lactobacillus piscicola* *Lactobacillus maltaromicus*	*Carnobacterium maltaromaticum*	53 : 677	2003
Chlamydia pecorum	*Chlamydophila pecorum*	49 : 432	1999
Chlamydia pneumoniae	*Chlamydophila pneumoniae*	49 : 432	1999
Chlamydia psittaci	*Chlamydophila psittaci*	49 : 433	1999
Chryseobacterium meningosepticum *Flavobacterium meningosepticum*	*Elizabethkingia meningoseptica*	55 : 1292	2005
Chryseomonas polytricha	*Pseudomonas luteola*	37 : 246	1987
Citrobacter diversus *Levinea malonatica*	*Citrobacter koseri*	30 : 276	1970
Clostridium paraperfringens *Clostridium perenne*	*Clostridium baratii*	30 : 277	1970
Comamonas acidovorans *Pseudomonas acidovorans*	*Delttia acidovorans*	49 : 573	1999
Corynebacterium seminale	*Corynebacterium glucuronolyticum*	46 : 362	2000
Cowdria ruminantium	*Ehrlichia ruminantium*	51 : 2158	2001
Cytophaga aquatilis	*Flavobacterium hydatis*	46 : 141	1996
Cytophaga columnaris *Flexibacter columnaris*	*Flavobacterium columnare*	46 : 140	1996
Cytophaga johnsonae	*Flavobacterium johnsoniae*	46 : 141	1996
Cytophaga marina *Flexibacter maritimus*	*Tenacibaculum maritimum*	51 : 1650	2001

（表2　分類体系の見直しによる修正菌種名一覧；つづき）

旧　　名	修　正　名	IJSEM Volume : page	変更年*2
Cytophaga psychrophila *Flexibacter psychrophilus*	*Flavobacterium psychrophilum*	46 : 142	1996
Ehrilichia equi *Ehrlichia phagocytophila*	*Anaplasma phagocytophilum*	51 : 2158	2001
Ehrlichia risticii	*Neorickettsia risticii*	51 : 2159	2001
Ehrlichia sennetsu *Rickettsia sennetsu*	*Neorickettsia sennetsu*	51 : 2159	2001
Enterobacter agglomerans *Erwinia herbicola* *Erwinia milletiae*	*Pantoea agglomerans*	30 : 343	1989
Enterobacter intermedium *Kluyvera cochleae*	*Kluyvera intermedia*	55 : 441	2005
Enterobacter sakazakii	*Cronobacter sakazakii*	58 : 1445	2008
Enterobacter taylorae *Erwinia cancerogena*	*Enterobacter cancerogenus*	38 : 371	1988
Enterococcus porcinus	*Enterococcus villorum*	53 : 1069	2003
Enterococcus seriolicida *Streptococcus garvieae*	*Lactococcus garvieae*	36 : 354	1986
Enterococcus solitarius	*Tetragenococcus solitarius*	55 : 592	2005
Eperythrozoon ovis	*Mycoplasma ovis*	54 : 369	2004
Eperythrozoon suis	*Mycoplasma suis*	52 : 683	2002
Eperythrozoon wenyonii	*Mycoplasma wenyonii*	52 : 683	2002
Escherichia adecarboxylata	*Leclercia adecarboxylata*	37 : 179	1987
Eubacterium aerofaciens	*Collinsella aerofaciens*	49 : 564	1999
Eubacterium alactolyticum	*Pseudoramibacter alactolyticus*	46 : 1086	1996
Eubacterium exiguum	*Slackia exigua*	49 : 598	1999
Eubacterium fossor	*Atopobium fossor*	49 : 1325	1999
Eubacterium lentum	*Eggerthella lenta*	49 : 599	1999
Eubacterium tardum	*Eubacterium minutum*	49 : 1840	1999
Eubacterium timidim	*Mogibacterium timidum*	50 : 686	2000
Falcivibrio grandis	*Mobiluncus mulieris*	55 : 7	2005
Falcivibrio vaginalis	*Mobiluncus curtisii*	55 : 7	2005
Flavobacterium breve	*Empedobacter brevis*	44 : 830	1994
Fiavobacterium devorans *Pseudomonas paucimobilis*	*Sphingomonas paucimobilis*	40 : 321	1990
Flavobacterium gleum	*Chryseobacterium gleum*	44 : 830	1994
Flavobacterium indologenes	*Chryseobacterium indologenes*	44 : 830	1994
Flavobacterium mizutaii	*Sphingobacterium mizutaii*	38 : 348	1988

（表2　分類体系の見直しによる修正菌種名一覧；つづき）

旧　　　名	修　正　名	IJSEM Volume : page	変更年*2
Flavobacterium multivorum	*Sphingobacterium multivorum*	33 : 594	1983
Flavobacterium odoratum	*Myroides odoratus*	46 : 931	1996
Flavobacterium scophthalmum	*Cyrhseobacterium scophthalmum*	44 : 830	1994
Flavobacterium spiritivorum *Flavobacterrium yabuuchiae*	*Sphingobacterium spiritivorum*	33 : 594	1983
Flavobacterium thalpophilum	*Sphingobacterium thalpophilum*	43 : 864	1993
Flexibacter ovolyticus	*Tenacibaculum ovolyticum*	51 : 1650	2001
Fusobacterium alocis	*Filifactor alocis*	49 : 1378	1999
Fusobacterium prausnitzii	*Faecalibacterium prausnitzii*	52 : 2145	2002
Fusobacterium pseudonecrophorum	*Fusobacterium varium*	43 : 819	1993
Fusobacterium sulci	*Eubacterium sulci*	49 : 1378	1999
Grahamella peromysci	*Bartonella peromysci*	45 : 7	1995
Grahamella talpae	*Bartonella talpae*	45 : 7	1995
Haemobartonella canis	*Mycoplasma haemocanis*	52 : 697	2002
Haemobartonella felis	*Mycoplasma haemofelis*	52 : 683	2002
Haemobartonella muris	*Mycoplasma haemomuris*	52 : 683	2002
Haemophilus aphrophilus *Haemophilus paraphrophilus*	*Aggregatibacter aphrophilus*	56 : 2143	2006
Haemophilus equigenitalis	*Taylorella equigenitalis*	34 : 503	1984
Haemophilus paragallinarum	*Avibacterium paragallinerum*	55 : 360	2005
Haemophilus pleuropneumoniae	*Actinobacillus pleuropneumoniae*	33 : 513	1983
Haemophilus vaginalis	*Gardnerella vaginalis*	30 : 176	1980
Kingella indologenes	*Suttonella indologenes*	40 : 430	1990
Klebsiella ornithinolytica	*Raoultella ornithinolytica*	51 : 931	2001
Klebsiella ozaenae	*Klebsiella pneumoniae* subsp. *ozaenae*	34 : 355	1984
Klebsiella rhinoscleromatis	*Klebsiella pneumoniae* subsp. *rhinoscleromatis*	34 : 355	1984
Koserella trabulsii	*Yokenella regensburgei*	35 : 224	1985
Lactobacillus casei subsp. *rhamnosus*	*Lactobacillus rhamnosus*	39 : 108	1989
Lactobacillus minutus	*Atopobium minutum*	43 : 188	1993
Lactobacillus rimae	*Atopobium rimae*	43 : 188	1993
Lactobacillus uli	*Olsenella uli*	51 : 1083	2001
Legionella dumoffii	*Fluoribacter dumoffii*	31 : 114	1981
Legionella gormanii	*Fluoribacter gormanii*	31 : 114	1981
Legionella maceachernii	*Tatlockia maceachernii*	41 : 457	1991
Legionella micdadei *Legionella pittsburghensis*	*Tatlockia micdadei*	30 : 612	1980

（表2　分類体系の見直しによる修正菌種名一覧；つづき）

旧　　名	修　正　名	IJSEM Volume : page	変更年*2
Levinea amalonatica	*Citrobacter amalonaticus*	32 : 266	1982
Listeria denitrificans	*Jonesia denitrificans*	37 : 266	1987
Listonella damsela *Photobacterium histaminum* *Vibrio damsela*	*Photobacterium damselae* subsp. *damselae*	41 : 533	2000
Moraxella anatipestifer	*Riemerella anatipestifer*	43 : 775	1993
Moraxella phenylpyruvica	*Psychrobacter phenylpyruvicus*	46 : 847	1996
Mycobacterium bovis subsp. *caprae* *Mycobacterium tuberculosis* subsp. *caprae*	*Mycobacterium caprae*	53 : 1788	2003
Mycobacterium chelonae subsp. *abscessus*	*Mycobacterium abscessus*	42 : 244	1992
Mycobacterium paratuberculosis	*Mycobacterium avium* subsp. *paratuberculosis*	40 : 259	1990
Mycoplasma coccoides	*Eperythrozoon coccoides*	30 : 293	1928
Nocardiopsis alborubida	*Nocardiopsis dassonvillei* subsp. *albirubida*	50 : 80	2000
Oribaculum catoniae	*Porphyromonas catoniae*	45 : 581	1995
Pasteurella gallinarum	*Avibacterium gallinarum*	55 : 359	2005
Pasteurella granulomatis	*Mannheimia granulomatis*	49 : 82	1999
Pasteurella haemolytica	*Mannheimia haemolytica*	49 : 82	1999
Pasteurella ureae	*Actinobacillus ureae*	36 : 343	1986
Peptococcus asaccharolyticus *Peptostreptococcus asaccharolyticus*	*Peptoniphilus asaccharolyticus*	51 : 1525	2001
Peptococcus magnus *Peptostreptococcus magnus*	*Finegoldia magna*	50 : 1415	2000
Peptococcus indolicus *Peptostreptococcus indolicus*	*Peptoniphilus indolicus*	51 : 1525	2001
Peptococcus prevotii *Peptostreptococcus prevotii*	*Anaerococcus prevotii*	51 : 1526	2001
Peptococcus saccharolyticus	*Staphylococcus saccharolyticus*	34 : 91	1984
Peptostreptococcus harei	*Peptoniphilus harei*	51 : 1526	2001
Peptostreptococcus ivorii	*Peptoniphilus ivorii*	51 : 1526	2001
Peptostreptococcus lacrimalis	*Peptoniphilus lacrimalis*	51 : 1526	2001
Peptostreptococcus parvulus *Streptococcus parvulus*	*Atopobium parvulum*	43 : 188	1993
Peptostreptococcus vaginalis	*Anaerococcus vaginalis*	51 : 1527	2001
Propionibacterium lymphophilum	*Propionimicrobium lymphophilum*	52 : 1926	2002
Providencia friedericiana	*Providencia rustigianii*	36 : 565	1986
Pseudomonas cepacia	*Burkholderia cepacia*	43 : 398	1993
Pseudomonas mallei	*Burkholderia mallei*	43 : 398	1993

（表2　分類体系の見直しによる修正菌種名一覧；つづき）

旧　名	修　正　名	IJSEM Volume : page	変更年*2
Pseudomonas maltophilia *Stenotrophomonas africana* *Xanthomonas maltophilia*	*Stenotrophomonas maltophilia*	43 : 608	1993
Pseudomonas pseudomallei	*Burkholderia pseudomallei*	43 : 625	1993
Ralstonia paucula *Wautersia paucula*	*Cupriavidus pauculus*	54 : 2288	2004
Rickettsia tsutsugamushi	*Orientia tsutsugamushi*	45 : 590	1995
Rochalimaea elizabethae	*Bartonella elizabethae*	43 : 785	1993
Rochalimaea henselae	*Bartonella henselae*	43 : 785	1993
Rochalimaea quintana	*Bartonella quintana*	43 : 784	1993
Rhodococcus aichiensis	*Gordonia aichiensis*	44 : 772	1994
Rhodococcus bronchialis	*Gordonia bronchialis*	39 : 371	1989
Rhodococcus chubuensis *Rhodococcus obuensis* *Rhodococcus sputi*	*Gordonia sputi*	39 : 371	1989
Salmonella arizonae *Salmonella choleraesuis* subsp. *arizonae*	*Salmonella enterica* subsp. *arizonae*	37 : 465	1987
Salmonella choleraesuis	*Salmonella enterica*	37 : 465	1987
Salmonella choleraesuis subsp. *bongori* *Salmonella enterica* subsp. *bongori*	*Salmonella bongori*	39 : 371	1989
Salmonella choleraesuis subsp. *choleraesuis* *Salmonella enteritidis* *Salmonella typhi* *Salmonella typhimurium*	*Salmonella enterica* subsp. *enterica*	37 : 465	1987
Salmonella choleraesuis subsp. *diarizonae*	*Salmonella enterica* subsp. *diarizonae*	37 : 465	1987
Salmonella choleraesuis subsp. *houtenae*	*Salmonella enterica* subsp. *houtenae*	37 : 465	1987
Salmonella choleraesuis subsp. *indica*	*Salmonella enterica* subsp. *indica*	37 : 465	1987
Salmonella choleraesuis subsp. *salamae*	*Salmonella enterica* subsp. *salamae*	37 : 465	1987
Serpulina intermedia	*Brachyspira intermedia*	56 : 1011	2006
Serpulina pilosicoli	*Brachyspira pilosicoli*	48 : 327	1998
Staphylococcus caseolyticus	*Macrococcus caseolyticus*	48 : 871	1998
Stomatococcus mucilaginosus	*Rothia mucilaginosa*	50 : 1250	2000
Streptococcus durans	*Enterococcus durans*	34 : 222	1984
Streptococcus defectiva	*Abiotrophia defectiva*	45 : 802	1995
Streptococcus difficilis	*Streptococcus agalactiae*	55 : 965	2005
Streptococcus faecalis	*Enterococcus faecalis*	34 : 33	1984
Strreptococcus faecium	*Enterococcus faecium*	34 : 33	1984
Streptococcus gallinarum	*Enterococcus gallinarum*	34 : 222	1984

（表２　分類体系の見直しによる修正菌種名一覧；つづき）

旧　　名	修　正　名	IJSEM Volume : page	変更年*2
Streptococcus morbillorum	*Gemella morbillorum*	38 : 442	1988
Streptococcus pasteurianus	*Strreptococcus gallolyticus* subsp. *pasteurianus*	53 : 643	2003
Streptococcus shiloi	*Streptococcus iniae*	45 : 841	1995
Veillonella alcalescens	*Veillonella parvula*	32 : 28	1982
Vibrio anguillarum	*Listonella anguillarum*	36 : 354	1986
Vibrio hollisae	*Grimontia hollisae*	53 : 1617	2003
Vibrio salmonicida	*Aliivibrio salmonicida*	57 : 2828	2007
Vibrio viscosus	*Moritella viscosa*	50 : 487	2000
Wolinella curva	*Campylobacter curvus*	41 : 98	1991
Wolinella recta	*Campylobacter rectus*	41 : 98	1991

*1　DSM の Risk group 2 以上の菌種に限りリストアップした．

*2　名称が複数回変更したものについては，最終的な修正名が IJSEM に発表された年を示した．

索　引

和文索引

あ　行

か　行

さ 行

た　行

ま　行

や　行

ら　行

わ　行

欧文索引

バイオセーフティの原理と実際

定価はカバーに表示

2011 年 6 月 29 日　初版第 1 刷発行
2015 年 6 月 15 日　　　第 3 刷発行

編　者　特定非営利活動法人
バイオメディカルサイエンス研究会

発　行　株式会社 みみずく舎
〒 169-0073
東京都新宿区百人町 1-22-23　新宿ノモスビル 2F
TEL：03-5330-2585　FAX：03-5389-6452

発　売　株式会社 医学評論社
〒 169-0073
東京都新宿区百人町 1-22-23　新宿ノモスビル 2F
TEL：03-5330-2441(代)　FAX：03-5389-6452
http://www.igakuhyoronsha.co.jp/

印刷・製本：中央印刷　／　装丁：安孫子正浩

ISBN 978-4-86399-091-3 C3047